AF357316

TRAITÉ COMPLET

D'ANATOMIE.

TOME I.

TRAITÉ COMPLET

D'ANATOMIE,

OU

DESCRIPTION

DE TOUTES LES PARTIES

DU CORPS HUMAIN;

Par A. BOYER, Professeur d'Anatomie
et de Chirurgie.

TOME PREMIER.

A PARIS,

Chez { L'Auteur, Hospice de l'Unité (ci-devant la
Charité), rue des Saints-Pères ;
Migneret, Imprimeur, rue Jacob, F. S. G.
N.° 1186.

An 5.ᵉ — 1797.

PRÉFACE.

D'après l'éthymologie du mot, *Anatomie* signifie dissection. C'est proprement la dissection des parties qui composent le corps des animaux. Dans le langage vulgaire, on entend par *Anatomie*, ou l'art de faire des dissections, ou la science qui en expose méthodiquement les résultats. L'*Anatomie* humaine est donc l'art d'analyser le corps de l'homme par la dissection.

L'étude de l'Anatomie a pour objet la connoissance des qualités et des propriétés des parties dont le corps humain est composé.

Parmi ces qualités, les unes s'apperçoivent sans autres préparations que celles qui sont nécessaires pour mettre les parties à découvert : les autres ne se découvrent qu'en pénétrant dans le tissu des parties, et en leur faisant subir différentes préparations, telles que les injections, la macération, la dissolution, l'ustion, etc.

L'ensemble des premières qualités est ce qu'on nomme la conformation externe des parties ; l'ensemble des secondes forme la structure interne.

La conformation externe embrasse la

situation, la grandeur, la figure, la direction et les régions.

La structure interne comprend la couleur, la densité des organes et l'état des parties simples dont ils sont composés.

Il ne suffit point, pour se faire des idées exactes de ces qualités, de considérer les parties du corps humain d'une manière vague et générale : il faut les examiner l'une après l'autre, et analyser ou décomposer leurs qualités diverses. Mais il ne suffit pas encore ici de faire passer ces qualités l'une après l'autre devant l'esprit ; si elles y passent sans ordre, on ne saura où les retrouver, et il ne restera que des idées confuses. L'ordre suivant nous paroît le plus propre pour cette analyse.

1.º Considérer la situation, la grandeur, la figure, la direction et les régions d'une partie.

2.º De l'examen de ces qualités, dont la plupart sont relatives, passer à celui des propriétés suivantes : la couleur, la densité, les parties dont les organes sont composés, et l'arrangement intime de ces parties.

En donnant ainsi aux idées que fera naître l'examen d'une qualité, une place marquée et la place qui leur convient, chaque idée sera distincte, elle se retrouvera facilement ; il suffira même de s'en

rappeller une , pour se rappeller successivement toutes les autres , et il sera facile
d'en saisir les rapports.

Toutes nos descriptions seront calquées
sur cette méthode analytique.

Mais lorsque les parties sont très-com-
pliquées , et présentent un grand nombre
d'objets à considérer , nous employons le
secours des divisions artificielles pour fixer
l'attention sur chaque membre de la division , auquel nous appliquons la méthode
générale.

La situation d'une partie est le rapport
de la place qu'elle occupe , à un terme de
comparaison dont les Anatomistes sont
convenus. Nous considérerons l'homme
debout , les bras pendans sur les côtés du
corps , la main en supination , en sorte
que le petit doigt touche au côté externe
de la cuisse. Dans cette situation , nous
diviserons la surface du corps en six plans ;
savoir , un antérieur , un postérieur , un
supérieur , un inférieur et deux latéraux ,
dont un à droite et l'autre à gauche. Nous
supposerons en outre un plan mitoyen qui
descend depuis le sommet de la tête jusqu'au milieu de l'espace quadrilatère , in-
tercepté par les deux pieds , et qui partage
le corps en deux moitiés parfaitement semblables. Or , dans quelque position nouvelle qu'on mette ensuite le corps , nous

dirons qu'une partie est située antérieurement, lorsqu'elle est plus près du plan
antérieur que du postérieur ; supérieurement, si elle est plus près du plan supérieur que de l'inférieur ; extérieurement,
si elle est plus près du plan latéral gauche
ou droit, que du plan mitoyen ; et réci-
proquement. La division du corps humain
en plans n'a pas été faite seulement pour
déterminer la situation des parties ; elle
sert encore très-utilement à distinguer leurs
régions, comme les faces, les bords, etc.
désignés par les noms d'antérieurs, de
postérieurs, de supérieurs, d'inférieurs,
d'externes, d'internes, suivant le plan vers
lequel ils sont tournés.

Cette règle toute générale qu'elle est,
souffre cependant des exceptions ; par
exemple, quand on décrit une partie du
corps séparément et sans avoir égard aux
parties voisines, ni à la totalité du corps,
on suppose une ligne qui passe verticalement par le milieu de la partie que l'on
décrit : alors nous appellons externe ou
interne tout ce qui est plus éloigné ou plus
proche de cette ligne. Le centre de chaque
viscère est le point auquel nous rappor-
tons toutes les parties dont ce viscère est
composé. Nous appellons supérieur tout
ce qui est au-dessus de ce point central ;
inférieur ce qui est au-dessous ; antérieur

ce qui est placé au-devant ; postérieur ce qui est placé derrière ; externe ce qui est plus près de la surface du viscère ; et interne ce qui est plus près du centre.

La situation d'une partie peut encore être considérée, dans ses rapports, avec les parties environnantes. Mais en considérant la situation des parties sous ce point de vue, on ne sauroit trop faire attention aux changemens produits par la dissection. On auroit, par exemple, une idée très-fausse de celle de l'estomac et de la plupart des viscères du bas-ventre, si on ne les considéroit que dans la position où ils se trouvent lorsqu'on a coupé la parois antérieure de cette cavité. On peut en dire autant de la plupart des parties molles du corps, dont la situation est plus ou moins changée par la dissection. Il faut, en général, embrasser l'ensemble et la liaison des parties, et non chacune d'elles isolée ; il faut aussi donner une attention particulière aux changemens qu'apportent, dans leur situation, les mouvemens des membres ou du corps, et l'état de plénitude ou de vacuité des viscères creux.

La grandeur d'une partie est le rapport de ses dimensions à des mesures connues, ou aux dimensions d'autres parties auxquelles on la compare. La connoissance de la grandeur précise de la plupart des

parties du corps humain n'étant pas d'une
utilité bien grande pour l'explication des
fonctions de l'économie animale, ni pour
la connoissance et la guérison des maladies, on ne s'attache pas communément à
déterminer cette grandeur des parties, en
la comparant à des mesures connues. Cependant, toutes les fois que cette connoissance pourra devenir d'une application
utile, nous ne la négligerons pas. On sent
bien qu'il est nécessaire pour le perfec-
tionnement de la physiologie, et même
pour celui des vues pathologiques et thé-
rapeutiques, de considérer aussi la grandeur proportionnelle des organes dans les
différens âges.

La figure ou la forme extérieure des parties qui composent le corps humain, dépend de la disposition particulière de leur
surface. Lorsqu'elle ressemble à une figure
géométrique quelconque, il est possible,
jusqu'à un certain point, d'en faire naître
l'idée, indépendamment même de la vue
actuelle de l'objet, en le comparant à la
figure géométrique à laquelle il ressemble.
Mais comme la plupart des parties ani-
males ont une figure plus ou moins irrégulière et bizarre, du moins relativement à
la manière de voir du géomètre, les Anatomistes préfèrent de les comparer à des
corps connus dans la nature, pour faire

naître l'idée de leur figure par celle du
corps auquel on les compare. Ce moyen
est toujours très-défectueux , parce qu'il
suppose gratuitement la connoissance des
corps auxquels on compare les parties ;
mais sur-tout parce que ces comparaisons
sont toutes fausses. Nous n'en ferons donc
usage qu'à l'égard de certaines parties qui
ont une ressemblance parfaite avec les
objets auxquels nous les comparerons , et
qui sont si petites , que leur figure ne
frappe pas les yeux au premier examen.

La direction des parties est le rapport
de leur plus grand diamètre à une ligne
droite qui descendroit du sommet de la
tête au milieu de l'espace qui sépare les
deux pieds ; ligne à laquelle on donne le
nom d'axe du corps. Lorsque le grand diamètre d'une partie est parallèle à l'axe
du corps , la direction de cette partie est
verticale ; s'il est perpendiculaire à cet axe,
sa direction est horizontale ; enfin , s'il est
incliné sur l'axe du corps , la direction de
la partie est oblique. Pour bien entendre
la manière dont on détermine l'obliquité
des parties , il faut convenir de ce qui suit.

Soit une partie dirigée obliquement ,
mais dont le grand diamètre approche davantage de l'axe du corps , que de la ligne
perpendiculaire à cet axe. Supposons que
le grand diamètre de cette partie a été

d'abord parallèle à l'axe du corps, mais
que son extrémité inférieure s'en est éloi-
gnée, en décrivant un arc de cercle autour
de son extrémité supérieure, et s'est appro-
chée du plan antérieur ou du postérieur,
ou de l'un des plans latéraux. Dans le premier cas, on dit que l'extrémité inférieure
de la partie est inclinée en avant ; dans le
second, qu'elle est inclinée en arrière ; et
dans les deux derniers, qu'elle est inclinée
en dehors. Ces expressions équivalent à
celles-ci : La partie est oblique de haut
en bas et d'arrière en avant, etc. C'est
pourquoi on se sert assez indifféremment
des unes ou des autres.

Lorsque le grand diamètre d'une partie
dont la direction est oblique, s'approche
davantage de la ligne horizontale, que de
l'axe du corps, on a égard aux plans vers
lesquels est tournée l'extrémité externe,
l'antérieure ou la postérieure de son grand
diamètre ; et alors on détermine sa direction, en indiquant vers quel plan elle est
inclinée. Par exemple, la clavicule est
placée horizontalement ; cependant sa direction est oblique, et l'on explique cette
obliquité en disant : L'extrémité externe
de la clavicule est inclinée en arrière et en
haut ; ou bien, la clavicule est oblique
de dedans en dehors, d'avant en arrière,
et de bas en haut. Cette manière de déter-

miner l'obliquité des parties n'indique point
le degré précis de leur inclinaison sur l'axe
du corps; mais la connoissance de ce degré
n'est pas ordinairement fort utile ; et lorsqu'elle le devient, on l'acquiert aisément,
en mesurant l'angle que forme la partie
avec l'axe du corps.

Les régions des parties sont des portions
de leurs surfaces limitées par rapport à
l'étendue; comme les faces, les bords, les
angles et les extrémités. Ces régions doivent être considérées attentivement. On ne
peut s'empêcher d'en décrire les éminences,
les enfoncemens, les inégalités, et sur-tout
les rapports et les connexions avec les parties environnantes.

De l'examen et de la description des propriétés dont l'ensemble forme la conformation externe des parties du corps, nous
passons à la considération de celles qui
forment la structure interne.

La couleur. Quoique cette propriété se
montre aussitôt qu'une partie est mise à
découvert, cependant nous la rangeons
dans la structure : il ne suffit pas en effet
de connoître la couleur de l'extérieur de
nos parties ; il faut encore s'assurer de celle
de leur substance intime. D'ailleurs, la
couleur des organes dépend de l'arrangement particulier des parties dont ils sont
composés. En étudiant cette qualité, il

faut faire attention aux différences qu'elle présente suivant l'âge, et aux altérations qu'elle éprouve par l'exposition des parties au contact de l'air, ou par l'effet des maladies : c'est le seul moyen de prévenir les erreurs dans l'ouverture des corps. Combien de fois n'est-il pas arrivé qu'on a pris pour l'effet d'une maladie, le changement de couleur qui dépend de l'âge, ou de toute autre cause étrangère à l'état pathologique?

La consistance des parties ne peut être déterminée que par la comparaison de la dureté connue d'une partie, à la dureté de celles qu'on ne connoît point encore. En général, on ne connoît cette qualité qu'après avoir touché plusieurs fois les parties et les avoir disséquées. Il ne faut point négliger l'étude des différences à cet égard, suivant les différens âges.

Les organes du corps sont formés par la réunion de plusieurs parties dont chacune est plus simple que l'organe même dans la composition duquel elle entre. Il est des organes ou des parties du corps répandus dans toute la machine, et dont chaque espèce a une structure semblable : tels sont les os, les cartilages, les ligamens, les muscles, les vaisseaux et les nerfs. Il y en a d'autres qui ont chacun une structure propre ; tels sont les viscères et les organes des sens. La structure des premiers étant com-

mune à tous ceux de la même classe , on ne
peut s'empêcher de la considérer en général, avant d'entrer dans les détails de chacun
de ces organes en particulier. Par cette marche, on évite beaucoup de répétitions ; car
en traitant de chaque partie séparément, on
n'a qu'à indiquer si la structure commune
éprouve quelque modification particulière.
La structure des viscères étant différente
dans chacun d'eux , on ne peut point la
considérer d'une manière générale.

La structure intime des organes qui composent la machine humaine , est ce qu'il
y a de moins connu en anatomie. Les
parties dont ils sont composés eux-mêmes
deviennent si fines et si déliées, lorsqu'elles
se réunissent pour en former le parenchyme,
qu'elles échappent à nos sens. Les moyens
qu'on emploie pour découvrir leur arrangement intime , tels que le microscope ,
les injections , la macération , l'ébullition,
etc. sont extrêmement défectueux et insuffisans. Cependant les explications physiologiques sur le mécanisme des fonctions
du corps humain, sont fondées sur la structure intime des organes , que la plupart des
Anatomistes ont inventée au gré de leur
caprice , plutôt qu'ils ne l'ont véritablement apperçue. On peut dire qu'elle a été
imaginée pour étayer les systêmes physiologiques , et non que ces systêmes sont

fondés sur une structure connue et avérée des parties.

Après avoir exposé l'ordre suivant lequel on doit considérer et décrire les qualités des organes, et parlé de chacune de ces qualités en particulier, il est nécessaire de faire connoître la division de l'ouvrage en sept parties qui sont, l'introduction, l'ostéologie, la myologie, l'angéiologie, la névrologie, la splanchnologie, et le tableau analytique de toutes les parties qui composent le corps humain.

Quelque attention qu'on ait dans un Traité d'Anatomie, de ne parler d'aucun objet qui n'ait été d'avance éclairci par la description, il est impossible de ne pas nommer, dans la description d'un organe, un grand nombre d'autres parties dont le lecteur n'a point encore d'idée. C'est pourquoi nous avons commencé par donner la définition, ou plutôt par faire une description succincte des différens genres de parties dont le corps humain est composé, afin de donner aux commençans une idée générale de chacune d'elles. Ce moyen nous a paru propre à diminuer l'inconvénient qui résulte de la nécessité où l'on est, en décrivant une partie, de parler d'autres parties qu'on n'a pas encore décrites.

L'ostéologie suit immédiatement l'introduction. C'est avec raison que les Anatomistes

mistes commencent aujourd'hui la description des parties du corps humain par celle
des os qui en sont la charpente. Les os ont
des rapports si multipliés et si variés avec
toutes les autres parties du corps, auxquelles ils servent de soutien, et dont ils
déterminent les formes, qu'il est impossible de faire des progrès dans l'étude de
ces parties, sans avoir une connoissance
exacte des os. Mais pour retirer de cette
connoissance toute l'utilité dont elle est
susceptible, il ne faut pas qu'elle se borne
à la situation, à la grandeur, à la figure,
à la direction, à l'organisation intérieure
des os : elle doit aussi comprendre leurs
rapports avec les parties molles, soit que
ces rapports consistent dans l'attache de
ces parties aux os, ou dans une simple
union celluleuse.

Les détails dans lesquels nous entrons
à cet égard, en décrivant chaque os en
particulier, ne paroîtront superflus qu'aux
personnes qui ne sont pas assez persuadées
que nos connoissances les plus utiles, les
plus appliquables consistent dans celle des
rapports variés qu'ont entr'eux les objets
de nos études. Si on retranchoit cette partie importante de la description des corps
organisés, celle-ci se réduiroit à bien peu de
chose ; elle perdroit non-seulement presque
tout son intérêt, mais même presque toute

son utilité pratique. Il est vrai qu'en démontrant un os et en parlant, par exemple, de l'endroit auquel s'attache un tendon, l'on ne démontre qu'un des termes du rapport qu'on veut indiquer, et qu'en conséquence on ne peut pas en donner une idée exacte. Mais lorsqu'ensuite, en démontrant le muscle auquel le tendon appartient, on fait voir le second terme du rapport, l'élève en a la connoissance la plus complette; et l'idée du tendon est tellement liée dans sa mémoire à celle de la partie de l'os à laquelle il s'attache, que ces deux idées se reproduisent toujours en même temps et se prêtent, pour ainsi dire, un secours mutuel. Si ce que nous venons de dire ne suffisoit pas pour démontrer l'utilité des détails dans lesquels nous sommes entrés, sur le rapport des os avec les organes du mouvement et les autres parties molles du corps, nous invoquerions le témoignage de l'expérience. Elle démontre que les jeunes gens qui ont appris l'ostéologie suivant cette méthode, font des progrès très-rapides dans l'étude de la myologie, et dans celle des autres branches de l'Anatomie.

Outre la description des os, l'ostéologie contient celle du périoste, de la membrane interne ou médullaire, des vaisseaux, de la moëlle, de ce qu'on nomme glandes

synoviales, de la synovie, des cartilages
et des ligamens. Nous avons décrit ces
différens objets en même temps que les
os, dont ils sont des parties essentielles,
ou avec lesquels ils ont un rapport intime ;
et nous n'avons point séparé l'ostéologie
fraîche de l'ostéologie sèche.

En traitant des os en général, nous
avons donc exposé toutes les parties molles
qui entrent dans leur organisation ; savoir,
le périoste, la membrane interne ou médullaire, les vaisseaux et la moëlle. En parlant des connexions des os en général,
nous avons exposé les cartilages articulaires, la synovie, les prétendues glandes
synoviales et les ligamens. A l'égard des
cartilages et des ligamens particuliers,
après avoir décrit les os qui forment une
articulation, considérés dans l'état sec, je
détermine l'espèce de l'articulation, le rapport mutuel des surfaces par lesquelles ils
se touchent, et les cartilages qui recouvrent ces surfaces : je décris ensuite les ligamens qui affermissent l'articulation ; j'indique les mouvemens des os les uns sur
les autres, et j'en explique le mécanisme.

La troisième partie de cet ouvrage traite
des muscles. Elle contient la description
de tous les muscles du corps, sans en excepter ceux des paupières, des yeux, des
oreilles, du nez, des lèvres, de la langue,

du voile du palais , du pharynx , du larynx, des parties génitales de l'un et de l'autre sexe , et ceux de l'anus , dont la plupart des livres renvoient la description à la splanchnologie.

Les Anatomistes sont partagés sur la classification des muscles. Les uns les classent et distribuent d'après l'idée qu'ils se sont formée de leurs usages ; ils mettent ensemble , par exemple, ceux qui meuvent la tête, l'épaule , le bras , l'avant-bras, etc. Les autres divisent le corps en plusieurs régions , et parlent des muscles qui se rencontrent dans chacune , en commençant par ceux qui sont les plus extérieurs ou les plus voisins des tégumens.

La première classification a des inconvéniens que WINSLOW, qui l'a suivie dans son excellent ouvrage , n'a pu s'empêcher d'avouer : elle est embarrassante pour la dissection , et propre à donner de fausses idées des usages d'un grand nombre de muscles.

La seconde manière de classer les muscles n'a aucun des inconvéniens de la première. Elle ne donne point de fausses idées touchant l'action des muscles ; elle en fait bien connoître la position et les rapports ; elle est commode pour la dissection, puisqu'elle considère les muscles dans l'ordre de leur position. J'ai donc adopté cette dernière méthode, qui est celle qu'ALBINUS a suivie dans son beau Traité de Myologie ; mais je n'ai point divisé le corps humain en un aussi grand nombre de régions que cet Anatomiste célèbre : je les réduis à trente.

A l'égard de la description de chaque muscle en particulier, elle diffère beaucoup dans mon ouvrage de celle qu'on en a donnée jusqu'ici. Je ne pouvois appliquer la méthode générale que je me suis tracée à la description des muscles, sans m'éloigner considérablement de la route ordinaire. Je me suis appliqué sur-tout à déterminer les rapports des muscles avec les parties qui les environnent : ce point de vue si intéressant de l'étude myologique a été trop négligé par les Anatomistes.

La description de chaque muscle contient une histoire exacte de sa conformation externe et de sa structure. Mais l'ordre dans lequel j'expose les qualités qui se rapportent à l'une et à l'autre, est si différent de celui qu'on a suivi jusqu'à présent, que j'ai cru devoir faire une analyse abrégée de la description de chaque muscle. Ce petit traité analytique sera très-utile aux personnes qui, ayant perdu de vue la myologie, devroient subir un examen sur cette branche de l'Anatomie ; elles y trouveront le tableau abrégé des principales propriétés des muscles, exposé suivant l'ordre adopté dans tous les Traités d'Anatomie.

L'angéiologie, qui est la quatrième partie de cet ouvrage, a pour objet la connoissance des vaisseaux sanguins et lymphatiques.

Les vaisseaux sanguins se divisent en artères et en veines. Les premiers ont été suivis avec une exactitude scrupuleuse jusques dans leurs plus petites ramifications par les Anatomistes qui ont écrit dans ces derniers temps, et notamment par HALLER, dont les *Fasciculi anatomici* ne laissent rien à desirer sur cet objet. Mais ce n'est pas la connoissance des dernières ramifications des artères qu'il importe au Chirurgien d'acquérir : cette connoissance n'est d'aucune utilité réelle dans les opérations chirurgicales. Celle des artères considérables, dont l'ouverture peut donner lieu à une hémorragie dangereuse, est la seule véritablement importante. Il ne suffit pas de connoître d'une manière générale leur situation, leur direction, leur volume ; il faut avoir à cet égard les notions les plus détaillées, les plus exactes, les plus précises : il faut en connoître les rapports avec la même précision rigoureuse ; aussi me suis-je attaché principalement à ces objets, sur chacun desquels je suis entré dans les plus grands détails.

Les veines sont bien moins connues que les artères : leur description est beaucoup moins complette. Les variétés nombreuses qu'elles présentent, les difficultés qu'on éprouve à suivre leur cours, celles qu'elles opposent aux injections, sont autant de raisons qui portent à croire qu'elles ne seront jamais mieux connues.

L'histoire des veines lymphatiques est une des parties de l'anatomie qui a été cultivée avec le plus de succès dans ces derniers temps. Nous devons aux travaux de MM. CRUIKSHANK et MASCAGNY la connoissance circonstanciée d'un grand nombre de veines lymphatiques, et une histoire soignée de leur distribution et de leur cours. Les ouvrages de ces Anatomistes m'ont été d'un grand secours. J'ai fait l'exposition des glandes lymphatiques en même temps que celle des vaisseaux absorbans. Je n'ai pas cru devoir séparer l'histoire de parties qui ont entr'elles des rapports si intimes, et qu'on peut regarder comme formant un système.

La névrologie qui vient ensuite, contient la description de tous les nerfs du corps humain. Cette branche de l'anatomie est une des mieux connues. La plupart des nerfs ont été suivis, jusques dans leurs plus petits filets, avec une patience incroyable. Cependant, avec quelque exactitude qu'on les ait décrits, il en est plusieurs dont l'exposition paroît encore embarrassée et obscure : tels sont les nerfs cervicaux, les lombaires et les sacrés. J'ose avancer que leur description est rendue plus claire et plus facile à concevoir par la manière dont nous les envisageons.

Nous nous sommes sur-tout attachés à donner une histoire exacte de la situation, de la direction et des rapports des nerfs, dont la connoissance est la plus utile, c'est-à-dire, des nerfs des extrémités. L'exposition des autres est faite avec l'exactitude qu'exige un système d'organes dont les rapports et les liaisons expliquent plusieurs phénomènes de l'économie animale.

La sixième partie est la splanchnologie. Elle contient la description des viscères et des organes. Elle embrasse aussi celle de la peau qui est l'organe spécial du toucher proprement dit. Nous parlons du tissu cellulaire à l'occasion de la peau ; en même temps nous rappellons ce qui a été dit de cette substance dans les autres parties, en y ajoutant tout ce que nous n'avons pas trouvé l'occasion d'en dire alors.

Nos descriptions commencent par les viscères et les organes de la tête et du cou :

nous passons ensuite à ceux de la poitrine ; après quoi nous décrivons ceux du bas-ventre ; enfin, nous terminons la splanc-nologie par la description des tégumens communs.

Dans l'exposition de chàque viscère en particulier, nous nous sommes bornés à ce qu'il y a de positif. En parlant de la structure des organes, nous n'avons hasardé aucune conjecture ; nous avons pensé qu'une science de faits comme l'anatomie, devoit bannir sévèrement les hypothèses. Lorsque nous parlons d'objets qui ne peuvent être découverts par les sens, ni soumis à des expériences capables de manifester leurs qualités, ce n'est qu'avec la plus grande réserve.

Les bons esprits ne sauroient trop se mettre en garde contre ces vaines supposi-tions qui composoient presque entière-ment les sciences physiques, il n'y a pas long-temps encore ; et le moment est venu de ne plus les considérer que comme des jeux frivoles d'imagination, comme un obstacle à l'acquisition des vraies connois-sances, comme la source des plus ridicules et même des plus dangereuses erreurs.

L'ouvrage est terminé par le tableau de toutes les parties du corps, suivant l'ordre de leur position, depuis la peau jusqu'aux os. Ce tableau ne contient pas seulement la simple énumération des parties ; il en indique la situation respective et les rapports essentiels. Cette partie de l'ouvrage n'est pas la moins importante. Les commençans, livrés souvent à eux-mêmes dans les dissections, ont beaucoup de peine à démêler, au milieu du grand nombre de parties qui se présentent lorsqu'ils ont enlevé la peau et le tissu cellulaire, celles dont ils veulent plus particulièrement faire l'étude. En leur indiquant tout ce qui se trouve dans chaque région du corps, et pour ainsi dire à chaque couche, ce tableau leur épargnera bien de la peine et de l'embarras. J'ose croire qu'il ne sera pas même inutile aux personnes déja instruites : elles pourront y puiser une idée sommaire et cependant fort nette de l'ensemble des parties et de leurs rapports mutuels ; idée si nécessaire pour entreprendre les opérations de chirurgie.

Nous n'avons pas cru devoir faire une partie séparée de l'adénologie. Les glandes dont elle traite sont les unes destinées à la secrétion d'une humeur quelconque, et font partie des viscères ou des organes ; les autres ont un commerce et sont dans des rapports immédiats avec les vaisseaux lymphatiques. L'histoire des premières appartient à la splanchnologie ; celle des dernières à l'angéiologie.

Telle est la distribution de l'ouvrage. L'ostéologie, la myologie, l'angéiologie et la névrologie sont précédées chacune d'un traité général dans lequel nous exposons ce que les parties qu'elles considèrent ont de commun.

Il ne faut cependant pas se dissimuler que ces généralités sur les chefs principaux auxquels l'analyse des organes rapporte tout ce qui entre dans leur structure, n'ait le sort de toutes les généralités, dont on n'a des idées bien complettes que lorsqu'on connoît les données individuelles qui les fournissent. La véritable marche analytique ne passe en effet aux résultats, qu'après avoir parcouru les objets simples dont ils se tirent; et ce qu'on nomme dans le langage vulgaire, des principes ou *commencemens*, ce dont on part dans les livres synthétiques, comme d'une base sur laquelle repose tout l'édifice d'une science, n'est dans la bonne méthode, que la conséquence des notions particulières dont cette science se compose. Cependant il est aisé de sentir avec un peu de réflexion, que dans l'enseignement, on ne peut toujours suivre d'une manière scrupuleuse la méthode des inventeurs : il n'en résulteroit pas seulement une perte de temps considérable ; mais il faudroit aussi passer par leurs longues incertitudes ; il faudroit

laisser régner sur les objets les plus clairs
et les plus simples une confusion pleine
de fatigue et de dégoût, et commencer
pour ainsi dire par faire perdre à ceux qui
s'instruisent, le fruit des lumières du
maître. Voilà ce qui fait que dans tous
les livres élémentaires, sur-tout dans ceux
qui traitent de l'étude de la nature, on
est souvent obligé d'établir une certaine
quantité de points généraux qui fournissent
des appuis à la mémoire, et qui, sans
pouvoir être saisis d'abord dans toute leur
étendue, servent néanmoins à jeter beaucoup de jour sur toutes les branches particulières de la science.

Quoique ces traités généraux remédient
à l'inconvénient des répétitions, quoiqu'ils
épargnent dans les sciences de faits dont
les objets sont très-étendus, une confusion
d'ailleurs presque inévitable, l'on ne doit
pas y mettre trop d'importance. Il est
inutile que les Elèves, en commençant,
insistent beaucoup sur cette lecture ; il
est même impossible qu'ils en retirent
d'abord un grand avantage. Ils doivent se
contenter des idées sommaires et nécessairement un peu vagues qui en résultent
dans leur esprit. Ce n'est qu'après avoir
étudié chaque partie séparément, qu'ils
pourront bien entendre ce qu'elles ont de

commun, qu'ils pourront s'en faire des tableaux complets et bien distincts.

Il est aisé de voir pourquoi nous n'avons pas mis de généralités à la tête de la splanchnologie. Chaque viscère, chaque organe a sa structure propre. On ne peut établir entr'eux à cet égard d'importantes relations de ressemblance ; ou ce qui se rapporte véritablement de l'un à l'autre, se rapporte également aux autres parties ; c'est-à-dire, qu'ils sont doués de fibres musculaires ou charnues, de vaisseaux, de nerfs ; ils sont recouverts et pénétrés d'un tissu cellulaire plus ou moins dense, qui se retrouve par-tout sous des formes un peu diverses ; mais les qualités générales de ces différens genres de parties n'ont pas besoin d'une nouvelle description ; on ne pourroit que répéter ce qu'on a dit de chacun dans l'article particulier qui le concerne.

On me reprochera peut-être des longueurs et des détails minutieux ; mais ce reproche ne pourra, je pense, m'être fait que par des personnes qui ont peu réfléchi sur le véritable objet de l'anatomie, et qui perdent de vue la manière dont la nature exécute ses plus admirables opérations.

Une exposition anatomique bien faite ne doit pas seulement offrir l'histoire des principales pièces dont le corps est composé, établir les relations générales qu'elles ont entr'elles : c'est dans les élémens les plus subtils des corps que se trouvent cachés les ressorts de leurs mouvemens ; et nous ne pouvons espérer d'en connoître le secret, qu'en suivant la structure des machines naturelles jusques dans leurs pièces les plus déliées. L'anatomie doit donc s'efforcer de saisir l'organisation et de fixer les rapports véritables des parties les moins sensibles, qui concourent à former le tout, et sans la connoissance desquelles le mécanisme général ne sauroit s'expliquer. Telle est l'idée du moins de SENAC, qu'on n'accusera pas sans doute de s'être resserré dans des vues étroites, ou d'avoir perdu son temps à des minuties.

J'observerai d'ailleurs que la physique animale ne retirât-elle aucun fruit de ces descriptions exactes et détaillées du corps, elles sont indispensables pour la pratique de l'art de guérir, sur-tout pour celle de sa partie opératoire. L'éminence ou la dépression la plus légère d'un os peut donner lieu à des erreurs grossières et dangereuses, lorsque l'opérateur ne connoît pas avec la dernière exactitude la structure des parties. On sait qu'HIPPOCRATE, dans le traitement d'une plaie de tête, fut trompé par les sutures, et qu'il les confondit avec des fêlures de l'os. Tous ceux qui ont commis des erreurs pareilles ne les ont pas avouées avec le même candeur : mais, malheureusement, elles n'ont pas été rares dans tous les temps; elles ne le sont pas même encore que les moyens d'instruction sont par-tout si multipliés. Dans l'ouverture d'un abcès, dans les cas qui exigent qu'une plaie soit agrandie ; en un mot, dans toutes les opérations où l'instrument tranchant doit être employé, n'est-il pas nécessaire de savoir quelle est la nature des parties environnantes ? s'il ne passe point un tronc de nerf ou quelques gros vaisseaux dans le point précis jusqu'où le fer doit atteindre ? Enfin, ne voit-on pas chaque jour des fautes graves commises par des hommes éclairés d'ailleurs, dans le plus simple traitement des luxations et des fractures ; fautes qu'une connoissance plus précise de la forme et de la situation naturelle des parties feroit éviter facilement ?

Si je ne suis entré dans aucun détail historique, physiologique ou pathologique, c'est, je l'avoue, parce que j'ai regardé ces accessoires comme étrangers au véritable objet de mon ouvrage. Je sais que plusieurs Anatomistes d'un grand nom, ont cru jeter plus d'intérêt sur leurs descriptions, en y mêlant le récit des découvertes relatives à différentes parties du corps ; mais, au fait, ces récits ne font rien aux descriptions. Il s'agit d'exposer les objets tels que la nature les offre à nos recherches ; il s'agit d'employer avec méthode les moyens que l'art s'est créés pour perfectionner les démonstrations. Mais les circonstances par lesquelles on est arrivé à la connoissance de ces moyens, par lesquelles ces démonstrations se sont étendues, et sont devenues de jour en jour plus correctes, forment l'objet d'un autre genre d'étude. On ne doit pas en embarrasser des peintures qui ne seroient pas moins fidèles, quand l'histoire de l'Anatomie s'effaceroit entièrement du souvenir des hommes.

Je ne nie pas que le tableau des progrès de chaque science ne soit infiniment utile pour ceux qui la cultivent ; qu'il ne soit propre à jeter beaucoup de jour sur les procédés de l'esprit humain, et peut-être à fournir de nouvelles vues pour des recherches ultérieures. Mais si l'on veut que ce tableau soit net, il ne doit pas être traité par parties ; il faut voir la science toute entière cheminer de découvertes en découvertes, qui se préparent et se facilitent les unes les autres. Rien n'est plus contraire au bon esprit de l'enseignement que ces détails historiques, partiels et morcelés, lesquels ne peuvent laisser que des traces infidèles ou vagues, puisqu'ils ne présentent que des images incomplettes et

sans

sans liaison. Tout ce qu'on obtient par-là, c'est de détourner l'attention des Élèves de son véritable but. On ne leur apprend point l'histoire de l'Anatomie, et on leur embrouille les expositions anatomiques : en un mot, la méthode de WINSLOW m'a paru la meilleure. J'ai pensé que les objets nécessaires à considérer étoient déja trop variés et trop nombreux pour y rien introduire d'étranger ; et je n'ai pas craint de conserver à l'Anatomie le caractère de sévérité qui lui est propre.

Une grande partie de ces réflexions s'applique également aux explications physiologiques. La connoissance des fonctions exécutées par les divers organes du corps vivant est également étendue : elle forme encore l'objet d'une science à part, qui, touchant à toutes les branches de la physique, ne peut être approfondie sans qu'on entre dans de grands détails. Mais la physiologie ne se borne même pas à considérer nuement les fonctions dans l'état sain. Pour donner à cette étude toute la précision dont elle est susceptible ; pour en étendre et perfectionner les vues, elle est souvent obligée de suivre les diverses modifications que la maladie peut faire subir aux organes : et voilà que le champ s'agrandit sans fin devant l'Anatomiste qui ne reste pas renfermé dans les simples descriptions, et qui veut assigner aux parties d'autres fonctions que des fonctions purement anatomiques ou de structure.

Peut-être arrive-t-il cependant quelquefois qu'on est forcé d'entrer dans certaines explications physiologiques qui tiennent essentiellement à la forme même des parties ; mais il doit, je pense, se borner sévèrement alors à celles que la clarté de ses descriptions peut exiger.

Quant aux détails pathologiques, c'est-à-dire, à l'exposition des changemens que la maladie occasionne dans la structure même, ainsi que dans les fonctions des organes, on doit sentir, avec un peu de réflexion, que, quoique leur connoissance ait jeté beaucoup de jour sur l'anatomie de l'état sain, rien n'est plus capable de porter une grande confusion dans l'esprit des commençans, et de leur donner des idées extrêmement fausses. Les maladies doivent être étudiées sur les malades : il faut voir le début, il faut suivre le progrès ; il faut observer la terminaison d'une maladie, pour se faire une idée complette de ses résultats. Que ces résultats soient ensuite étudiés sur le mort, rien sans doute n'est plus propre à perfectionner l'histoire de la maladie, à fournir des vues sur son traitement, à rectifier les erreurs qu'on peut avoir commises dans un cas particulier, à les prévenir dans les cas semblables qui pourront se présenter encore. Rien n'est plus utile que de classer les observations fournies par les ouvertures des cadavres, d'en former un corps d'anatomie médicale, comme l'avoit tenté Bonnet ; comme Morgagny l'a exécuté depuis avec plus de succès ; comme Lieutaut et le citoyen Portal, fidèles imitateurs de Morgagny, ont continué de le faire. Ces recueils sont extrêmement utiles aux progrès de l'art ; et les jeunes gens ne sauroient trop se livrer à l'étude des objets même dont ils offrent les tableaux. Mais on commence ordinairement celle de l'Anatomie sans avoir aucune idée des maladies, soit externes, soit internes : on regarde même avec raison son étude comme un préliminaire indispensable à celle des autres branches de l'art de guérir. Ainsi les Élèves auxquels on parle d'affections, dont ils n'ont d'ailleurs aucune idée, ne retiennent là-dessus que des mots à-peu-près vides de sens ; et toujours la complication de ces objets étrangers vient jeter beaucoup de confusion sur des images qui, sans cela, seroient fort nettes pour eux. On peut, d'ailleurs, appliquer encore ici ce que nous avons dit des détails historiques et physiologiques. Quel immense tableau que celui des diverses dégénérations que les parties vivantes peuvent éprouver ! Ce tableau, nous osons le dire, est encore fort imparfait, même en réunissant tous les recueils des observateurs. De plus, on est obligé d'aller chercher les faits dans un grand nombre de livres, dont il n'est peut-être pas sans quelque danger d'indiquer trop tôt la lecture aux commençans : en un mot, quoi qu'on fasse, on ne pourra jamais, dans un cours d'Anatomie, embrasser que quelques parties extrêmement isolées, d'un tout qui n'existe pas encore, et dont les lacunes deviennent nécessairement une source féconde d'erreurs pour ceux qui ne sont pas initiés dans la connoissance des maladies. Je pense donc que c'est à la pratique qu'il faut renvoyer l'Anatomie chirurgicale ou médicale, et je l'ai par conséquent exclue de ce Traité.

On voit que je me suis attaché principalement à dégager l'Anatomie de tout ce qui n'y tient pas d'une manière essentielle, à l'élémenter sur un plan uniforme, à perfectionner celui de son enseignement. Le premier pas à faire pour le progrès d'une science, est d'en bien reconnoître l'étendue, d'en bien fixer les limites, de distinguer avec précision les objets dont elle se compose, de ceux qui se rapportent aux sciences collatérales avec lesquelles ils ont été presque toujours con-

fondus : le second est d'en exposer les idées
avec méthode , et de les ranger dans un
ordre qui non-seulement les éclaircisse en
elles-mêmes , mais qui fasse saisir tous
leurs rapports pour ainsi dire d'un coup-
d'œil. C'est ce que j'ai tenté pour l'Anatomie.

Renfermé dans l'enceinte des amphi-
théâtres et des hôpitaux , ressérré dans
les occupations pénibles et souvent dégoû-
tantes de la dissection , de la pratique et
de l'enseignement , je ne puis être familier
avec l'art d'écrire. Le style de cet ouvrage
se ressentira nécessairement de la sévérité
de mes habitudes. D'ailleurs , s'il faut le
dire franchement , une manière ornée et
fleurie me paroît un véritable contre-sens
dans les sciences : le bon esprit et le bon
goût la réprouvent également. Les objets
des sciences veulent être exposés avec
clarté , avec précision : il faut y chercher
une bonne déduction d'idées , et préférer
toujours l'expression qui les reproduit avec
le plus de naturel. C'est là le genre d'élé-
gance qui leur est propre ; c'est le seul qui
n'y soit pas déplacé :

Ornari res ipsa negat , contenta doceri.

De son temps, VOLTAIRE se plaignoit
de ce qu'on portoit l'éloquence *jusques
dans l'Anatomie.* Il citoit cela comme

une preuve de mauvais goût, comme un défaut de sentiment des convenances. En partageant l'opinion de ce grand homme, si bon juge en cette matière, je suis bien sûr de ne pas m'égarer. Ainsi donc les lecteurs doivent s'attendre à trouver ici la chose toute nue. Les objets y seront classés dans l'ordre qui me paroît leur être assigné par leurs qualités propres, et par les relations que ma manière de les considérer établit entr'eux ; les idées viendront se présenter à l'esprit dans la place et sous la forme que je crois la plus capable de laisser des traces nettes et durables dans le souvenir : mais voilà tout ; et si l'on cherchoit quelque chose de plus, il faudroit le chercher ailleurs.

Quand on écrit sur des matières où un grand nombre d'objets ont différens points de ressemblance ; quand sur-tout on suit une méthode constante, qui s'applique uniformément aux uns comme aux autres, on est exposé souvent à voir les mêmes mots revenir sans cesse sous la plume, à voir les mêmes tours de phrase se représenter sans cesse à l'esprit. Dans les ouvrages d'agrément, on évite ces répétitions qui choquent les oreilles ; mais dans les ouvrages de science, cette affectation me paroît tout-à-fait puérile. Il en est des répétitions comme du choix des mots. Lorsqu'un mot est nécessaire, il faut, je crois, l'adopter hardiment, quoi qu'une vaine délicatesse en puisse dire : lorsqu'on ne peut écarter une répétition sans nuire au sens ou dénaturer l'idée, rien ne seroit plus minutieux, plus ridicule même que de s'obstiner à sa suppression. Telle est la règle que je me suis faite sur ce point ; et j'use amplement de toute la liberté qu'elle me laisse.

Dans les sciences de description, où les objets restent toujours les mêmes, il seroit absurde de prétendre donner beaucoup de choses neuves. L'Anatomie n'exige que de l'attention, de la patience. Depuis plusieurs siècles elle est cultivée par des observateurs infatigables, aidés dans leurs recherches du secours de méthodes et d'instrumens ingénieux : la science existe donc depuis long-temps, et je n'ai pas la prétention d'avoir créé une Anatomie nouvelle, c'est-à-dire d'avoir peint de nouveaux objets.

Cependant, outre que j'ai fait des corrections importantes dans les descriptions adoptées par les Anatomistes les plus exacts : j'ai considéré les parties sous des rapports nouveaux, soit en elles-mêmes, soit relativement aux parties environnantes (1).

____

(1) La vérité et la reconnoissance me font un devoir de dire que c'est dans les leçons d'un homme enlevé trop tôt à l'humanité et à la chirurgie, le célèbre Desault, que j'ai puisé la partie méthodique et le plan de ce Traité.

Or , toutes les personnes qui ont réfléchi sur les opérations de l'esprit humain et sur le véritable objet des sciences , savent que c'est là le seul genre de création qui nous soit permis.

Par ce moyen, je crois avoir fait un ouvrage capable de diriger sûrement les Élèves dans leurs dissections particulières, et de présenter aux hommes instruits le tableau de ce qu'ils savent , dans un ordre, j'ose le dire , plus simple et plus naturel. L'idée de l'utilité véritable qui doit en résulter , touche beaucoup plus mon cœur qu'elle ne flatte mon amour-propre : elle me paie amplement de mes longs et pénibles travaux.

Fautes à corriger.

Page 25, ligne 18 : après circonférence, mettez un point virgule.
Idem, ligne 19 : après les os courts, effacez le point virgule.
Page 57, ligne première : amphirthrose; *lisez*, amphiarthrose.
Idem, ligne 27 : la diathrose ; *lisez*, diarthrose.
Page 75, ligne 32 : externe ; *lisez*, interne.
Page 136, ligne 22 : le bord interne ; *lisez*, le bord externe.
Page 161, ligne 3 : ptérigoïde ; *lisez*, ptérigoïdien.
Page 252, ligne 12 : après mouvement, mettez un point virgule.
Idem, ligne 14 : après accouchement, mettez une virgule.
Page 275, ligne 20 : du bord inférieur ; *lisez*, du bord supérieur.
Page 282, ligne 28 : costo-claviculaires; *lisez*, coraco-claviculaires.
Page 317, ligne première : sygmoïde ; *lisez*, sigmoïde.
Page 318, lig. 35 : fléchisseur sublime ; *lisez*, fléchisseur profond.
Page 332, ligne 2 : unéiforme; *lisez*, unciforme.

TRAITÉ

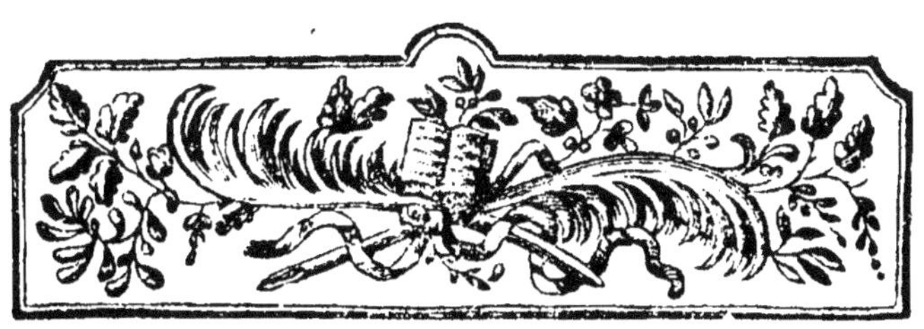

TRAITÉ

D'ANATOMIE.

INTRODUCTION.

LE corps humain est composé de parties solides et de parties fluides.

Les parties solides, décomposées par le moyen de la dissection, se réduisent en filamens fins et déliés qu'on nomme fibres. La fibre la plus petite qu'on puisse appercevoir est susceptible de se diviser en d'autres fibres plus petites encore. Le dernier terme de cette division est inconnu, parce que les fibres les plus déliées échappent à la foiblesse de nos organes. Les fibres varient beaucoup par rapport à leur longueur, à leur couleur, à leur arrangement et à leurs propriétés. La structure intime des fibres est inconnue. On a cru que toutes les fibres étoient composées d'une fibre simple ou élémentaire, qu'on a considérée comme une espèce de ligne invisible, même avec le secours du microscope, et qu'on a dit être formée d'une série de molécules ter-

Tome I.   A

reuses, unies par une espèce de gluten. Mais cette fibre simple n'est démontrée par aucune expérience certaine ; et sa composition, telle qu'on l'a supposée, ne s'accorde point avec les connoissances actuelles de physique et de chymie. La fibre la plus fine que nos organes puissent appercevoir paroît être de nature solide ; du moins on n'a pu jusqu'ici l'injecter ni y démontrer de cavité. Les fibres, par leur arrangement varié, composent toutes les parties solides du corps. Ces parties sont le tissu cellulaire, les membranes, les os, les cartilages, les ligamens, les muscles, les tendons, les aponévroses, les vaisseaux, les nerfs, les viscères, les organes et les glandes.

Du Tissu Cellulaire.

Le tissu cellulaire est une substance blanche ou blanchâtre, filamenteuse, qui se trouve dans toutes les parties du corps en général. Le tissu cellulaire forme une couche plus ou moins épaisse entre la peau et les muscles ; de-là il se glisse dans l'interstice des muscles, des tendons, des nerfs, des vaisseaux ; il pénètre dans la cavité de la poitrine, du bas-ventre, et s'introduit dans les viscères qui y sont contenus. Non-seulement le tissu cellulaire remplit les interstices des différentes parties dont le corps est composé ; il pénètre encore, dans ces parties, entre les faisceaux de fibres, les fibres, les lames, etc. dont ces parties sont composées. Ce tissu est formé de fibres qui s'entre-croisent, sans s'entrelacer, suivant toutes les directions possibles. Ces fibres ressemblent assez bien, lorsqu'on les écarte, aux filamens dont la laine cardée est composée. Dans beaucoup d'endroits elles forment de petites lames qui s'appliquent les unes aux autres. Les fibres et les lames du tissu cellulaire sont entre-mêlées d'un nombre prodigieux de vaisseaux ; elles laissent entre elles des cavités qu'on nomme cellules du tissu cellulaire ; ces cellules communiquent toutes ensemble ; celles qui ne sont pas remplies par de la graisse, sont abreuvées de lymphe.

Le tissu cellulaire a plusieurs usages que nous expliquerons par la suite. Les principaux sont d'unir toutes les parties, et de concourir à leur formation.

Les Membranes.

Les membranes sont des parties blanches ou blanchâtres, larges et minces, composées de tissu cellulaire, dont les fibres et les lames sont plus ou moins rapprochées et condensées, de vaisseaux et de nerfs. Les membranes tapissent les grandes cavités du corps, recouvrent différens organes et viscères, concourent à les former, et leur fournissent des liens, en renferment d'autres, etc.

Les Os.

Les os sont des substances blanches beaucoup plus dures qu'aucune autre partie du corps humain, composées de fibres et de lames, qui, par leur arrangement varié, forment trois substances ; savoir, la substance compacte, la celluleuse et la réticulaire. Les os sont la charpente du corps humain ; ils en déterminent la grandeur, la figure et l'attitude ; ils servent de soutien et d'appui à toutes les autres parties.

Les Cartilages.

Les cartilages sont des substances d'un beau blanc, moins dures que les os, mais plus dures que toutes les autres parties du corps, lisses, polies, souples et très-élastiques, qui servent à augmenter l'étendue des os, à recouvrir leurs surfaces articulaires, à former de certains organes, etc.

Des Ligamens.

Les ligamens sont des substances blanches, serrées, compactes, fibreuses, beaucoup plus souples et plus pliantes que les cartilages, très-difficiles à rompre, et qui, tirées, prêtent difficilement. Leur usage principal est d'unir les os.

Les Muscles.

Les muscles forment ce qu'on appelle vulgairement la chair des animaux. Ce sont des corps rouges ou rougeâtres, composés de fibres qu'on nomme motrices ou musculaires, placées les unes à côté des autres, réunies en faisceaux par du tissu cellulaire, entre-mêlé d'artères, de veines et de nerfs. Les muscles sont les organes de tous les mouvemens du corps.

Les Tendons.

Les tendons sont des corps longs, plus ou moins gros, arrondis, d'un blanc perlé, composés de fibres parallèles très-serrées. Les tendons tiennent aux os par une de leurs extrémités, et par l'autre ils se continuent avec les fibres charnues. On doit les regarder comme des cordes propres à transmettre au loin l'action des muscles.

Les Aponévroses.

Les aponévroses sont des lames minces, plus ou moins larges, d'un blanc perlé comme les tendons, composées de fibres placées les unes à côté des autres, et formant quelquefois plusieurs couches qui s'entre-croisent. Les aponévroses sont aussi une dépendance des muscles, à l'égard desquels elles ont plusieurs usages. La nature des tendons et des aponévroses est la même. Ces parties ne diffèrent entr'elles que par la forme et par l'arrangement des fibres dont elles sont composées.

Les Vaisseaux.

Les vaisseaux sont des conduits dans lesquels circule un liquide quelconque. On distingue plusieurs espèces de vaisseaux ; savoir, les artères, les veines sanguines, les veines lymphatiques, et les conduits excréteurs.

Les artères sont des tuyaux cylindriques qui partent du cœur, et de-là vont se distribuer, par une quantité prodigieuse de rameaux, dans toutes les parties du corps. Les artères ont des parois épaisses, jaunâtres et élastiques. Pendant la vie elles ont un mouvement qu'on appelle pulsation, et qui dépend de l'action du cœur. L'usage des artères est de porter le sang à toutes les parties du corps.

Les veines sanguines sont des conduits qui naissent des dernières extrémités des artères, et vont se terminer au cœur. Les parois des veines sanguines sont blanchâtres, minces et transparentes. Les veines n'ont point de battement comme les artères. Elles ont encore cela de particulier, qu'elles sont garnies intérieurement de valvules ou soupapes, propres à empêcher la rétrogradation du sang. Les veines sanguines rapportent au cœur le sang qui a été distribué par les artères dans toutes les parties du corps.

Les vaisseaux lymphatiques ou absorbans sont des conduits fins et déliés qui prennent naissance de toute l'habitude du corps, de la surface des fosses nasales, de la bouche, du pharynx, du larynx, de la trachée-artère, des bronches, de l'œsophage, de l'estomac, du conduit intestinal, de la surface interne des grandes cavités, telles que la poitrine, le bas-ventre, et en général de toutes les parties du corps qui se touchent par des surfaces humides, et entre lesquelles il n'y a aucune espèce d'adhérence. Ces vaisseaux se réunissent pour former d'autres vaisseaux lymphatiques, dont la grosseur augmente successivement. En dernier lieu, ils se rendent tous dans un canal qu'on nomme thorachique, parce qu'il a son siége dans la poitrine, et dans une grande veine lymphatique droite. Le canal thorachique s'ouvre dans la veine sous-clavière gauche, et la grande veine lymphatique dans la veine sous-clavière droite. Les vaisseaux lymphatiques absorbent le chyle dans l'estomac, la matière de la perspiration intérieure dans les grandes cavités, etc.

Les conduits excréteurs naissent des organes glanduleux, destinés à la secrétion d'une humeur quelconque, et transmettent cette humeur au-dehors ou dans un réservoir particulier. Les extrémités les plus fines et les

plus déliées d'une espèce de vaisseaux quelconque, portent le nom de vaisseaux capil-
laires.

Les Nerfs.

Les nerfs sont des cordons blancs qui partent
du cerveau, de la moëlle alongée, et de la
moëlle de l'épine, et qui se répandent par une
quantité immense de filets, dans toutes les
parties du corps : les nerfs sont composés de
petits filets placés les uns à côté des autres, et
qui sont réunis par du tissu cellulaire.

Les Viscères.

Les viscères sont des corps composés de
la réunion d'un grand nombre de parties, telles
que des fibres musculaires, des vaisseaux de
tout genre, et des nerfs, qui réunies par du
tissu cellulaire et différemment arrangées,
suivant la nature et les fonctions de chaque viscère, constituent une substance qu'on nomme
parenchyme : les viscères sont situés dans les
cavités du crâne, de la poitrine et du bas-
ventre. Ils exercent les principales fonctions
de l'économie animale.

Les Organes.

Le nom d'organe convient en général à toute
partie capable de quelque fonction. Mais on
s'en sert plus particulièrement pour désigner
les parties plus ou moins composées, qui
exercent une fonction importante, et qui sont
situées à l'extérieur. Par exemple, les yeux
sont les organes de la vue, le larynx est l'organe
de la voix, etc. Il est à remarquer qu'on se sert
souvent du mot organe, pour désigner un

viscère ; mais qu'on ne se sert jamais du mot viscère pour nommer un organe.

Les Glandes.

Les glandes sont des masses ou pelotons particuliers, distingués des autres parties du corps humain par leur forme, leur contour, etc. On en distingue de deux espèces ; savoir, les conglomérées, et les conglobées. Les glandes conglomérées sont en général composées d'artères, de veines, de vaisseaux lymphatiques et de tissu cellulaire, qui fait la liaison intime de tous ces vaisseaux, lesquels différemment pliés, repliés et entortillés, forment de petites molécules qu'on nomme grains glanduleux : ces grains réunis forment des lobules, qui, par leur assemblage, forment des lobes. Les glandes conglomérées sont destinées à la préparation d'une humeur particulière.

Les glandes conglobées sont aussi appellées glandes lymphatiques, parce qu'elles ont un commerce immédiat avec les vaisseaux lymphatiques qui les pénètrent et se ramifient dans leur tissu : ces glandes se trouvent dans presque toutes les parties du corps, mais notamment aux aines, dans le bas-ventre, dans la poitrine, aux aisselles et au cou. La structure intime et les usages des glandes lymphatiques ne sont pas bien connus.

La connoissance des fluides ou humeurs du corps humain appartient à la chymie et à la physiologie. C'est pourquoi nous nous contenterons d'indiquer le nom de ces humeurs, et les classes dans lesquelles on les a distribuées.

On distingue les humeurs en trois classes, relativement à leur usage dans l'économie animale. La première classe comprend les humeurs récrémentitielles ; la seconde les humeurs excrémentitielles , et la troisième les humeurs , dont une partie est récrémentitielle et l'autre excrémentitielle , et qu'on a appellées récrémen-excrémentitielles.

Les humeurs récrémentitielles sont destinées à nourrir quelques organes ; telles sont le sang , la lymphe , la gélée ou gélatine , la partie fibreuse ou glutineuse , la graisse , la moëlle , la matière de la perspiration intérieure et le suc osseux.

Les humeurs excrémentitielles sont rejetées hors du corps par quelque émonctoire , comme étant inutiles et pouvant devenir nuisibles , si elles étoient retenues trop long-temps : telles sont la matière de la transpiration , celle de la sueur , le mucus des narines , le cerumen des oreilles , la chassie des yeux , l'urine et les excrémens.

Les humeurs récrémen-excrémentitielles tiennent des deux précédentes. Une partie de ces humeurs rentre dans la masse commune, et l'autre est portée hors du corps ; telles sont les larmes , la salive , le lait , la bile , le suc pancréatique , le suc gastrique et intestinal, et la liqueur séminale.

La masse des parties solides du corps est très-petite relativement à celle des fluides. Pour se convaincre de cette vérité, il suffit de remarquer la diminution du volume et du poids du corps , lorsque de l'embonpoint il tombe dans une maigreur excessive ; il semble qu'il ne reste presque plus que les os : cependant les vaisseaux de tout genre contiennent la quantité de suc nécessaire pour soutenir la vie. Les muscles qui, dans un embonpoint médiocre, forment de grosses masses de chair, deviennent des bandes fort minces et très-légères à la suite des longues maladies qui jettent le corps dans le marasme, ou lorsque les sucs dont ils sont remplis se sont dissipés par le dessèchement dans les préparations anatomiques. Les os, tout solides qu'ils paroissent, perdent plus des deux tiers de leur poids par un long séjour dans la terre ; on les en retire presqu'entièrement privés de leurs sucs.

DE L'OSTÉOLOGIE.

L'ostéologie est la partie de l'anatomie qui traite des os , des cartilages, des ligamens et des glandes synoviales.

Les os sont les parties les plus dures du corps humain. Leur assemblage symétrique et régulier porte le nom de squelette. Si les os sont unis par leurs propres ligamens, le squelette s'appelle naturel ; s'ils sont unis par des liens étrangers , tel que du fil de laiton ou autre , le squelette est appellé artificiel.

Le squelette naturel est sec ou frais , suivant que les os sont préparés depuis long-temps , ou qu'ils sont nouvellement décharnés : on ne doit faire usage, pour l'étude de l'ostéologie , que du squelette artificiel , et du squelette naturel frais. Le squelette naturel sec ne peut être d'aucune utilité pour cet objet , attendu que les ligamens et les cartilages perdent , par l'exsiccation , leur grandeur, leur forme , leur couleur , et que ces substances masquent un grand nombre de parties osseuses qu'il est essentiel de connoître. Il y a aussi des différences entre les squelettes , par rapport à l'âge et au sexe.

On divise le squelette en tête , en tronc et en extrémités. La tête se subdivise en crâne et en face.

Le crâne est formé antérieurement par l'os coronal ; postérieurement par l'occipital ; latéralement et supérieurement, par les pariétaux ;

latéralement et inférieurement, par les temporaux ; à la partie moyenne et inférieure, par
le sphénoïde, et à la partie inférieure, antérieure et moyenne, par l'ethmoïde. Les pariétaux et l'occipital ont été appellés os propres
du crâne, parce qu'ils ne servent qu'à la formation de cette boîte ; le coronal, les temporaux, le sphénoïde et l'ethmoïde ont été
appellés communs, parce qu'ils concourent
aussi à la formation de la face. A ces os, on
doit ajouter les os wormiens, dont le nombre
varie, et les osselets de l'ouïe qui sont le marteau, l'enclume, l'orbiculaire et l'étrier.

La face se divise en mâchoire supérieure et
en mâchoire inférieure. La mâchoire supérieure est formée supérieurement et antérieurement, par les os propres du nez ; plus en
arrière et plus bas, par les os maxillaires supérieurs, les os unguis, les os de la pommette,
les cornets inférieurs, les os du palais et le
vomer. La mâchoire inférieure est formée dans
l'adulte par un seul os appellé maxillaire inférieur, ou mâchoire inférieure. A ces os il faut
ajouter seize dents à chaque mâchoire ; savoir,
quatre incisives, deux canines et dix molaires.
On met encore au nombre des os de la tête
l'os hyoïde qui est situé à la partie antérieure
et supérieure du col, derrière la mâchoire inférieure.

Le tronc se divise en colonne vertébrale, en
poitrine et en bassin.

La colonne vertébrale est formée par vingt-
quatre os qu'on appelle vertèbres. On distingue
les vertèbres en cervicales ou vertèbres du
cou, en dorsales ou vertèbres du dos, et en
lombaires ou vertèbres des lombes. Les ver-

tèbres cervicales sont au nombre de sept : on les distingue entr'elles par les noms numériques de première, seconde, troisième, etc. en comptant de haut en bas. La première a été appellée Atlas, la seconde *axis*, et la septième proéminente.

Les vertèbres du dos sont au nombre de douze : on les distingue entr'elles par les noms numériques de première, seconde, etc. en comptant de haut en bas.

Les vertèbres des lombes sont au nombre de cinq : on les distingue aussi par les noms numériques, en comptant de haut en bas.

Le bassin est formé postérieurement par le sacrum et le coccix; latéralement et antérieurement par les os innominés.

La poitrine est formée antérieurement par le sternum, et latéralement par les côtes dont le nombre est de douze de chaque côté. On les divise en vraies ou vertébro-sternales, et en fausses ou vertébrales. Les côtes vraies sont celles dont les cartilages s'articulent avec le sternum : ce sont les sept supérieures; on les distingue entr'elles par les noms numériques de première, seconde, etc. en comptant de haut en bas. Les fausses côtes sont celles dont les cartilages ne s'articulent point avec le sternum : ce sont les cinq inférieures. On les distingue aussi par les noms numériques, en comptant de haut en bas. Les deux dernières ont été appellées côtes flottantes.

On divise les extrémités en supérieures et en inférieures.

Les extrémités supérieures se divisent en épaule, en bras, en avant-bras et en main. L'épaule est formée antérieurement par la clavicule, et postérieurement par l'omoplate.

Le bras est formé par un seul os qu'on appelle humérus.

L'avant-bras est formé en dehors par le radius, et en dedans par le cubitus.

La main se divise en carpe, en métacarpe et en doigts.

Le carpe est formé de deux rangées d'os, qu'on distingue en supérieure, ou brachiale, et en inférieure ou digitale. Chacune de ces rangées est formée par quatre os, qu'on distingue par les noms numériques de premier, second, etc. en comptant du pouce vers le petit doigt : ces os ont aussi reçu des noms propres tirés de leur figure. Le premier de la première rangée s'appelle scaphoïde ou naviculaire, le second semi-lunaire, le troisième pyramidal, et le quatrième pysiforme. Le premier de la seconde rangée s'appelle trapèze, le second trapézoïde, le troisième grand os, ou os *capitatum*, et le quatrième os crochu.

Le métacarpe est composé de cinq os'qu'on distingue entr'eux par les noms numériques de premier, second, etc. en comptant du pouce vers le petit doigt.

Les doigts sont au nombre de cinq. Chaque doigt est composé de trois os, excepté le pouce qui n'en a que deux : on appelle ces os phalanges, et on les distingue par les noms de première, seconde et troisième ; celles du pouce par les noms de première et dernière.

On divise les extrémités inférieures en cuisse, jambe et pied.

La cuisse est formée par un seul os qu'on appelle fémur.

La jambe est formée en dedans par le tibia,

en dehors par le péroné, et supérieurement par la rotule.

Le pied se divise en tarse, métatarse et orteils.

Le tarse est formé supérieurement par l'astragale, postérieurement et inférieurement par le calcanéum, à la partie moyenne et interne, par le scaphoïde; du côté externe et antérieur, par le cuboïde; et à la partie antérieure et interne, par les trois cunéiformes, qu'on distingue en premier, second et troisième, comptant de dedans en dehors.

Le métatarse est formé de cinq os qu'on distingue par les noms numériques de premier, second, etc. en comptant de dedans en dehors.

Les orteils sont au nombre de cinq. On les distingue en premier, second, troisième, quatrième et cinquième. Le premier porte aussi le nom de gros orteil, et le cinquième, celui de petit orteil. Chaque orteil est composé de trois phalanges, excepté le gros qui n'en a que deux. On distingue ces phalanges en première, seconde, etc.

Aux os dont nous venons de parler, il faut en ajouter de petits qu'on trouve dans l'articulation du premier os du métatarse, avec le premier orteil, et souvent dans d'autres articulations. Ces os portent le nom de sésamoïdes.

Avant d'entrer dans le détail particulier de toutes les pièces osseuses qui composent le squelette humain, nous considérerons dans les os en général la conformation externe, la structure interne, le développement, les connexions et les usages.

DE LA CONFORMATION EXTERNE
DES OS.

LA conformation externe des os en général, comprend tout ce qu'on peut y appercevoir sans les casser ; comme le nombre , la situation, la grandeur, la figure, la direction, les éminences, les cavités externes, les inégalités et les régions.

Du nombre des Os.

Le nombre total des os qui composent le corps de l'adulte , est facile à supputer d'après le dénombrement que nous en avons fait plus haut. Mais ce nombre est différent, suivant qu'on regarde les os innominés, le sternum et le coccix, chacun comme un seul os , ou qu'on les considère comme étant formés de plusieurs os réunis. Ce nombre varie encore par rapport aux os sésamoïdes ; qui sont plus ou moins nombreux, suivant les individus. A l'égard du nombre d'os dont chaque partie est composée , il varie dans chacune d'elles, comme on peut s'en convaincre par le dénombrement des os des différentes parties du squelette.

De la situation des Os.

La situation des os en général peut être considérée par rapport aux plans qu'on distingue dans le corps humain, par rapport au voisinage des autres os, par leurs relations avec les parties molles. Quand on les considère par rapport aux plans , on dit par exemple que les os sont
situés

situés à la partie supérieure, inférieure, antérieure, postérieure, etc. suivant qu'ils sont
plus près du plan inférieur, antérieur ou postérieur, etc.

Par rapport au voisinage des autres os, on
dit qu'un os est situé au-dessus, au-dessous,
devant, derrière, au côté interne ou au côté
externe de tel os.

Enfin par rapport aux parties molles, on peut
dire qu'un os est situé devant, derrière, etc.
telles parties molles. Mais comme la situation
d'un os, par rapport aux os voisins et aux parties molles qui l'environnent, ne peut être
bien saisie que par ceux qui connoissent ces
os et ces parties, nous nous bornerons, dans
la description de chaque os en particulier, à
indiquer sa position relativement aux plans du
corps.

De la grandeur des Os.

La grandeur des os est le rapport de leur
étendue à des mesures connues, ou à l'étendue
d'autres os auxquels on les compare : c'est en
considérant la grandeur des os sous ce dernier
point de vue, que les Anatomistes ont distingué
les os en grands, moyens et petits. Parmi les
grands os, on comprend le fémur, le tibia,
le péroné, l'humérus, l'os innominé. Dans la
classe des moyens se trouve la plupart de ceux
de la tête, les vertèbres, les os du métacarpe, etc. Dans celle des petits os, on place
les os du carpe, les phalanges, les dents, etc.

De la figure des Os.

La figure des os résulte de l'étendue respective de leurs trois dimensions, de l'arrangement

et du nombre des faces, des bords et des angles qui terminent leurs surfaces. Par rapport à l'étendue respective des trois dimensions, on les a distingués en longs, en larges, et en courts. Les os longs sont ceux dont la longueur l'emporte de beaucoup sur l'épaisseur et la largeur; tels sont le fémur, le tibia, etc.

Les os larges sont ceux dont la longueur et la largeur l'emportent de beaucoup sur l'épaisseur; tels sont le coronal, le pariétal, l'omoplate, etc.

Les os courts sont ceux dont la longueur, la largeur et l'épaisseur ont une étendue égale ou presque égale; tels que l'astragale, le calcaneum, etc.

La figure particulière des trois espèces d'os dont nous venons de parler, varie beaucoup par rapport aux bords et aux angles qui terminent leur surface. Parmi les os longs, il y en a de cylindriques, de prismatiques et triangulaires, etc. Parmi les os larges, il y en a de quadrilatères, de triangulaires, de parallélogrames. Parmi les os courts, on en trouve de cubiques, de cunéiformes, etc. Il y a des os dont la forme est symétrique, c'est-à-dire dont les parties sont semblables de chaque côté, Ce sont tous les os impairs, tels que le coronal, l'occipital, le sphénoïde, l'ethmoïde, le vomer, la mâchoire inférieure, l'os hyoïde, les vertèbres, le sternum, le sacrum et le coccix. Ces os occupent le milieu du corps, ensorte que le plan mitoyen passe par leur partie moyenne et les divise en deux parties semblables. Tous les autres os sont pairs et sans symétrie, lorsqu'on les considère séparément; mais chacun d'eux pris avec celui du côté opposé, forme une figure symétrique. Ces os sont à droite et à gauche, sur les côtés du plan mitoyen du corps.

De la direction des Os.

La direction des os peut être considérée par leurs rapports avec l'axe du corps et par leurs rapports entr'eux; en considérant la direction des os par leurs rapports avec l'axe du corps, on observe que les uns sont parallèles à cet axe, que les autres lui sont perpendiculaires, et qu'enfin quelques-uns sont inclinés sur cet axe. Lorsqu'un os est parallèle à l'axe du corps, on dit que sa direction est verticale; lorsqu'il est perpendiculaire à cet axe, on dit que sa direction est horizontale; et lorsqu'il est incliné sur ce même axe, sa direction est oblique. En considérant la direction des os à l'égard les uns des autres, on observe que les uns se rencontrent en formant une ligne ou un plan continu, tandis que les autres se rencontrent en formant des angles plus ou moins grands, dont la connoissance est très-utile pour le traitement des fractures et des luxations.

Des éminences des Os.

Les éminences des os ont été distinguées en apophises et en épiphises. Les apophises sont continues au reste de l'os. Les épiphises sont unies à l'os auquel elles appartiennent, par une couche cartilagineuse qui disparoît avec l'âge; de sorte que les éminences se soudent avec le reste de l'os. Les épiphises sont le résultat de la manière dont procède l'ossification et n'existent que dans les jeunes sujets, comme nous le dirons plus bas. Les eminences, soit apophises, soit épiphises, se divisent en celles qui servent aux articulations, et en celles qui n'y servent pas et qui ont seulement rapport aux parties molles.

Les éminences articulaires portent différens noms, suivant leur forme ; lorsqu'elles sont arrondies en manière de portion de sphère, on les nomme tête ; si elles sont arrondies dans un sens et applaties dans l'autre, on leur donne le nom de condyles. Les éminences articulaires pointues qui se remarquent sur les bords des os du crâne, portent le nom de dentelures.

Les éminences non-articulaires ont reçu différens noms, suivant leur situation, leur direction et leur figure. Par rapport à leur situation, on les nomme orbitaires, angulaires, nazales, palatines ; et par rapport à leur direction, on les nomme verticales, horizontales, transversales, etc. Par rapport à leur figure, on les appelle lignes ou processus, crêtes, bosses, protubérances, tubérosités, mamillaires, styloïdes, odontoïdes, coracoïdes, épines, etc.

Les lignes sont étendues en long, mais elles sont peu élevées.

Les crêtes sont des éminences longitudinales, minces et plus saillantes que les lignes.

Les bosses sont des éminences arrondies, larges et lisses.

Les protubérances et les tubérosités sont moins larges que les bosses, mais plus saillantes et raboteuses.

Les éminences mamillaires, styloïdes, odontoïdes, coracoïdes et les épines tirent leur nom des corps auxquels on les a comparées. Lorsqu'un os présente plusieurs éminences de la même espèce, on les distingue entr'elles par leur grandeur, ou par leur situation.

Des cavités externes des Os.

Les cavités externes des os se distinguent en celles qui servent aux articulations, et en celles qui n'y servent point.

Les cavités qui servent aux articulations ont reçu des noms différens, suivant leur profondeur ; celles qui sont profondes s'appellent cotyloïdes : telle est la cavité de l'os innominé qui loge la tête du fémur. Les cavités moins profondes portent le nom de glenoïdes : telle est la cavité de l'omoplate qui reçoit la tête de l'humérus. Il y a une autre espèce de cavités articulaires qu'on appelle alvéoles ; ce sont celles qui logent les racines des dents.

Les cavités qui ne servent point aux articulations portent des noms différens, suivant leur figure ; il y a des sillons, des gouttières, des coulisses, des fosses, des cellules, des sinus, des trous, des fentes, des conduits, des rainures et des échancrures.

Les sillons sont des enfoncemens longs, étroits et peu profonds qui logent les ramifications des artères, et sont distribués comme elles : tels sont les sillons qu'on remarque à la face interne du pariétal.

Les gouttières ne diffèrent des sillons que parce qu'elles sont plus larges, plus profondes, et qu'elles logent des conduits veineux : telles sont les gouttières qu'on remarque à la face interne de l'occipital. Les coulisses ont la même forme que les gouttières dont elles ne diffèrent que parce qu'elles sont tapissées d'un périoste lisse, sur lequel glissent les tendons qu'elles contiennent : telle est la coulisse bicipitale de l'humérus.

Les fosses sont des cavités dont l'entrée est plus large que le fond ; elles sont simples lorsqu'elles n'appartiennent qu'à un seul os , comme les fosses coronales ; et composées lorsqu'elles sont formées par la réunion de plusieurs os, comme les fosses orbitaires, etc.

Les cellules sont des cavités arrondies en général , et qui communiquent avec des cavités semblables , voisines ; telles sont les cellules de l'ethmoïde.

Les sinus sont des cavités larges et profondes qui ont une ouverture étroite ; tels sont les sinus frontaux , sphénoïdaux , etc.

Les trous sont des ouvertures qui traversent un os de part en part , et qui ne parcourent d'autre chemin que l'épaisseur de cet os ; tel est le grand trou occipital , le trou ovale du sphénoïde , etc. On appelle aussi trous les orifices des conduits. Les fentes traversent l'épaisseur d'un os , mais elles sont longues et étroites.

Les conduits parcourent un chemin plus ou moins long dans la substance d'un os , et se terminent par deux orifices ; tel est le conduit vidien du sphénoïde, le conduit dentaire inférieur , etc.

La rainure est une petite entaillure faite en long , et dont le fond est inégal.

Les échancrures sont des enfoncemens plus ou moins profonds , ordinairement arrondis , creusés sur les bords des os.

Les inégalités ou empreintes sont formées par la réunion de petits enfoncemens et de petites éminences qui servent à l'attache des parties molles. On leur donne le nom de ces parties : ainsi on les appelle tendineuses, aponévrotiques, ligamenteuses, suivant qu'elles donnent attache à un tendon, à une aponévrose ou à un ligament. Les empreintes sont en général plus marquées sur les os de l'homme que sur ceux de la femme. Elles sont aussi plus apparentes chez les vieillards que chez les jeunes sujets.

Des régions des Os.

Les régions des os sont des parties de leur surface, qui ont une étendue déterminée, comme les faces, les bords, les angles et les extrémités.

Les faces sont distinguées en antérieure, postérieure, interne, etc. suivant qu'elles regardent le plan antérieur, postérieur, etc. ; elles le sont également à raison de leur figure, en convexes, concaves, etc.

On distingue aussi les bords en supérieurs, inférieurs, etc. en concaves, convexes, etc. Lorsqu'un bord donne attache à des parties molles, on le divise en deux lèvres et en interstice, afin de désigner l'attache de ces parties avec plus de précision. Les lèvres prennent le nom du plan vers lequel elles sont tournées.

Les angles sont droits, aigus ou obtus : on les distingue entr'eux par les noms de supérieur, d'inférieur, etc.

Les extrémités des os se distinguent en supérieures, inférieures, etc. Les Anatomistes n'étant pas toujours d'accord sur les parties qu'ils placent dans ces extrémités, nous aurons soin, en décrivant les os longs, de fixer d'une manière précise l'étendue de leurs extrémités.

DE LA STRUCTURE INTERNE DES OS.

Nous comprenons dans la structure interne des os, la couleur, la densité, les fibres, les lames, les substances compacte, spongieuse et réticulaire, les cavités internes, le périoste, la membrane médullaire, les vaisseaux, les nerfs et la moëlle.

Les os, considérés dans le vivant ou dans un cadavre frais, sont d'une couleur blanche un peu terne; dans le vivant, cette couleur est mêlée d'une teinte légère de rose pâle, surtout dans les enfans. Les extrémités des os longs et les os spongieux, tels que le sternum, le sacrum, ont une teinte rougeâtre plus foncée; ce qui dépend du suc médullaire qui remplit les cellules du tissu spongieux et du grand nombre de vaisseaux qui pénètre ce tissu : cette teinte est d'autant plus marquée, que la substance compacte qui recouvre le tissu spongieux de ces os est plus mince. Les maladies de la substance des os en changent toujours la couleur; de sorte qu'on peut regarder l'altération de cette couleur comme un signe certain de l'affection de l'os.

Les os sont les parties les plus dures et les plus solides du corps humain; mais leur consistance est moindre dans les enfans que dans les sujets avancés en âge : elle varie aussi suivant les os, et suivant les différentes parties du même os.

Il est des os beaucoup moins durs que d'autres; tels sont, par exemple, le sternum, le sacrum, etc. Dans les os longs, la partie moyenne est beaucoup plus dure que les extrémités.

En examinant la substance des os, on remarque qu'elle est formée d'un amas de fibres étroitement unies. Ces fibres sont très-distinctes dans les os du fœtus qui sont encore peu avancés dans leur formation ; mais à mesure que l'ossification fait des progrès, elles semblent disparoître : cependant on peut les rendre sensibles dans les os les plus durs, par un procédé particulier dont nous parlerons plus bas. La direction de ces fibres est différente suivant la figure des os. Dans les os longs, elles sont presque parallèles, et dirigées suivant la longueur des os ; dans les os larges, elles sont disposées en manière de rayons, et divergent du centre à la circonférence dans les os courts ; elles affectent toutes sortes de directions. Les fibres osseuses sont disposées de manière qu'elles forment des lames et des filets de différentes grandeurs qui, par leur arrangement varié, produisent les trois substances qu'on distingue communément dans les os. De ces substances, l'une porte le nom de compacte, l'autre celui de spongieuse ou celluleuse, et la troisième est appellée réticulaire.

La substance compacte est située à l'extérieur des os. Dans les os longs, elle forme les parois du canal médullaire, qui règne dans toute leur longueur. L'épaisseur de cette substance est très-considérable à la partie moyenne de l'os ; mais elle diminue insensiblement vers les extrémités, où elle disparoît presqu'entièrement. Son épaisseur est plus grande aussi aux bords qu'aux faces de ces os. Dans les **os** larges, la substance compacte forme deux tables séparées par une couche de substance spongieuse. Aux endroits où les os larges sont minces et transparens, ces deux tables sont unies en une. Dans les os courts, la substance compacte forme une lame très-mince qui recouvre la substance spongieuse.

La substance compacte est si dure, et son tissu si serré, qu'en la coupant, au premier coup-d'œil on n'y voit aucun arrangement de parties, et qu'on la croiroit inorganique. Mais en l'examinant avec attention et en la soumettant à diverses épreuves, on voit qu'elle est composée d'une quantité prodigieuse de fibres; que ces fibres forment, par leur union, des lames qui sont appliquées les unes aux autres et très-fortement unies. Les fibres de la substance compacte sont apparentes dans les os du fœtus. Dans les adultes, ces fibres sont à peine visibles; mais leur existence est prouvée par les fentes longitudinales qui arrivent aux os longs, lorsqu'ils restent exposés très-long-temps au soleil, et sur-tout par ce qui arrive à la substance compacte, lorsqu'on la fait macérer pendant quelque temps dans de l'acide nitrique affoibli avec de l'eau. Elle s'y ramollit bientôt et dégénère en une substance cartilagineuse souple, dont les fibres peuvent être séparées aisément. Cette expérience nous fait aussi connoître la direction de ces fibres : car, si c'est une portion d'os long qu'on a ainsi ramollie, les fibres s'en séparent aisément, suivant la longueur de l'os; au lieu que si l'on veut les séparer en travers, on éprouve une grande résistance, parce qu'il faut en rompre la continuité. Les lames osseuses qui résultent de la réunion des fibres sont peu apparentes dans la substance compacte ; cependant elles deviennent très-visibles sur les os qui ont été exposés long-temps aux injures de l'air, et dans ceux qu'on a soumis à une demi-calcination. Ce qui arrive aux os dont la surface a été contuse, ou exposée au contact de l'air, peut être regardé comme une preuve de l'existence de ces lames. Dans ces deux derniers cas, les lames les plus extérieures, privées de vie et devenues corps étrangers, sont séparées des lames subjacentes, et poussées au-dehors par l'action du réseau vasculaire placé entre ces lames. Dans les os longs, les lames les plus extérieures sont les plus longues ; la longueur des lames intérieures diminue successivement à mesure qu'elles approchent du grand canal de l'os. On a cru que les lames de la substance compacte étoient unies entr'elles par des fibres transversales ou obliques qui les traversent en manière de clou ou de cheville : mais avec quelque attention qu'on examine la substance compacte, et à quelque épreuve qu'on la soumette, on ne voit aucune trace de ces fibres ou filets osseux.

La substance spongieuse forme l'intérieur des os ; dans les os longs, elle occupe les extrémités, d'où elle s'étend en diminuant vers la partie moyenne. Dans les os larges, elle forme une couche plus ou moins épaisse, qui sépare les deux tables de substance compacte. Dans les os courts, elle forme presque toute l'épaisseur des os. Cette substance est composée d'une quantité prodigieuse de petites lames diversement inclinées les unes sur les autres. Dans beaucoup d'endroits, ces lames sont entremêlées de petits filets osseux qui forment avec elles une espèce de réseau. Ces lames laissent entr'elles des intervalles dont la grandeur et la figure varient singulièrement, mais qui communiquent tous entr'eux. La substance spongieuse varie beaucoup, suivant les différens os, par rapport à la largeur, à la longueur, à la direction et à l'écartement plus ou moins grand des lames et des filets qui la composent.

La substance réticulaire n'existe que dans les os longs ; elle occupe la partie moyenne de leur grand canal. Cette substance est composée de filets très-déliés, diversement inclinés les uns sur les autres, et qui par leur entre-croisement forment une espèce de réseau dans les mailles duquel la moëlle est logée.

Les trois substances dont nous venons de parler ne sont pas de nature différente ; elles diffèrent seulement par l'arrangement des fibres et des lames dont elles sont composées. Ces trois substances n'existent pas dans tous les os. Les os larges et les os courts ne contiennent point de substance réticulaire. Dans certains os larges, il est difficile d'appercevoir la substance spongieuse. Les os longs sont les seuls dans lesquels on trouve les trois substances. Pour se former une idée exacte de leur disposition, il faut examiner un os long suivant sa longueur. Alors on apperçoit la substance compacte qui en forme l'extérieur ; la substance spongieuse se remarque aux extrémités, et la substance réticulaire à la partie moyenne. On apperçoit l'espèce de tuyau que forme la substance compacte. On observe que les lames les plus intérieures de cette substance s'écartent des autres, et s'inclinent vers l'axe de l'os, pour donner naissance à la substance celluleuse. Toutes ces lames n'ont point la même disposition ; celles qui sont le plus près des parois du tuyau que forme la substance compacte, sont longues, larges et parallèles à l'axe de l'os ; elles tiennent ensemble par de petits filets ou de petites lames latérales, dont l'arrangement est très-varié. A mesure que ces lames approchent des extrémités de l'os, elles deviennent plus petites, s'inclinent davantage, et leur direction, ainsi que leur arrangement, ne sont plus aussi bien marqués. Il résulte de ce que nous venons de dire, que la substance spongieuse est formée par l'écartement des lames et des filets de la substance compacte, dont l'épaisseur diminue en proportion de l'augmentation de la substance spongieuse. A l'égard de la substance réticulaire, on la voit à la partie moyenne. On remarque qu'elle est formée, tantôt par des filets qui se détachent de la substance compacte, et s'entre-croisent dans toutes sortes de directions ; tantôt par des lames extrêmement minces et percées en manière de dentelle.

Des cavités internes des Os.

Les cavités internes des os sont de plusieurs espèces ; savoir, le canal médullaire des os longs, les cellules de la substance spongieuse, les conduits nourriciers, et les pores de la substance compacte.

Les os longs, tels que le fémur, le tibia, l'humérus, etc. sont de vrais cylindres creux

remplis par les substances réticulaire et spongieuse, et par la moëlle; ce qui a mérité à cette
cavité cylindrique le nom de canal médullaire.
La longueur et la grosseur de ce canal sont
proportionnées à celles de l'os, mais il est
moins large à sa partie moyenne qu'aux extrémités. Sa figure est en général cylindrique,
quelle que soit d'ailleurs la forme extérieure
de l'os. La surface de cette cavité est continue
avec les filets de la substance réticulaire et les
lames de la substance spongieuse; l'on y voit
l'orifice interne du grand conduit nourricier
des os longs; et lorsqu'on a enlevé la substance spongieuse, l'on peut y découvrir l'ouverture intérieure des trous qui donnent passage
aux vaisseaux des extrémités de l'os. Le canal
des os longs augmente leur force et les rend
plus propres à résister aux efforts qu'ils sont
destinés à soutenir; il sert aussi à loger la
moëlle.

Les cellules de la substance spongieuse sont
de petites cavités qui résultent de l'écartement
des lames dont cette substance est composée.
La grandeur et la figure de ces cellules varient
singulièrement: on en remarque un très-grand
nombre dont la forme est oblongue; de sorte
qu'elles forment des espèces de petits tuyaux
dont la longueur est ordinairement parallèle à
celle de l'os. Ces cellules communiquent toutes
ensemble; elles sont remplies par le suc médullaire.

Les conduits nourriciers des os diffèrent
entr'eux par rapport à leur situation, à leur
grandeur, et à leur direction. Les plus grands
sont ceux qu'on remarque vers la partie
moyenne des os longs, tels que le fémur, le

tibia, etc. Ces conduits ont une direction différente dans les différens os. A l'humérus, au
tibia, ils sont dirigés de haut en bas ; au fémur,
au radius, leur direction est de bas en haut;
celui de la clavicule a une direction horizontale.
Dans tous les os, ils traversent obliquement
l'épaisseur de la substance compacte, et pénètrent dans la cavité médullaire, où ils transmettent une artère et une veine. On remarque sur les
os larges des conduits nourriciers très-grands
qui percent l'une des tables de ces os, et se
perdent dans la substance spongieuse. Indépendamment de ces grands conduits nourriciers,
on en voit une quantité prodigieuse d'autres
beaucoup plus petits aux extrémités des os
longs, et sur la surface des os courts. Ceux-ci
percent la substance compacte mince qui recouvre ces os, et se perdent dans la substance
spongieuse.

Outre les conduits nourriciers dont nous
venons de parler, la surface des os présente
une quantité prodigieuse de petites ouvertures,
par lesquelles passent des ramifications vascu-
leuses très-fines. Ces ouvertures ne doivent
point être confondues avec les porosités de la
substance compacte, lesquelles sont imper-
ceptibles à la vue, mais dont l'existence est
suffisamment prouvée par la transudation du
suc médullaire. Ces pores transmettent les vaisseaux les plus fins et les plus déliés des os.

Du Périoste.

Le périoste est une membrane fibreuse et
celluleuse qui environne les os de toutes parts,
excepté la portion des dents qui est hors des
alvéoles, et les endroits des autres os qui sont

recouverts de cartilages. Le périoste ne paroît point exister, au moins dans les sujets avancés en âge, aux endroits où s'attachent les tendons et les aponévroses : cela vient sans doute de ce que les extrémités des fibres tendineuses et aponévrotiques devenues osseuses, avec le périoste, s'implantent immédiatement dans la substance de l'os. Car dans le fœtus, en enlevant le périoste, on enlève aussi les tendons et les aponévroses, qui ne paroissent alors être attachés aux os que par l'intermède de cette membrane. Dans le fœtus, le périoste passe d'un os à l'autre, en couvrant l'articulation dont il semble former la capsule : mais dans un âge plus avancé on remarque que le périoste se continue avec les lames les plus extérieures de la capsule, et que la partie de l'os, comprise entre le cartilage articulaire, et l'endroit où le ligament capsulaire s'attache, est recouverte par un prolongement de la lame interne de ce ligament. On considère au périoste deux faces, l'une externe et l'autre interne. La face externe est unie d'une manière plus ou moins serrée aux parties environnantes, par une couche de tissu cellulaire. Aux endroits où les tendons glissent sur la surface des os, comme, par exemple, la coulisse bicipitale de l'humérus, la face externe du périoste est lisse, contigüe aux tendons, et mouillée par une humeur synoviale.

La face interne du périoste recouvre la surface des os, dont elle remplit avec exactitude tous les enfoncemens. Elle est unie à cette surface par de petits prolongemens celluleux, et sur-tout par une quantité prodigieuse de vaisseaux qui pénètrent dans la substance de l'os.

l'os. Cette adhérence est plus intime aux extrémités des os longs, qu'à leur partie moyenne ; elle est aussi plus forte aux os spongieux, tels que le sternum, le corps des vertèbres, etc. qu'aux os compactes et durs, tels que les os du crâne et les os longs. Dans les enfans, le périoste est uni aux os d'une manière si foible, qu'on l'en détache avec la plus grande facilité.

Le périoste est plus mince à la partie moyenne des os longs et sur les os durs, qu'aux extrémités des os longs et sur les os spongieux : son épaisseur, proportionnellement aux os, est plus considérable dans les jeunes sujets que dans les vieux. Cette membrane est composée de tissu cellulaire, dont les fibres affectent, en général, des directions très-variées à la partie moyenne des os longs et sur les os larges ; mais aux extrémités des os longs et sur les os courts, ces fibres suivent la longueur de l'os. Elles sont très-nombreuses et forment plusieurs couches qu'on peut enlever successivement avec la lame du scalpel. Leur couleur est resplendissante comme celle des aponévroses. Dans plusieurs endroits, ces fibres sont fortifiées par des expansions tendineuses et aponévrotiques.

Le périoste reçoit un grand nombre d'artères sanguines qui forment un réseau très-fin dans son tissu. Ces artères, après s'être ramifiées dans cette membrane, pénètrent en grande partie la substance des os, comme nous le dirons plus bas. Il y a dans le périoste beaucoup de veines sanguines, et probablement aussi des veines lymphatiques. A l'égard des nerfs du périoste, les dissections les plus exactes ne les ont point fait appercevoir ; mais la sensibilité excessive dont jouit cette membrane lorsqu'elle est malade, ne permet point de douter de leur existence. .

Le périoste unit les os aux parties environnantes, et soutient les vaisseaux qui les pénètrent; mais son usage le plus important est de servir à l'accroissement des os, soit par l'ossification successive de ses lames les plus internes, soit en soutenant les vaisseaux qui charient dans les os la matière de leur solidification.

De la membrane interne des Os.

La membrane interne des os est appellée membrane médullaire, parce qu'elle environne la moëlle et le suc médullaire. Cette membrane n'est pas bornée à la grande cavité des os longs; elle s'étend aussi dans les cellules de la substance spongieuse, tant des os longs, que des os larges et des os courts. La portion de cette membrane qui répond à la partie moyenne des os longs, touche, par sa face externe, aux endroits du canal médullaire qui ne sont pas continus avec les filets de la substance réticulaire; elle est unie aux parois de ce canal par des filets celluleux, et par des vaisseaux très-déliés. La face interne présente un grand nombre de replis ou prolongemens qui, par leur arrangement varié, forment de petites vésicules qui communiquent toutes ensemble, et dans lesquelles la moëlle est contenue. Outre ces prolongemens, la membrane médullaire se continue sur les filets de la substance réticulaire qu'elle environne de toutes parts. La portion de cette membrane qui tapisse les cellules de la substance spongieuse, recouvre toutes les lames et tous les filets de cette substance ; elle leur est unie par des prolongemens celluleux et par des vaisseaux très-fins. Cette membrane forme autant de petites vésicules , qu'il y a de cellules dans la substance spongieuse : ces vésicules communiquent toutes ensemble.

La membrane médullaire est si mince , qu'il est impossible d'appercevoir l'arrangement des fibres et des lames dont elle est composée. Elle reçoit un grand nombre de vaisseaux qui forment un réseau très-fin. Quoiqu'on ne puisse pas suivre de nerfs dans son tissu , par le moyen de la dissection , il est certain qu'elle en reçoit un très-grand nombre , car elle devient extrêmement sensible dans les maladies dont elle est susceptible.

La membrane médullaire contient la moëlle et le suc médullaire. Elle soutient les vaisseaux qui charient cette humeur dans les cavités internes des os.

Des vaisseaux des Os.

Les os reçoivent des artères et des veines sanguines. Les artères des os peuvent être divisées en trois classes, à raison de leur grosseur et des ouvertures par lesquelles elles pénètrent. La première classe comprend celles qui entrent par les conduits nourriciers de la partie moyenne des os longs. La seconde , celles qui pénètrent par les conduits nourriciers dés extrémités des os longs, de la surface des os larges et des os courts ; et la troisième, celles qui entrent par les porosités de la surface de tous les os.

Les artères qui entrent dans les os longs par les conduits nourriciers de leur partie moyenne , naissent des troncs artériels les plus voisins. Ces artères sont accompagnées par une veine et par un prolongement du périoste : en traversant le conduit oblique qui les transmet dans la grande cavité de l'os, elles ne produisent presqu'aucun rameau ; mais lorsqu'elles sont parvenues dans cette cavité, elles se divisent en deux branches, dont l'une suit la direction du tronc commun, et l'autre se courbe bientôt en formant un angle aigu avec lui. Ces deux branches se dirigent vers les extrémités de l'os, et se divisent en une quantité prodigieuse de rameaux qui se répandent dans le tissu de la membrane médullaire, et y forment un réseau très-fin. De ce réseau, il se détache un grand nombre de petites artérioles qui pénètrent la substance compacte, et qui s'anastomosent avec les artères qui entrent par les pores de la surface de l'os.

Les artères qui entrent par les conduits nourriciers des extrémités des os longs , et par ceux de la surface des os courts , sont moins grosses que celles dont nous venons de parler ; mais leur nombre supplée à leur grosseur. Ces artères arrivent, après un court chemin , dans la substance spongieuse ; là , elles se divisent en rameaux et en ramifications qui se répandent sur la surface des cellules de cette substance, se distribuent à la membrane qui tapisse ces cellules, et sans doute aussi dans l'épaisseur des lames et des filets qui les forment.

Les artères qui entrent dans les os par les porosités de leur surface, sont d'une finesse proportionnée à celle de ces ouvertures. Ces artères viennent du réseau artériel du périoste ;

elles pénètrent la substance compacte, et se distribuent entre les lames dont elle est composée. Le réseau qu'elles forment ne peut être rendu sensible par les injections ; mais son existence est suffisamment prouvée, par l'inflammation dont les os sont susceptibles, et sur-tout par la végétation vasculeuse qui a lieu au-dessous des portions d'os mortes qui s'exfolient. Cette végétation vasculeuse produit une substance molle, rouge et grenue, qui saigne au moindre attouchement.

Les veines sanguines des os ne sont pas aussi bien connues que les artères, parce qu'il est impossible de les injecter. Elles peuvent être distinguées en trois classes, comme les artères. Les veines de la première classe accompagnent les artères de la partie moyenne des os longs, et se distribuent comme elles ; celles de la seconde passent par les conduits des extrémités des os longs, et par ceux de la surface des os larges et des os courts, sans qu'on puisse dire positivement si elles passent dans les mêmes conduits que les artères, ou si elles en ont de particuliers. Les veines de la troisième classe sortent par les pores de la surface des os, et se terminent dans les veines du périoste.

Les os ont des vaisseaux lymphatiques comme toutes les autres parties du corps ; mais ces vaisseaux sont encore peu connus : on en voit de très-sensibles sur le corps des vertèbres ; et l'on remarque que plusieurs de ces vaisseaux pénètrent la substance de ces os. A l'égard des nerfs des os, on ne peut pas les suivre par la dissection ; mais la sensibilité dont les os jouissent lorsqu'ils sont malades, ne permet pas de douter de leur existence.

De la Moëlle.

La moëlle est une substance grasse, huileuse, qui remplit la cavité cylindrique des os longs, et les cellules de la substance spongieuse de tous les os : elle pénètre aussi dans l'interstice des lames et des fibres de la substance compacte. Il est vrai que l'on ne peut pas l'y démontrer ; mais son existence est suffisamment prouvée par sa transudation à travers la substance compacte. On sait que les os les plus blancs et les mieux préparés deviennent jaunes à la longue, lors même qu'on a enlevé la moëlle qui en remplit l'intérieur : or, ils ne contractent cette couleur que parce que la moëlle, placée entre les lames de la substance compacte, transude à travers les pores de ces lames, et vient se déposer à la surface de l'os, où elle se rancit par l'action de l'air. La moëlle qui remplit les cellules de la substance spongieuse, a reçu le nom particulier de suc médullaire ; celle qui remplit les interstices des lames de la substance compacte, porte le nom de suc huileux. On parle beaucoup de la quantité plus ou moins considérable de la moëlle, suivant l'âge, les exercices, etc. Il paroît en général qu'il y a un rapport assez constant entre la quantité de la moëlle et celle de la graisse ; mais voici comment la chose doit s'entendre. Lorsque l'embonpoint diminue, les parois des vésicules qui contiennent la graisse, se rapprochent et se touchent même, si la graisse est entière-

ment dissipée ; il n'en est pas de même des
vésicules membraneuses qui contiennent la
moëlle : adhérentes aux parois des cavités
internes des os, elles ne peuvent point s'af-
faisser lorsque la moëlle diminue : or, comme
il faut que ces vésicules soient toujours remplies, on voit que ce qu'on dit de la quantité
plus ou moins grande de la moëlle, ne peut
s'entendre que de la consistance plus ou moins
grande de cette substance. En effet, lorsqu'on
examine la moëlle dans la plupart des cas où
la graisse a presque entièrement disparu, on
remarque que les cavités internes des os en
sont remplies ; mais on observe en même temps
qu'elle est molle et comme gélatineuse. La
moëlle a beaucoup plus de consistance à la
partie moyenne des os longs, que dans les
cellules de la substance spongieuse : elle est
encore plus ténue entre les lames de la substance compacte.

La moëlle proprement dite est d'une couleur
jaunâtre : le suc médullaire est d'une couleur
rouge, tirant sur le brun ; mais cette couleur
du suc médullaire, et sa fluidité plus grande,
ne tiennent point à la nature particulière de
cette humeur ; ce sont des différences purement accidentelles qui viennent du grand
nombre de vaisseaux qui se distribuent dans
la substance spongieuse ; peut-être aussi y a-
t-il un peu de sang mêlé avec le suc médullaire. La moëlle a les mêmes propriétés que
la graisse dont elle ne diffère que par une plus
grande ténuité. Les artères de la membrane
médullaire sont les organes sécrétoires de la
moëlle ; les veines absorbantes pompent continuellement la partie la plus fluide de cette

humeur, et la reportent dans le torrent de la circulation.

La moëlle a plusieurs usages; elle remplit les cavités intérieures des os; elle entretient la souplesse des fibres osseuses, et les rend moins cassantes : elle transude à travers les cartilages qui recouvrent les surfaces articulaires des os, se mêle à la synovie, en augmente la quantité, et lui donne une onctuosité plus grande.

DU DÉVELOPPEMENT DES OS.

LORSQU'ON examine l'embryon à l'époque de son développement où tous les organes commencent à être distincts, on remarque que les os sont gélatineux. Dans les os larges, cette substance gélatineuse est étendue sous la forme d'une membrane extrêmement fine. Les os longs ont leur forme bien exprimée; ils sont mous, transparens et uniformes dans toutes leurs parties : abandonnés à eux-mêmes, ils se dessèchent comme du gluten, et ressemblent à une petite écorce cendrée. Les os larges sont extrêmement minces et transparens : desséchés, ils ressemblent en quelque sorte à une pelure d'oignon.

Les os ne restent pas long-temps mucilagineux; ils passent bientôt de cet état à celui de cartilage; ensuite ils deviennent vraiment osseux.

On ne sait point quelle est l'époque précise de la grossesse à laquelle l'ossification des cartilages commence. Il paroît que vers la fin

du premier mois, la clavicule et les côtes sont
déja ossifiées. L'ossification des autres os commence un peu plus tard. Dans les os longs,
elle commence à la partie moyenne ; cet endroit devient un peu opaque ; et en le regar-
dant avec attention, on remarque qu'il est
traversé de lignes dirigées suivant la longueur
de l'os. On découvre d'abord ces lignes avec
le microscope ; ensuite on les apperçoit à l'œil
nud : elles sont séparées par des intervalles
cartilagineux assez grands. Aussitôt que cette
opacité se montre, la mollesse du cartilage a
déja diminué considérablement ; il a un peu
d'élasticité, et si on le fait plier, il se rétablit
dans sa première position. L'opacité augmente
de manière que le cartilage jaunit de plus en
plus : en même temps les lignes qui sont
répandues sur toute la circonférence de l'os,
et dirigées suivant sa longueur, se multiplient
et deviennent de plus en plus évidentes : l'os
paroît raboteux ; bientôt la portion qui a été
opaque la première, est parsemée de petits
points rouges. Des vaisseaux s'y développent,
et les fibres osseuses sont alors très-apparentes ;
elles forment un cercle, ou plutôt un petit
cylindre dans lequel la membrane médullaire
commence à se faire remarquer. Ce cylindre
est excessivement étroit à sa partie moyenne ;
mais il est beaucoup plus large à ses extrémités, où il contient une substance spongieuse
très-fine. Le conduit nourricier qui traverse
les parois de ce cylindre est très-grand.
L'artère qu'il transmet dans l'os se divise
en deux branches qui fournissent des rameaux
dont le nombre et la longueur augmentent
de plus en plus. Ces artères sont renfermées

dans la cavité de l'os dont elles suivent la longueur ; elles produisent des ramifications qui se glissent entre les fibres et les lames déja formées. Cette portion osseuse cylindrique est remplie intérieurement d'une substance réticulaire qui est composée de lames froncées et percées de trous, et d'un réseau très-fin de filets osseux. Cette portion osseuse est blanche, poreuse et recouverte par un périoste fin et délié qui lui envoie quelques petits vaisseaux.

Ce premier rudiment d'ossification, formé à la partie moyenne des os longs, partage en deux le cartilage dans lequel il a pris naissance. Peu-à-peu il s'étend vers les extrémités, et à mesure qu'il se développe, l'étendue des portions cartilagineuses dans lesquelles il se prolonge, diminue en proportion. A l'époque de la naissance, les os longs ont déja acquis une longueur considérable ; mais leurs extrémités sont encore cartilagineuses.

Nous avons dit que les os larges, tels que ceux du crâne, se présentoient, dans l'embryon, sous la forme d'une membrane extrémement mince. On ne voit alors aucune trace de séparation entre les os dont le crâne doit être composé par la suite. On observe seulement, que les endroits où ces os doivent acquérir une épaisseur considérable, tels que l'angle inférieur de l'occipital, le corps du sphénoïde, et la portion pierreuse du temporal, sont plus épais et paroissent cartilagineux. L'ossification des os larges commence, lorsqu'ils n'ont qu'un germe osseux, au centre de la membrane qui doit être employée à leur formation ; mais lorsqu'il doit se développer plusieurs germes osseux dans le même os, l'ossification commence dans différens endroits de la même portion membraneuse ; et chacun de ces points d'ossification devient le centre d'une pièce osseuse, qui en se réunissant avec les pièces voisines, formera par la suite un os entier.

Le premier point d'ossification d'un os large, se manifeste par l'opacité de la membrane molle et flexible où il se développe. L'examen de cette membrane, jusqu'alors entièrement transparente, y fait appercevoir une multitude de points osseux fort distans les uns des autres, et dont les intervalles sont remplis d'une matière molle. Ces molécules se changent bientôt en un réseau de fibres poreuses, écartées et isolées ; et toutes les fibres partent d'un centre commun pour se rendre à la circonférence. Ces différens rayons osseux sont très-serrés les uns contre les autres à l'endroit d'où ils partent ; ensuite ils laissent entr'eux des espaces plus ou moins grands, remplis par des portions membraneuses. A mesure que ces rayons s'alongent, il se développe de nouvelles fibres qui en remplissent les intervalles, et en même temps l'épaisseur et la solidité de l'os augmentent. L'endroit où l'ossification à commencé est le plus dur et le plus épais. L'os s'amincit vers l'extrémité des rayons osseux. Là il semble n'être formé que d'une seule lame qui est intérieure. Les fibres de cette lame sont distinctes, séparées et rangées en manière de dent de peigne. Mais plus on approche du centre, plus on trouve de lames appliquées les unes sur les autres ; de façon que la surface de l'os est comme écailleuse, à cause de l'inégalité de largeur des lames dont il est composé.

A la fin de la grossesse, les os du crâne ont déja acquis une largeur considérable, mais ils sont très-minces et n'ont point encore de diploé. Ils sont séparés les uns des autres par des espaces membraneux, plus grands aux endroits où les os doivent s'unir par leurs angles, qu'à ceux où ils doivent se rencontrer par leurs bords. Les os dont le développement commence par plusieurs germes osseux, comme le coronal, l'occipital, etc. sont composés de plusieurs pièces séparées par des espaces membraneux.

Les os courts, tels que ceux du tarse, du carpe, etc. sont d'abord gélatineux, ensuite cartilagineux. Au centre de ce cartilage, il se développe un germe d'ossification qui s'étend peu-à-peu, et consume, pour ainsi dire, le cartilage qui l'enveloppe. Au terme de la grossesse, tous les os du carpe et ceux du tarse, à l'exception du calcaneum et de l'astragale, sont encore entièrement cartilagineux.

Il est des os composés, c'est-à-dire formés par la réunion d'os larges et d'os courts; tels sont les os innominés, les vertèbres, etc. Dans le développement de ces os, la nature suit la même marche que dans celui des os dont ils sont composés. Dans la partie large, l'ossification commence au centre; de-là les fibres osseuses s'étendent en manière de rayons vers la circonférence, la portion courte a un noyau d'ossification, qui s'étend aux dépens du cartilage dont il est environné. A la fin de la grossesse, les différentes portions des os composés sont séparées par des lames cartilagineuses intermédiaires.

Après la naissance, les os éprouvent des

changemens considérables : il se développe au centre des cartilages qui forment les extrémités des os longs , de nouveaux points d'ossification qui constituent les épiphyses. Ces germes osseux s'étendent aux dépens du cartilage qui les enveloppe. Cependant le premier point d'ossification , ou le corps de l'os s'accroît et absorbe une partie des cartilages qui le séparent des épiphyses. Ces cartilages forment des espèces de cloisons, dont l'épaisseur diminue de plus en plus; d'un côté, parce que les noyaux osseux augmentent continuellement; de l'autre , parce que le corps de l'os continue son ossification. Enfin les cloisons cartilagineuses disparoissent; alors le corps de l'os confond sa substance avec celle des épiphyses , et il ne reste plus aucune trace de la séparation de ces parties. Cette marche est la même pour tous les os longs, à quelques différences près , dont nous parlerons en traitant des os en particulier. L'âge auquel la soudure du corps de l'os avec les épiphyses a lieu, par l'ossification de la cloison cartilagineuse qui les sépare , varie suivant les sujets. En général, cette soudure est complette à l'âge de vingt ans.

Pendant que ces changemens se passent dans les os longs , les os larges en éprouvent qui ne sont pas moins remarquables. Ces os s'étendent aux dépens des portions membraneuses qui les séparent : leur épaisseur et leur dureté augmentent, et ils se divisent en deux lames , dont la séparation est remplie par le diploé. Bientôt ils se touchent par leurs bords ; et comme alors deux os opposés ne peuvent prendre de l'accroissement sans se faire résistance l'un l'autre , les fibres de l'os qui est à droite s'entrelacent dans celles de l'os qui est à gauche, comme les doigts s'entrelacent quand on joint les mains. C'est ainsi que les sutures se forment ; d'abord, elles ont peu de profondeur, et elles sont aussi apparentes à l'intérieur qu'à l'extérieur du crâne ; mais, par la suite, les éminences et les enfoncemens qui les constituent acquièrent de l'étendue, et les sutures deviennent plus marquées. Avec l'âge, elles s'effacent, et tous les os du crâne se soudent. Elles disparoissent plutôt à l'intérieur qu'à l'extérieur, parce que les deux tables du crâne croissant avec une force égale, et l'interne ayant moins d'étendue que l'externe, les os agissent plus fortement les uns contre les autres à l'intérieur qu'à l'extérieur.

Peu de temps après la naissance il se développe un point d'ossification au centre des os courts, qui étoient encore cartilagineux lorsque l'enfant est venu au monde. Ce germe osseux croît aux dépens de l'écorce cartilagineuse qui l'enveloppe : le cartilage est envahi par l'ossification, et il ne reste que les couches articulaires.

Les différentes portions des os composés croissent chacune à sa manière. Les cartilages qui les séparent diminuent peu à peu : ils disparoissent enfin, et ces portions osseuses se soudent au point, qu'on n'apperçoit, par la suite, aucune trace de leur ancienne séparation.

La manière dont l'ossification procède, suivant la forme des os et les phénomènes qui en résultent, sont des points sur lesquels tous les Anatomistes s'accordent. Il n'en est pas de même du mécanisme, du développement et de l'accroissement des os , sur lequel les Anatomistes et les Physiciens sont encore d'opinion différente.

L'opinion la plus ancienne sur la formation des os , est qu'ils doivent leur origine et leur accroissement à un suc gélatineux qui prend successivement différens degrés de consistance, depuis la fluidité jusqu'à l'ossification la plus complette.

Duhamel, peu satisfait de ces idées et des preuves sur lesquelles on les appuyoit, a fait de ce point de la physique animale l'objet de ses recherches et de ses méditations. De nombreuses expériences tentées sur les animaux vivans, l'ont conduit à penser :

Que la première origine des os n'est point due à un suc épanché et épaissi , mais à une membrane ou un cartilage très-abreuvé , qui paroît inorganique , quoique très - organisé. Cette substance, en prenant dans plusieurs os de la consistance , se présente sous la forme d'un vrai cartilage dont la structure n'est point apparente, mais que *Duhamel* soupçonne être cellulaire. Quoi qu'il en soit , tant que ce cartilage subsiste , il s'étend dans toutes ses dimensions , comme toutes les parties molles des animaux , et dans ce temps , les os croissent par intussusception. En suivant les progrès de l'ossification , on trouve bientôt des germes osseux en différens endroits , comme au centre des os larges , et à la partie moyenne des os longs. *Duhamel* a soupçonné que cet endurcissement dépendoit de l'épaississement de la lymphe et du dépôt d'un tartre osseux dans le tissu cellulaire. L'endurcissement fait du progrès ; il s'étend dans les os longs vers les extrémités : néanmoins la partie d'os endurcie n'est encore qu'une masse formée de molécules terreuses, retenues par une substance cartilagineuse. Dans cet état, l'os continue à s'étendre dans toutes ses dimensions, avec cette restriction, qu'il s'étend moins dans les parties du même os où il y a beaucoup de substance terreuse, que dans celles où la substance cartilagineuse abonde, et l'extension cesse dans les parties d'os qui sont parvenues à leur parfaite solidification. Mais comme les extrémités des os ne s'endurcissent parfaitement que long-temps après l'endurcissement de la partie moyenne, ces extrémités conservent plus long-temps la propriété de s'étendre : il arrive un moment où l'extension cessant presqu'entièrement dans toute la longueur de l'os, elle ne se fait plus qu'à la partie qui est entre l'épiphyse et l'os, où la mollesse et l'extensibilité subsistent long-temps.

A l'égard de la crue des os longs en grosseur, *Duhamel* pense qu'elle dépend de deux causes, de l'augmentation du diamètre du canal médullaire, et de l'épaississement des parois de ce canal. L'augmentation du diamètre du canal provient de l'extension des couches osseuses par l'interposition du suc nourricier et de la matière terreuse. Quant à l'augmentation d'épaisseur des parois, elle se fait par l'addition des couches osseuses qui s'ajoutent aux couches précédemment formées, et les recouvrent. Ces couches se forment entre l'os et le périoste, et elles émanent de cette membrane, dont les lames les plus internes s'ossifient successivement. *Duhamel* trouve une analogie parfaite entre la formation du bois et celle des os. Dans cette

idée,

idée, il compare le corps ligneux aux os. Il est revêtu de l'écorce comme ils le sont du périoste ; des lames minces semblent se détacher de l'écorce pour fournir à l'accroissement et à la réparation du corps ligneux : delà ces couches annuelles et concentriques qu'on remarque sur la surface horizontale du tronc. Des lames minces semblent aussi se détacher du périoste pour fournir à l'accroissement et à la réparation de l'os ; mais comme toute l'écorce n'est pas propre à produire le bois, de même tout le périoste n'est pas propre à produire l'os. Ce sont les lames les plus intérieures de l'écorce qui contiennent les élémens du bois ; ce sont aussi les lames les plus intérieures du périoste qui contiennent les élémens de l'os. L'écorce ne se convertit pas proprement en bois ; de même encore le périoste ne se convertit pas proprement en os. Mais les lames intérieures de cette membrane ont une organisation et des qualités d'où résultent l'ossification et ses effets divers.

En admettant que les couches osseuses sont formées par le périoste, *Duhamel* ne prétend pas que toutes les lames de cette membrane sont également propres à les produire, et qu'elle ne contient pas des lames qui doivent toujours rester périoste ; quoiqu'il ne répugne point de croire que le périoste tout entier puisse s'ossifier, comme il arrive qu'une artère, la plèvre, la dure-mère, etc. s'ossifient. Nous ne suivrons pas plus loin le système de *Duhamel* sur la formation des os. La courte exposition que nous venons d'en faire suffit pour montrer combien il diffère de celui dans lequel on attribue la formation des os, à l'épaississement et à l'endurcissement du suc osseux.

Le sentiment de *Duhamel* ne fut pas adopté universellement ; et plusieurs auteurs, après un examen attentif, s'en tinrent encore au suc osseux. Le célèbre *Haller* qui a suivi de si près la formation des os dans le poulet, après avoir combattu le sentiment de *Duhamel* dans ses mémoires sur les os, a expliqué l'ossification de la manière qui suit.

L'état primordial de l'os est une glu qui probablement en contient tous les rudimens, et dans laquelle il se distribue des artères, comme il doit s'en distribuer dans l'os parfait. Mais ces artères sont sans couleur, et leurs parois excessivement minces et transparentes paroissent confondues avec les fluides qu'elles contiennent. La glu passe à l'état de cartilage. Ce passage est prompt et facile ; il ne faut qu'un degré de consistance de plus. Le cartilage devient os ; mais du cartilage à l'os la marche est plus longue et plus obscure ; il faut développer des fibres, des lames, des alvéoles, des vaisseaux, de la moëlle, et douer le cartilage de toutes ces parties qu'il n'avoit point.

Après avoir passé en revue toutes les causes qui peuvent produire ces effets, *Haller* ne trouve que les artères capables d'effectuer dans le cartilage le changement qui le transforme en os. La nature osseuse se déclare par l'opacité ; on apperçoit des fibres longitudinales, et bientôt après le sang commence à s'annoncer par la couleur jaune qui s'introduit dans le cartilage ; puis la rougeur se montre, et les premières ébauches des artères paroissent sous la

forme de deux taches. Tous ces effets sont la
suite du développement des artères dans lesquelles les globules rouges trouvent un accès
qu'ils n'avoient pas. Les noyaux osseux qui
naissent aux extrémités des os longs, sont une
nouvelle preuve de l'influence des artères sur
l'ossification. Les cartilages des épiphyses conservent leur simplicité jusqu'au moment où
un vaisseau rouge s'y fait jour ; mais aussitôt
après, un os s'y développe.

L'ossification, les sillons, les lignes saillantes et la couleur jaune ou rouge de l'os
s'étendent bientôt sur le cartilage, en même
temps et inséparablement. Tous ces effets
dépendent des artères des os, que la force
du cœur dilate, comme elle dilate celles
du foie et des autres viscères. Elle les
dilate seulement plus tard, parce qu'apparem-
ment les artères des os sont plus dures, et
qu'elles résistent mieux à l'impression du cœur.
Mais à la fin le sang y entre ; il alonge les artères à chaque pulsation. Les artères s'étendent dans le cartilage, leurs battemens endurcissent les intervalles par lesquels elles sont
séparées, et leur diamètre augmenté, s'ouvre
à des humeurs plus grossières, et sur-tout à
la matière terreuse qui vient ajouter la dureté
et la fragilité aux qualités du cartilage. Cette
terre est amenée par le sang dans la portion
de l'os qu'il pénètre, et elle est déposée appa-
remment dans les intervalles celluaires des
fibres originales des os, comme l'est la poussière de la garance dans les expériences que
tout le monde connoît. L'extension de l'os et
la diminution du cartilage qui semble fuir
devant les artères, paroissent être l'effet du

battement de ces vaisseaux : les lames elles-mêmes paroissent naître par le même mécanisme. L'extension des artères rendue difficile par la résistance du cartilage, augmente la pression latérale ; elles grossissent, et leur dilatation force les lames osseuses à céder, à s'éloigner de la surface extérieure de l'os, et à s'approcher de la cavité médullaire. Les deux causes dont nous venons de parler produisent, par leur concours, la partie alvéolaire de l'os.

L'ossification procède de même dans les épiphyses ; les vaisseaux s'ouvrent au sang, ils deviennent rouges, et bientôt l'épiphyse va souffrir les mêmes changemens qui ont produit l'ossification dans le corps de l'os. Elle devient fibreuse, laminée, alvéolaire ; elle s'endurcit, et il n'en reste qu'une croûte cartilagineuse qui revêt l'extrémité mobile de l'os. Si tous les cartilages ne deviennent pas osseux, cela dépend en grande partie de la petitesse de leurs vaisseaux, toujours trop fins pour admettre le suc osseux et les particules terreuses.

Voilà un abrégé très-succinct du sentiment de *Haller* sur l'ostéogénie, par lequel on voit qu'il déduit la formation des os et leur accroissement de la seule cause dont dépend la formation et l'accroissement de toutes les parties du corps de l'animal, c'est-à-dire l'impulsion du cœur qui agit dans les artères. Mais *Haller* ne propose ces idées que comme des conjectures qu'il soumet à l'examen et à la critique des connoisseurs, pour être confirmées ou rejetées.

Dans une question aussi difficile, controversée entre deux célèbres Physiciens, qui appuient leur sentiment par des faits et des observations, il est difficile de prendre un parti; il n'appartient qu'à l'expérience de terminer ce procès.

Mais quelque opinion qu'on adopte sur la formation des os, il demeurera toujours vrai, 1.º qu'ils ne parviennent à leur état de perfection que par un développement successif; que leurs parties essentielles se montrent d'abord sous l'apparence trompeuse d'une gelée ou d'un mucilage qui s'épaissit par degrés, et devient peu-à-peu membrane, cartilage, os; 2.º que l'endurcissement des os est dû à une matière terreuse que les artères déposent dans le parenchyme cartilagineux. Cette dernière vérité est devenue incontèstable par les expériences de *Hérissant*; car aussitôt qu'on met un os dans l'acide nitrique affoibli avec de l'eau, il s'y fait une décomposition; l'acide s'empare de la terre qui procuroit à l'os sa solidité, et la substance cartilagineuse reparoît dans l'état de mollesse qui lui est propre. Si l'on précipite la terre dont s'est chargé l'acide par un alkali avec lequel il aît plus d'affinité, qu'on lave la terre de l'os précipitée, et qu'après l'avoir séché, on ajoute à ce poids celui de son cartilage sec, on retrouve le même poids qu'avoit l'os avant qu'il eût été soumis à cette épreuve. On a été long-temps incertain sur la nature de la terre à laquelle les os doivent leur solidité; mais on sait aujourd'hui, à ne pouvoir en douter, que c'est une terre calcaire, et que cette terre est dans un état de combinaison avec l'acide phosphorique, qui en forme un véritable phosphate-calcaire.

Les os prennent en se développant une forme qui est constamment la même dans tous les sujets. Cela tient sans doute en grande partie à la disposition primordiale de leurs parties essentielles. Mais il est d'autres causes qui contribuent à déterminer la figure des os. La résistance que les parties molles opposent à l'abord des sucs nourriciers, produit sur la surface des os, des enfoncemens proportionnés au volume de ces parties. Mais de toutes les parties molles, celles qui ont le plus d'influence sur la forme des os, sont les muscles. Dans le fœtus, la plupart des os longs sont ronds et sans éminences : dans l'adulte, ces os ont une figure triangulaire, et sont remplis d'aspérités : ce qui dépend des muscles qui les environnent ou qui s'y attachent.

Les muscles agissent de deux manières sur les os pour en changer la forme. La pression qu'ils exercent, sur-tout lors de leur contraction, creuse des enfoncemens : le tiraillement qu'ils produisent sur les endroits où s'attachent les tendons et les aponévroses, donne lieu aux éminences et aux aspérités. Delà, la surface plus raboteuse des os de l'homme, sur-tout lorsqu'il mène une vie laborieuse. La fréquence des mouvemens et la force des muscles qui les produisent, contribuent à la courbure des os. C'est à ces causes qu'est due en grande partie la courbure du fémur en arrière, celle de l'extrémité inférieure de l'humérus en avant, etc. etc.

DE LA CONNEXION DES OS.

LA connexion des os comprend deux choses ;
savoir, l'articulation et la symphyse.

Des articulations.

On entend par articulation, l'assemblage de
deux ou d'un plus grand nombre d'os qui se
touchent ou se correspondent par des surfaces dont la configuration est réciproque.

On divise les articulations, par rapport à la
mobilité ou à l'immobilité des os ; en diarthrose
et en synarthrose. La diarthrose est l'articulation mobile, et la synarthrose est l'articulation immobile.

Nous distinguons la diarthrose, en diarthrose
de contiguité, et en diarthrose de continuité.
Dans la diarthrose de contiguité, les os se touchent par des surfaces enduites d'une couche
cartilagineuse qui est perpétuellement mouillée
par la synovie. Dans la diarthrose de continuité, les os ne se touchent point immédiatement : il y a entr'eux une substance ligamenteuse dont la flexibilité leur permet de se
mouvoir.

La diarthrose de contiguité se divise en orbiculaire, ou vague, et en alternative, ou
ginglyme.

La diarthrose orbiculaire est celle qui permet des mouvemens dans toutes les directions ; on la subdivise en enarthrose et en
arthrodie.

L'enarthrose est formée par la réception
D 4

d'une éminence arrondie dans une cavité ; l'arthrodie est formée par le contact de surfaces planes ou presque planes ; c'est pourquoi on l'a appellée aussi planiforme.

La diarthrose alternative, ou le ginglyme, est celle dans laquelle les os ne se meuvent qu'en deux sens opposés.

On divise le ginglyme en angulaire et en latéral. Le ginglyme angulaire a été ainsi nommé, parce que les os se touchant par leurs extrémités, forment un angle dans les mouvemens. On le divise en parfait et en imparfait. Le ginglyme angulaire est parfait, lorsque les os sont configurés de manière qu'ils se reçoivent mutuellement ; il est imparfait, lorsqu'il n'y a qu'un des deux os de reçu.

Le ginglyme latéral est celui dans lequel les os, placés l'un à côté de l'autre, se touchent par leurs parties correspondantes, et exécutent des mouvemens de rotation semblables à ceux d'une porte sur ses gonds. On le divise en simple et en double. Dans le ginglyme latéral simple, les os ne se touchent que par un endroit : dans le ginglyme latéral double, ils se touchent par deux endroits différens.

L'espèce d'articulation que nous appellons diarthrose de continuité, est celle dans laquelle les os ne se touchent pas immédiatement, quoique leurs surfaces aient une configuration réciproque. Dans cette articulation, les os sont unis par une substance ligamenteuse flexible, qui leur permet de petits mouvemens, en même temps qu'elle les attache très-fortement : telles sont les articulations du corps des vertèbres, et celle du sacrum avec le coccix. Cette articulation est nommée communément amphirthrose, ou mixte.

La synarthrose est l'articulation qui ne permet point de mouvement ; on en reconnoît de deux espèces, la suture et la gomphose. Dans la suture, les os sont engrenés les uns dans les autres, au moyen de petites éminences et de petits enfoncemens, en manière de ténons et de mortaises.

On divise la suture en profonde ou vraie, en superficielle ou fausse, qui porte aussi le nom d'harmonie, et en écailleuse ou squammeuse. Dans la suture profonde, les éminences et les enfoncemens sont très-marqués ; dans la suture superficielle, les éminences et les enfoncemens sont peu marqués, de sorte qu'on croiroit que l'articulation des os a lieu par la simple apposition de leurs surfaces. Dans la suture écailleuse, les os sont coupés en biseau aux dépens de leurs faces opposées ; ils se recouvrent mutuellement, à peu près comme les écailles bivalves.

La gomphose est l'espèce de synarthrose dans laquelle un os est reçu dans un autre, comme une cheville dans un trou. On ne la trouve que dans l'articulation des dents avec les mâchoires.

La diathrose permet des mouvemens différens, suivant chaque espèce de cette articulation.

La diarthrose orbiculaire exécute des mouvemens directs, des mouvemens circulaires et des mouvemens de rotation. Les mouvemens directs portent des noms différens, suivant le plan du corps vers lequel les os se dirigent. On les appelle mouvemens d'éléva-

tion, d'abaissement, d'abduction, d'adduction, suivant que la partie s'approche du plan
supérieur, de l'inférieur, du plan latéral ou
du mitoyen. Lorsque le membre se plie et qu'il
forme un angle, le mouvement s'appelle flexion;
il porte le nom d'extension, lorsque le membre
se redresse.

Les mouvemens circulaires s'appellent aussi
mouvemens en fronde. Dans ces mouvemens,
l'os se meut en rond comme autour d'un axe;
de sorte que le membre décrit des cônes dont
le sommet est dans l'articulation même, et la
base à l'extrémité opposée du membre. Les
mouvemens de rotation font tourner toutes
les parties de l'os autour de son axe, comme
une roue tourne sur son essieu. Le mouvement
s'appelle rotation en dedans, lorsque l'os
tourne de dehors en dedans, et rotation en
dehors, lorsqu'il tourne de dedans en dehors.
L'arthrodie ou la diarthrose planiforme ne permet que des mouvemens de glissement.

Les mouvemens qu'exécute le ginglyme angulaire sont bornés en général à la flexion et
à l'extension. Le ginglyme latéral ne permet
d'autres mouvemens que ceux de rotation. Il
est à remarquer que dans chaque articulation
mobile, les mouvemens varient beaucoup à
raison de leur étendue et de leur mécanisme,
comme on le verra dans l'exposition de chaque
articulation en particulier.

Des Cartilages articulaires.

Dans la diarthrose de contiguité, les surfaces articulaires des os sont recouvertes par
une substance blanche, dure, élastique, qu'on
appelle cartilage articulaire. Ces cartilages res-

semblent assez bien à une couche de cire dont
on auroit enduit les éminences et les cavités
articulaires des os. On peut distinguer à chaque cartilage articulaire, deux faces et une circonférence. Des faces, l'une est libre, très-
lisse et humectée continuellement par la synovie; l'autre adhère à l'os d'une manière si
intime, qu'il ne faut pas moins qu'une forte
ébullition, ou une très-longue macération pour
l'en séparer. La circonférence se continue avec
la lame interne du ligament capsulaire.

L'épaisseur des cartilages articulaires varie
beaucoup suivant les os. En général, ceux qui
recouvrent les éminences arrondies ou têtes
des os, sont plus épais à leur partie moyenne
qu'à leur circonférence, pendant que ceux qui
recouvrent les cavités articulaires sont plus
minces à leur partie moyenne qu'à leur circonférence. Les cartilages articulaires sont
beaucoup moins durs que les os, et on les
coupe très-facilement, sur-tout dans les
enfans : leur couleur est blanche et un peu
diaphane. Lorsque ces cartilages ont été ra-
mollis par l'ébullition, ils cèdent facilement
au toucher; mais ils se rétablissent d'eux-
mêmes, dès que la pression vient à cesser.
Ils sont composés de fibres placées les unes à
côté des autres, et à peu près parallèles. Ces
fibres s'élèvent de la surface de l'os, et se terminent à la surface externe du cartilage. Lorsqu'on coupe un cartilage articulaire perpendiculairement à sa largeur, et qu'on examine
le bord de la section avec une bonne loupe,
il paroît comme le bord d'une pièce de velours.
On voit que les fibres cartilagineuses sortent
de l'os, comme les poils de cette étoffe par-

tent de la chaîne. Ces fibres perpendiculaires forment la plus grande partie de la lame cartilagineuse ; il y a aussi sans doute des fibres tranversales , qui les unissent et qui forment du tout un corps solide, mais ces fibres ne sont pas faciles à démontrer à cause de leur finesse. Les cartilages articulaires paroissent recouverts par une membrane très-mince, qui est la continuation de la lame interne du ligament capsulaire. Cette membrane est très-apparente sur la partie de l'os comprise entre l'attache de la capsule et le bord du cartilage ; mais elle est si adhérente à la surface du cartilage qu'on ne peut point la séparer. Leurs vaisseaux sanguins sont si petits, qu'il est impossible de les suivre dans leur épaisseur. Ces vaisseaux viennent d'un réseau vasculeux qui entoure la partie de l'os comprise entre l'attache du ligament capsulaire, et le bord du cartilage vers lequel ils s'avancent : ils s'enfoncent entre l'os et le cartilage, dans l'épaisseur duquel ils envoient sans doute un grand nombre de ramifications. On n'a point encore découvert de nerfs dans les cartilages articulaires ; mais il est probable qu'ils en recoivent comme toutes les parties du corps. La preuve en est dans la vive sensibilité que certaines maladies donnent aux cartilages. D'ailleurs, les vaisseaux sanguins sont toujours animés par des nerfs ; et quoique les cartilages ne contiennent pas de liqueurs colorées , il s'y fait une circulation parfaitement analogue à celle qui a lieu dans les plus gros troncs artériels et veineux.

Les usages des cartilages articulaires ne sont point équivoques. Par leur surface douce , glissante et polie, ils se meuvent l'un sur l'autre avec une grande facilité, et sans beaucoup de frottement; par leur élasticité, la violence du choc qui peut arriver en courant, en sautant, etc. se trouve amortie ou répandue d'une manière insensible.

De la Synovie.

La synovie est une humeur visqueuse, presque semblable à un mucilage liquide, qui lubréfie la surface des articulations diarthrodiales contigües. La quantité de synovie que contient chaque articulation, est proportionnée à l'étendue des surfaces articulaires et à celle du ligament capsulaire. Cette liqueur ressemble assez bien pour la consistance, la couleur et la viscosité, à du blanc d'œufs, ou à de l'eau dans laquelle on auroit fait dissoudre de la gomme arabique, en y ajoutant quelques gouttes d'une huile très-fine. La sécrétion de la synovie est attribuée à des glandes qu'on a appellées synoviales : mais l'examen le plus attentif de ce qu'on appelle glandes synoviales, n'y démontre rien de glanduleux. Ce sont des paquets ou des flocons celluleux et graisseux, qui, placés à l'extérieur de la capsule à laquelle ils sont intimement unis, la poussent dans l'articulation, où ils font une saillie plus ou moins grande. Ces paquets graisseux varient beaucoup, par rapport à leur situation, à leur grandeur, à leur couleur et à leur fermeté, suivant les différentes articulations. Ils reçoivent une grande quantité d'artères sanguines, qui se terminent à leur surface en vaisseaux exhalans.

Les paquets celluleux et graisseux dont nous

venons de parler, ne sont point les seules parties qui laissent suinter la synovie dans les
articulations : cette humeur vient aussi de la
face interne du ligament capsulaire, et de la
surface des cartilages articulaires. La synovie
a pour usage de lubréfier les surfaces articulaires, et de rendre leurs frottemens plus doux
et plus faciles. La partie de cette humeur qui
n'est point consommée par les frottemens, est
reprise par les veines absorbantes.

De la Symphyse.

La symphyse est l'union des os. Dans la plupart des articulations synarthrodiales, l'union
des os dépend principalement de la disposition
particulière de leurs éminences et de leurs enfoncemens ; mais dans les autres articulations,
les os sont unis par des substances étrangères,
comme des cartilages, des ligamens, des membranes ou des muscles ; ce qui produit quatre
espèces de symphyses ; savoir, la symphyse
cartilagineuse ou *sychondrose*, la symphyse
ligamenteuse ou *synévrose*, la symphyse charnue ou *syssarcose*, et la symphyse membraneuse ou *menyngose*.

La symphyse cartilagineuse n'a lieu qu'à
l'égard de certains os du crâne ; tels que l'occipital et le sphénoïde, qui sont unis entr'eux
par une substance cartilagineuse. On ne peut
pas regarder comme une symphyse purement
cartilagineuse, l'union des corps, des vertèbres entr'eux, celle du sacrum avec les os
innominés, ni celle des os innominés entre
eux. Les cartilages de symphyse n'étant qu'un
reste de ceux dans lesquels les os se déve-

loppent, ils sont d'autant plus épais que l'ossification est moins avancée.

La symphyse ligamenteuse a lieu dans toutes
les articulations mobiles, et même dans quelques articulations immobiles, comme celles du
sacrum avec les os innominés, etc.

La symphyse charnue ou musculeuse, n'a pas
seulement lieu dans l'union de l'omoplate avec
le tronc ; elle existe aussi dans toutes les articulations mobiles, dont la fermeté dépend,
sans contredit, bien plus de la contraction des
muscles qui les environnent, que de la force
des ligamens.

La symphyse membraneuse n'a lieu que dans
quelques synarthroses, comme l'articulation
des dents avec le bord alvéolaire, celle de l'os
unguis avec les os qui l'entourent, etc.

Des Ligamens.

Les ligamens sont des substances blanches,
serrées, fibreuses, dont l'usage principal est
d'unir les os. Ils diffèrent entr'eux par rapport à la situation, à la grandeur, à la figure,
à la direction, à la structure et aux usages.

Par rapport à la situation, on distingue les
ligamens en ceux qui sont situés dans les articulations, et en ceux qui sont placés hors des
articulations. Parmi les ligamens qui se trouvent dans les articulations, les uns sont situés
entre les surfaces articulaires, et portent le
nom d'inter-articulaires ; les autres s'attachent
aux deux os qui forment l'articulation, et
tirent leur dénomination de leur figure, de
leur direction, etc. Quant aux ligamens situés
à l'extérieur des articulations, les uns les environnent entièrement et portent le nom de

capsules ; les autres sont bornés à un point de l'articulation, et portent le nom d'internes, d'externes, d'antérieurs, etc. suivant qu'ils sont placés vers le plan mitoyen, le latéral, l'antérieur, etc.

Les ligamens capsulaires ont une disposition qui est commune à tous : ils présentent deux faces et deux bords. Des faces, l'une est externe et l'autre est interne. Celle-ci est unie aux parties environnantes ; celle-là est lisse, contiguë et humectée par la synovie. Les bords s'attachent autour des faces articulaires. Il est à remarquer que la lame interne des ligamens capsulaires se réfléchit sur la partie des os comprise entre les attaches des ligamens, et le bord des cartilages articulaires avec lequel cette lame se continue.

Par rapport à la grandeur, on distingue les ligamens en grands, moyens et petits.

Par rapport à la figure, il y en a de larges, de longs, de quarrés, de triangulaires, etc. On les divise en faces, bords et extrémités, et l'on donne à ces régions des noms tirés des plans du corps, vers lesquels elles sont tournées.

Par rapport à la direction, on distingue les ligamens en droits, courbes, perpendiculaires, transverses, obliques, croisés, etc.

Par rapport à la structure, on distingue deux espèces de ligamens ; savoir, les ligamens purement celluleux, et les ligamens fibreux. Les ligamens celluleux sont composés de lames du tissu cellulaire, appliquées les unes aux autres, lorsqu'ils n'ont d'autre usage que de retenir la synovie et d'en prévenir l'effusion dans les parties environnantes ; mais lorsqu'ils ont le double usage de contenir la synovie et
d'attacher

d'attacher fortement les os, ils sont fortifiés extérieurement par une quantité plus ou moins grande de fibres qui affectent des directions très-variées.

Les ligamens fibreux sont composés de fibres placées les unes à côté des autres, et unies par du tissu cellulaire plus ou moins serré. Souvent ces fibres sont réunies en paquets ou faisceaux qui sont séparés par du tissu cellulaire graisseux. Les ligamens fibreux ont pour usage d'attacher fortement les os ensemble, et de mettre de justes bornes à leurs mouvemens.

Outre les ligamens qui ont un rapport direct aux articulations, on en trouve quelques-uns qui multiplient les surfaces auxquelles les parties molles s'attachent, comme le ligament inter-osseux de l'avant-bras; et d'autres qui tiennent la place d'une partie osseuse, et par là diminuent la pesanteur, comme le ligament obturateur, celui qui ferme l'échancrure du bord supérieur de l'omoplate, etc.

DES USAGES DES OS.

Les os forment la charpente du corps humain, dont ils déterminent la grandeur, la figure et l'attitude. Ils servent de soutien et d'appui à toutes les parties molles : ils forment des cavités qui contiennent les viscères, et les mettent à l'abri des injures extérieures. Leur assemblage est une machine composée de colonnes, d'arc-boutans, de coins, de leviers de toutes les espèces, de poulies, etc. La disposition particulière des substances compacte, spongieuse et réticulaire, les rend bien plus propres à s'acquitter de leurs fonctions : la substance compacte donne à la partie moyenne des os longs , toute la solidité dont elle a besoin pour soutenir les efforts auxquels elle est exposée ; la substance spongieuse augmente le volume des extrémités des os longs , et celui des os courts, sans ajouter à leur masse ; enfin la substance réticulaire soutient la moëlle et en prévient l'affaissement.

Les articulations mobiles se prêtent aux changemens de situation, d'attitude et de direction du corps et de ses parties. Les articulations immobiles favorisent l'accroissement des os , en entretenant entr'eux pendant long -temps une substance cartilagineuse, etc.

DES OS EN PARTICULIER.

De la Tête.

LA tête est la partie la plus élevée du corps ; elle est située au-dessus de la colonne vertébrale : sa grosseur est différente, suivant les différens âges et les divers sujets. Elle est plus grosse, proportionnellement au reste du corps, dans les enfans que dans les adultes. En général, le volume de la tête peut présenter beaucoup de variétés dans les différens sujets du même âge ; mais, pour l'ordinaire, elles ne sont pas très-remarquables.

La figure de la tête est celle d'un sphéroïde applati supérieurement, antérieurement, inférieurement et latéralement. Cette figure, commune à tous les hommes, varie singulièrement, suivant les sujets, et sur-tout suivant les peuples. Il n'est pas douteux qu'on ne puisse changer à volonté la figure de la tête, par une pression forte et continue exercée dans le bas âge : mais on ne peut, par cette pression, en diminuer le volume ; car elle gagne dans un sens ce qu'elle perd dans l'autre.

On divise communément la tête en crâne et en face ; mais cette division est peu commode pour la description de cette partie considérée en général ; c'est pourquoi nous la divisons en face interne et en face externe. La face externe a beaucoup plus d'étendue que l'interne ; car, outre le crâne, elle comprend aussi la face. On distingue à l'extérieur de la tête, trois faces ovales et deux faces triangulaires. Des trois ovales, l'une est supérieure, l'autre inférieure, et la troisième antérieure. Les faces triangulaires comprennent les côtés de la tête.

La face ovale supérieure s'étend d'arrière en avant, depuis la protubérance externe de l'occipital, jusqu'aux bosses coronales ; et transversalement depuis la ligne demi-circulaire d'une tempe, jusqu'à la même ligne du côté opposé. Sa grosse extrémité est située en arrière. A la partie postérieure de cette surface, on remarque la suture lambdoïde qui s'étend de côté et d'autre jusqu'à l'apophyse mastoïde. Cette suture est formée par l'articulation des deux pariétaux avec l'occipital. Du milieu de cette suture il en part une autre qui s'étend jusqu'au coronal ; c'est la suture sagittale ; elle est formée par l'articulation des deux pariétaux. Postérieurement, et sur les côtés de cette suture, on remarque les trous pariétaux ; sur les parties latérales et moyennes de cette même suture, on remarque les bosses pariétales, plus apparentes chez les enfans que dans un âge avancé. L'extrémité antérieure de la suture sagittale tombe perpendiculairement sur une autre suture transversale, formée par l'articulation du coronal avec les pariétaux. Au-dessous de la partie moyenne de cette suture, on remarque une ligne longitudinale, qui est la trace de l'union des deux pièces dont le coronal est formé dans les jeunes sujets. Enfin, sur les parties latérales de cette ligne, on voit deux bosses qu'on nomme frontales.

La face ovale inférieure s'étend d'arrière en avant, depuis la protubérance occipitale externe jusqu'au menton ; et transversalement depuis l'apophyse mastoïde et l'angle de la mâchoire, jusqu'aux mêmes parties du côté opposé. Sa grosse extrémité est située en arrière. Nous la divisons en trois parties, l'une postérieure ou occipitale, une moyenne ou fosse gutturale, et une antérieure ou fosse palatine.

La partie occipitale s'étend depuis la protubérance occipitale jusqu'à une ligne qui iroit d'une apophyse mastoïde à l'autre, en passant devant les condyles de l'occipital.

Sur les côtés de la protubérance occipitale, on apperçoit la ligne courbe supérieure de l'occipital qui donne attache dans son tiers interne au muscle trapèze, et dans ses deux tiers externes, à l'occipito-frontal supérieurement, et au sterno-cleïdo-mastoïdien inférieurement. Au-dessous de cette ligne, on remarque une empreinte musculeuse, dont la moitié interne donne attache au grand complexus, et la moitié externe au splénius de la tête. Plus bas, on apperçoit la ligne courbe inférieure de l'occipital ; au-dessous de cette ligne, on voit des empreintes musculeuses qui donnent attache aux muscles petit et grand droit postérieurs de la tête, et à l'oblique supérieur. Depuis la protubérance externe de l'occipital jusqu'au grand trou de cet os, est une éminence longitudinale qui porte le nom de crête externe de l'occipital. Devant cette crête, on remarque le grand trou occipital qui donne passage à la moëlle de l'épine, aux membranes du cerveau, aux artères vertébrales et aux nerfs accessoires de *Willis.* Sur chaque côté de ce trou et antérieurement, on apperçoit une éminence oblongue d'arrière en avant, et de dehors en dedans, convexe, qui s'appelle condyle de l'occipital. Cette éminence s'articule avec la première vertèbre. Derrière le condyle, on voit une fosse dont le fond est souvent percé par un trou ; c'est la fosse et le trou condyloïdiens postérieurs. Au côté externe du condyle de l'occipital, on remarque une éminence nommée jugulaire, qui donne attache au muscle droit latéral de la tête. Plus en dehors est une suture qui résulte de l'articulation de l'occipital avec le temporal ; et plus en dehors encore, une rainure qui donne attache au ventre postérieur du muscle digastrique. Devant le condyle, on voit un trou qu'on nomme condyloïdien antérieur ; il donne passage à la neuvième paire de nerfs ; son orifice est un peu évasé : ce qui lui a mérité le nom de fosse condyloïdienne antérieure.

La fosse gutturale s'étend depuis la surface occipitale, jusqu'à une ligne qui iroit d'un angle de la mâchoire à l'angle opposé, en passant sur le sommet des apophyses ptérigoïdes. Cette fosse peut être divisée en portion horizontale ou postérieure, et en portion verticale ou antérieure. La portion horizontale présente à sa partie moyenne une surface quadrilatère, qu'on nomme surface basilaire : elle répond à la voûte du pharynx. On y voit postérieurement des inégalités qui donnent attache aux muscles grands et petits droits antérieurs de la tête. Au côté externe de cette surface, on apperçoit une ligne enfoncée qui est formée par l'articulation de l'occipital avec le temporal. A l'extrémité antérieure de cette ligne, on remarque le trou déchiré antérieur qui est formé par la rencontre de l'occipital avec le sphénoïde et la portion pierreuse du temporal. Ce trou est fermé dans les os frais par une substance cartilagineuse. A l'extrémité postérieure de la ligne dont il vient d'être parlé, se trouve la fosse jugulaire, dont le fond est percé d'un trou qu'on nomme déchiré postérieur. Ce trou est formé par la réunion de l'occipital avec le temporal. Il est partagé en deux parties, par une languette osseuse qui quelquefois appartient à l'occipital, et d'autres fois au temporal. La partie antérieure est plus petite que la postérieure; elle donne passage à la huitième paire de nerfs et à son accessoire. La postérieure donne passage à la veine jugulaire interne. Le trou déchiré postérieur droit est ordinairement plus grand que le gauche.

Au côté externe de la fosse jugulaire, et plus en arrière, on voit un trou nommé stylo-mastoïdien, qui donne passage à la portion dure de la septième paire de nerfs. Devant ce trou est une apophyse longue et mince, appellée styloïde, qui donne attache aux muscles stylo-hyoïdien, stylo-pharyngien et styloglosse, et aux ligamens stylo-hyoïdien et stylomaxillaire. La base de cette apophyse est entourée, sur-tout en dehors, par une lame qu'on nomme son chaton ou sa crête vaginale. Devant cette apophyse, et plus en dedans, on remarque le trou carotidien qui donne passage à l'artère carotide interne, et à deux filets de nerfs. Devant ce trou est une surface inégale qui donne attache au muscle péri staphylin interne et au muscle interne du marteau. Au côté externe de cette surface, on voit un trou évasé et comme déchiré qui forme l'orifice de la trompe d'eustache.

La portion verticale ou antérieure de la fosse gutturale offre à sa partie moyenne le bord postérieur de la cloison des fosses nasales, et sur les côtés, l'ouverture postérieure de ces fosses. Cette ouverture a plus d'étendue de haut en bas, que de dehors en dedans. On remarque à sa partie supérieure l'orifice postérieur d'un petit conduit, appellé ptérigopalatin, par lequel passent le nerf et les vaisseaux du même nom. Au côté externe de cette ouverture, on voit une fosse longitudinale nommée ptérigoïdienne, dans laquelle s'attache le muscle ptérigoïdien interne : des deux bords de cette fosse, l'interne se porte un peu moins en arrière que l'externe ; il se termine inférieurement par un crochet sur lequel se contourne le muscle péri staphylin externe. Au-dessus de ce bord on remarque un petit enfoncement scaphoïde, qui donne attache à ce muscle, et plus haut l'orifice postérieur du conduit vidien ou ptérigoïdien, par lequel passent le nerf vidien et les vaisseaux du même nom.

La fosse palatine se divise en paroi et en voûte. La paroi est formée par les arcades dentaires, le corps et les branches de la mâchoire inférieure. A la partie moyenne et antérieure de cette paroi, on remarque une ligne longitudinale qui est la trace de la soudure des deux pièces dont la mâchoire inférieure est composée dans l'enfance. Vers la partie infé-

rieure de cette ligne on voit une petite éminence appellée apophyse géni, à laquelle s'attachent les muscles génio-glosses et les génio-
hyoïdiens. Sur les côtés de cette apophyse est
un enfoncement qui loge la glande sublinguale.
Plus bas, on voit une fossette inégale qui donne
attache au ventre antérieur du muscle digastrique : plus latéralement une ligne qui monte
obliquement en arrière, on la nomme myloïdienne, ou ligne oblique interne de la mâchoire : elle donne attache au muscle mylo-
hyoïdien et au mylo-pharyngien. Au-dessous
de cette ligne on remarque un enfoncement
large et profond qui loge la glande maxillaire ;
et dans cet enfoncement un petit sillon qui contient un nerf, une artère et une veine. A l'extrémité postérieure de ce sillon, on voit un grand
trou dont la circonférence est irrégulière ;
c'est l'orifice postérieur du canal dentaire ou
maxillaire inférieur par lequel passent les vaisseaux et le nerf du même nom. Plus bas l'on
apperçoit une surface inégale qui donne attache
au muscle ptérigoïdien interne.

La voûte palatine est partagée en deux par
une suture qui résulte de l'articulation des os
maxillaire et palatin, d'un côté avec leurs semblables du côté opposé. L'extrémité antérieure
de cette suture présente l'orifice inférieur du
conduit palatin antérieur. Ce conduit est
simple inférieurement, mais il a deux orifices
supérieurement, un dans chaque fosse nasale.
A la partie postérieure et latérale de cette voûte
est le trou palatin postérieur qui donne passage
au nerf et aux vaisseaux palatins supérieurs.
Devant ce trou, on remarque un sillon qui
loge les vaisseaux et le nerf palatin. Derrière

le trou palatin postérieur, on voit un ou deux petits trous qui communiquent avec le canal palatin postérieur ; enfin , au côté interne du canal palatin postérieur, une petite crête transversale qui donne attache à l'aponévrose du muscle péri staphylin externe ou contourné du voile du palais. La surface de la voûte palatine présente des inégalités qui donnent attache à la membrane du palais.

La face ovale antérieure est la face proprement dite. Elle s'étend depuis les bosses frontales jusqu'au menton, et depuis la pommette et la ligne oblique externe de la mâchoire inférieure, jusqu'aux mêmes parties du côté opposé. La partie supérieure de cette face forme le front ; elle est convexe. On voit à sa partie moyenne une ligne longitudinale plus ou moins saillante qui est la trace de l'union des deux pièces dont le coronal est formé dans les enfans. Sur les côtés de cette ligne on remarque une bosse appellée frontale ou coronale. Au bas de cette même ligne, on apperçoit une autre bosse appellée nasale , et à côté de cette bosse une élévation qu'on nomme arcade sourcilière. La partie interne de cette arcade, plus saillante que l'externe, donne attache au muscle sourcilier. Au-dessous de la bosse nasale se présente une éminence qu'on nomme le nez, à la partie supérieure duquel est une suture transversale qui résulte de l'articulation de ses os propres avec le coronal. A la partie moyenne du nez on voit une suture longitudinale qui résulte de l'articulation de ses os propres entr'eux ; sur les côtés de cette suture est un petit trou, et plus en dehors la suture des os propres du nez avec les os maxillaires.

Sur les côtés du nez on remarque deux grandes fosses qu'on nomme orbites ; ces fosses sont situées au-dessous de la base du crâne, au-dessus des sinus maxillaires, au côté externe des fosses nasales, et au côté interne des fosses temporales et zygomatiques. Les fosses orbitaires sont plus grandes, proportionnellement dans les enfans que dans les adultes ; elles ont la forme d'un cône dont la base est tournée en avant et le sommet en arrière. On distingue à chaque orbite quatre faces ou parois, une base et un sommet ; des parois, l'une est supérieure, l'autre inférieure, la troisième est externe, et la quatrième interne.

Elles ont une forme qui approche plus ou moins de celle d'un triangle ; en conséquence, elles présentent chacune trois bords : les parois supérieure et inférieure ont un bord antérieur et deux bords latéraux, l'un interne et l'autre externe ; les parois interne et externe ont un bord antérieur, un bord supérieur et un inférieur.

La paroi supérieure de l'orbite a été aussi nommée voûte de cette cavité ; elle est concave. A sa partie postérieure est le trou optique, oblique d'avant en arrière et de dehors en dedans ; il donne passage au nerf optique et à l'artère du même nom. A la partie antérieure de cette voûte, on voit deux enfoncemens particuliers ; l'un, externe, plus grand, qui loge la glande lacrymale ; et l'autre, externe, plus petit, qui répond au tendon du muscle grand oblique de l'œil, et dont lés côtés donnent attache à la poulie cartilagineuse de ce muscle.

Le bord interne de cette paroi est uni avec le bord supérieur de la paroi interne. On remarque dans le trajet de cette union, deux trous appelés orbitaires internes, distingués en antérieur et en postérieur; le premier donne passage au filet ethmoïdal de la branche nasale du nerf ophthalmique de *Willis*, à une artère et à une veine; le second donne passage à une artère et à une veine seulement. Le bord externe de la paroi supérieure est confondu dans ses deux tiers antérieurs avec le bord supérieur de la paroi externe; dans son tiers postérieur, il est libre et fait partie de la fente sphénoïdale. Le bord antérieur est concave, et fait partie de la base de l'orbite. On remarque vers sa partie interne un trou ou une échancrure qui est couverte, dans l'état frais, par un ligament; c'est le trou orbitaire supérieur. La voûte de l'orbite est formée presqu'entièrement par l'os coronal; sa partie la plus reculée appartient aux petites aîles du sphénoïde.

La paroi inférieure, ou le plancher de l'orbite, est presque plane; elle est inclinée en dehors. On voit à sa partie postérieure et externe une espèce de gouttière qui conduit au canal sous-orbitaire, ainsi nommé, parce qu'il règne dans l'épaisseur de cette paroi. Ce canal donne passage au nerf maxillaire supérieur, à une artère et à une veine : on remarque aussi, vers la partie externe de cette paroi, la suture formée par l'articulation de l'os maxillaire avec celui de la pommette. Des trois bords de cette paroi, l'interne est uni avec l'inférieur de la paroi interne; l'externe fait partie de la fente sphéno-maxillaire, excepté en avant , où il est uni avec le bord inférieur de la paroi externe. Le bord antérieur fait partie de la base de l'orbite; la paroi inférieure est formée par l'os maxillaire, l'os de la pommette et l'os du palais.

La paroi externe est presque plane ; on remarque à sa partie antérieure une suture qui résulte de l'articulation du sphénoïde avec l'os de la pommette. Devant cette suture , on voit un ou deux trous qui percent l'os de la pommette , et donnent passage à des filets de nerfs et à des vaisseaux. Le bord supérieur de cette paroi est uni dans ses deux tiers antérieurs avec le bord externe de la paroi supérieure. Son tiers postérieur est libre , et fait partie de la fente sphénoïdale , ou orbitaire supérieure ; cette fente est dirigée obliquement de dedans en dehors, d'arrière en avant, et de bas en haut. Sa partie interne est beaucoup plus large que l'externe : c'est par cette fente que passent la troisième, la quatrième, la sixième paire de nerfs, la première branche de la cinquième, la veine ophthalmique , et une petite branche de l'artère moyenne de la dure-mère.

Le bord inférieur est libre dans presque toute son étendue ; il contribue à la formation de la fente sphéno - maxillaire ou orbitaire inférieure : cette fente a beaucoup plus de longueur que la supérieure ; elle est plus étroite à sa partie moyenne qu'à ses extrémités. Le sphénoïde et l'os maxillaire ne sont pas les seuls os employés à sa formation ; l'os du palais et celui de la pommette y contribuent aussi un peu. Le bord antérieur fait partie du pourtour de la base de l'orbite.

La paroi externe est formée par le sphénoïde et l'os de la pommette.

La paroi interne a beaucoup moins d'étendue que les autres ; elle est presque plane. On remarque à sa partie antérieure une gouttière longitudinale qu'on nomme lacrymale, parce qu'elle loge le sac lacrymal ; la partie inférieure de cette gouttière dégénère en un conduit appellé nasal, lequel descend un peu obliquement en dehors, et va se terminer dans les fosses nasales.

Le bord supérieur de la paroi interne est uni avec le bord interne de la paroi supérieure ; l'inférieur est uni avec le bord interne du plancher : l'antérieur fait partie de la base de l'orbite. Cette paroi est formée par l'ethmoïde et l'os unguis.

Le sommet de l'orbite est tourné en arrière et en dedans ; on y voit le trou optique et la partie la plus large de la fente sphénoïdale.

La base de l'orbite est tournée en avant et en dehors, ou, ce qui revient au même, elle est coupée obliquement de dedans en dehors, et d'avant en arrière ; son étendue est un peu plus grande d'un côté à l'autre, que de haut en bas. On remarque à sa partie supérieure et interne le trou orbitaire supérieur, par lequel passe la branche frontale du nerf ophthalmique ; souvent au lieu d'un trou, c'est une échancrure qui est convertie en trou, dans l'état frais, par un ligament.

La ligne moyenne de direction des parois de l'orbite est telle que celle de la paroi interne marche horizontalement d'arrière en avant, sans s'écarter de celle du côté opposé ; tandis que celle des parois supérieure, inférieure

et externe se porte obliquement d'arrière
en avant, et de dedans en dehors. Il résulte
delà qu'une ligne droite, passant par le milieu
de l'orbite, où l'axe de cette cavité est oblique
d'avant en arrière et de dehors en dedans,
et que cette ligne prolongée au-delà du sommet, s'entre-croise avec celle du côté opposé
sur le corps du sphénoïde. L'orbite contient
le globe de l'œil avec ses dépendances.

Au-dessous de la base de l'orbite, on remarque une fosse large et superficielle, nommée canine ou maxillaire; la partie moyenne
de cette fosse est inégale, et donne attache
au muscle canin : à sa partie supérieure, immédiatement au-dessous de l'orbite, on remarque un trou, appelé sous-orbitaire, par
lequel sortent le nerf et les vaisseaux sousorbitaires, au-dessus de la fosse canine; et
plus en dehors est l'éminence malaire, ou la
pommette; on voit sur cette éminence un ou
plusieurs trous par lesquels passent des vaisseaux et des filets de nerfs.

Au-dessous du nez, et entre les fosses
canines, on remarque une ouverture qui a la
forme d'un cœur de carte à jouer, dont la base
est en bas, et présente à sa partie moyenne
une éminence nommée épine nasale antérieure. Cette ouverture est l'entrée commune
des fosses nasales; ces fosses sont situées au-
dessous de la base du crâne, au-dessus de la
voûte palatine, derrière le nez, devant la fosse
gutturale, et entre les fosses orbitaires et
zygomatiques.

Les fosses nasales sont très-petites dans les
enfans, elles augmentent beaucoup avec l'âge.
Il est difficile de déterminer leur figure : elles

sont séparées par une cloison, à la partie antérieure de laquelle on remarque une échancrure considérable qui est remplie, dans l'état frais, par un cartilage. Cette cloison ne partage pas toujours également les fosses nasales; elle se porte souvent plus d'un côté que de l'autre; elle est formée par le vomer et la lame perpendiculaire de l'ethmoïde.

On considère aux fosses nasales une paroi supérieure ou voûte, une paroi inférieure ou plancher, une paroi externe, une paroi interne, et deux ouvertures, l'antérieure et la postérieure.

La voûte s'étend depuis la partie supérieure de l'ouverture antérieure, jusqu'à la partie supérieure de l'ouverture postérieure. Nous la divisons en trois parties; une moyenne, une antérieure et une postérieure.

La partie moyenne est très-étroite; sa direction est horizontale; elle présente un grand nombre de petits trous qui donnent passage au nerf olfactif; on voit à sa partie antérieure une petite fente par laquelle passe le filet ethmoïdal de la branche nasale du nerf ophthalmique.

La partie antérieure de la voûte est oblique de haut en bas, et d'arrière en avant; en sorte qu'elle forme un angle obtus avec la partie moyenne: elle est plus large inférieurement que supérieurement. On remarque vers sa partie moyenne l'orifice interne du trou qui perce l'os propre du nez : on y voit aussi quelques sillons qui logent les vaisseaux de la membrane pituitaire.

- La partie postérieure de la voûte des fosses nasales a beaucoup moins d'étendue que l'antérieure ; sa direction est presque verticale. On remarque à sa partie moyenne et supérieure,

rieure,

rieure une ouverture ronde qui a environ deux lignes de diamètre, et qui communique dans le sinus sphénoïdal. La partie moyenne de la voûte des fosses nasales est formée par la lame criblée de l'ethmoïde. La partie antérieure est formée par les os propres du nez, et la partie postérieure, par le corps du sphénoïde.

Le plancher des fosses nasales s'étend depuis la partie inférieure de l'ouverture antérieure de ces fosses jusqu'à la partie inférieure de leur ouverture postérieure ; il a beaucoup plus de largeur que la voûte : sa direction est presque horizontale ; sa partie antérieure est un peu plus élevée que la postérieure. On remarque à sa partie antérieure, près la cloison, l'orifice supérieur du conduit palatin antérieur. Ce plancher est formé antérieurement, par l'os maxillaire, et postérieurement, par l'os du palais.

La paroi interne des fosses nasales est formée par la cloison dont il a été parlé plus haut ; elle n'offre rien de remarquable.

La paroi externe est oblique de haut en bas, et de dedans en dehors ; de sorte que, supérieurement, elle est très-près de la cloison, tandis qu'inférieurement elle en est distante d'environ dix lignes. La partie supérieure et antérieure de cette paroi est plane ; derrière cette partie plane, on remarque une lame mince, étroite, recourbée de haut en bas et de dedans en dehors : c'est le cornet de *Morgagni*, au-dessous duquel on observe une gouttière qui se porte d'avant en arrière, et un peu de haut en bas ; on lui a donné le nom de méat supérieur. A sa partie moyenne et supérieure, on voit une ouverture qui communique dans les cellules postérieures de l'ethmoïde. Derrière le méat supérieur on apperçoit un trou, nommé sphéno-palatin, qui donne passage aux nerfs et aux vaisseaux du même nom : au-dessous du même méat, et de la surface plane dont il a été parlé plus haut, on remarque le cornet ethmoïdal, dont l'extrémité antérieure est libre, et séparée de la partie correspondante de la paroi externe par un intervalle plus ou moins grand, suivant les individus. Au-dessous du cornet ethmoïdal est une gouttière large et profonde, à laquelle on donne le nom de méat moyen; lorsque le cornet ethmoïdal est enlevé, on voit à la partie moyenne et antérieure de ce méat, une gouttière qui monte d'arrière en avant, et qui communique avec les cellules antérieures de l'ethmoïde, et par le moyen de celles-ci avec le sinus frontal. Derrière cette gouttière, il y a une ouverture qui communique dans le sinus maxillaire; sa situation et sa grandeur varient singulièrement : le reste du méat moyen ne présente rien de remarquable.

Au-dessous du méat moyen, l'on rencontre un autre cornet appellé inférieur, et au-dessous de ce cornet, une gouttière qu'on nomme méat inférieur. La partie antérieure de cette gouttière présente l'orifice inférieur du canal nasal, par lequel les larmes coulent dans les fosses nasales. La paroi externe de ces fosses est formée par l'os maxillaire supérieur, l'os unguis, l'ethmoïde, le cornet inférieur, l'os du palais et le sphénoïde. Les fosses nasales renferment l'organe de l'odorat, elles servent au passage de l'air et au résonnement de la voix.

Au dessous de l'ouverture antérieure des fosses nasales et des fosses canines, on voit le bord alvéolaire supérieur qui est partagé en deux parties égales par une ligne qui résulte de l'articulation des os maxillaires ; au dessous du bord alvéolaire, on remarque l'arcade dentaire supérieure, puis l'inférieure, et ensuite le bord alvéolaire inférieur : plus bas, et au milieu, paroît une ligne saillante qui est la trace de l'union des deux pièces dont la mâchoire inférieure est composée dans l'enfance ; cette ligne se termine inférieurement à une surface triangulaire, appellée éminence du menton. Sur les côtés de l'angle supérieur de cette surface, il y a des inégalités qui donnent attache à la houpe du menton ; plus latéralement est une ligne oblique qui donne attache au muscle quarré du menton et au peaucier ; enfin, au-dessus de cette ligne se trouve le trou mentonier, par lequel sortent le nerf et les vaisseaux maxillaires inférieurs.

Les faces latérales de la tête ont été nommées aussi les triangles latéraux, parce qu'elles sont triangulaires. Nous les divisons en trois parties ; une supérieure, appellée fosse temporale, une postérieure et inférieure que nous appellons région de l'oreille, et une antérieure et inférieure, nommée fosse zygomatique.

La fosse temporale ne mérite vraiment le nom de fosse qu'à sa partie antérieure ; le reste est plane, et souvent même convexe : cette fosse est circonscrite supérieurement par une ligne courbe qui commence à l'apophyse orbitaire externe du coronal, delà monte en arrière, descend ensuite, et se porte en avant jusqu'à la base de l'apophyse zygomatique, où elle se termine ; cette ligne donne attache à l'aponévrose externe du muscle temporal : la fosse temporale se continue inférieurement avec la fosse zygomatique ; cette continuation a lieu au-dessous d'une arcade qui porte le même nom, et dont la direction est horizontale. On remarque dans la fosse temporale plusieurs sutures : savoir, la suture écailleuse formée par l'articulation du pariétal avec la portion écailleuse du temporal postérieurement, et les grandes aîles du sphénoïde antérieurement ; une portion de la suture qui résulte de l'articulation du pariétal avec le coronal ; celle qui est formée par la rencontre de l'angle antérieur et inférieur du pariétal avec le sphénoïde ; l'articulation du coronal avec le sphénoïde ; et, enfin, celle du sphénoïde avec l'os de la pommette. On voit aussi dans cette fosse quelques sillons qui logent les ramifications des artères temporales, profondes. La fosse temporale est formée par l'os temporal, le pariétal, le coronal, le sphénoïde et l'os de la pommette.

Nous appellons région mastoïdienne la surface comprise entre les apophyses mastoïde et articulaire du temporal. On remarque à la partie postérieure de cette région une éminence appellée apophyse mastoïde, laquelle est dirigée de haut en bas et d'arrière en avant ; elle donne attache au muscle sterno-cleïdo-mastoïdien, au splénius de la tête, et au petit complexus. Derrière cette apophyse on voit un trou qui manque quelquefois, et qu'on nomme mastoïdien ; ce trou donne passage à une artère et à une veine. Devant l'apophyse mastoïde est le conduit auditif externe qui se porte de dehors en dedans, et d'arrière en avant jusqu'à la caisse du tympan dans laquelle il s'ouvre. L'orifice de ce conduit est évasé et inégal, surtout à sa partie antérieure et inférieure ; il donne attache au cartilage de l'oreille. Devant le conduit auditif on voit une fosse nommée glénoïde, laquelle est divisée en deux parties par une fente appellée fissure glénoïdale. La partie antérieure de cette fosse est encroûtée de cartilages dans l'état frais, et s'articule avec le condyle de la mâchoire inférieure ; la partie postérieure est remplie par du tissu cellulaire. Devant la cavité glénoïde, on apperçoit une élévation transversale, oblongue, convexe d'arrière en avant, concave de dehors en dedans : c'est l'apophyse transverse ou articulaire du temporal.

La fosse zygomatique présente trois parois, une antérieure, une interne et une supérieure. La paroi antérieure est la plus large ; elle s'étend de la fente orbitaire inférieure à la partie postérieure du bord alvéolaire supérieur ; elle est convexe. On remarque vers sa partie inférieure un ou deux petits trous qui donnent passage aux nerfs et aux vaisseaux dentaires supérieurs et postérieurs. Cette paroi est formée par l'os maxillaire.

La paroi supérieure s'étend d'arrière en avant, depuis l'apophyse transverse du temporal, jusqu'à la fente orbitaire supérieure : elle est séparée de la fosse temporale par une crête qui donne attache à des aponévroses du muscle temporal. On remarque vers la partie interne et postérieure de cette paroi, un trou nommé petit rond ou sphéno-épineux, par lequel passe l'artère menyngée moyenne. Devant ce trou, on en voit un autre nommé ovale, ou maxillaire inférieur, par lequel passe la troisième branche de la cinquième paire de nerfs. Cette paroi est formée par les grandes aîles du sphénoïde, et par la portion écailleuse du temporal.

La paroi interne est moins grande que les deux autres ; elle est beaucoup plus longue que large. Sa surface est inégale ; elle donne attache au muscle ptérigoïdien externe. Cette paroi est formée par l'aîle externe de l'apophyse ptérigoïde, et par la tubérosité de l'os du palais.

Les trois parois de la fosse zygomatique se rapprochent en haut et en dedans. A cet endroit, cette fosse se rétrécit considérablement et se continue derrière l'orbite : cette partie étroite est ce que nous appellons le sommet de la fosse zygomatique. On apperçoit dans ce sommet les trous suivans : inférieurement, l'orifice supérieur du canal palatin postérieur ; à la partie postérieure et supérieure, le trou maxillaire supérieur ; plus bas, l'orifice antérieur du conduit vidien ou ptérigoïdien ; plus bas encore, l'orifice du conduit ptérigo-palatin ; enfin à la partie interne, le trou sphéno-palatin.

La face interne de la tête se divise en partie supérieure ou voûte, et en partie inférieure ou base.

La voûte du crâne comprend tout ce qui est au-dessus de la ligne circulaire qui, de la racine du nez, se porteroit à la protubérance de l'occipital. On remarque sur toute la surface de cette voûte des impressions digitales et des éminences mamillaires qui correspondent aux circonvolutions et anfractuosités du cerveau ;

on y voit aussi des sillons qui logent les artères de la dure-mère. A la partie moyenne se trouve une gouttière longitudinale, moins large antérieurement que postérieurement, dans laquelle est logé le sinus longitudinal supérieur de la dure-mère. On découvre aussi dans cette voûte l'orifice interne des trous pariétaux, les fosses coronales antérieurement, les pariétales à la partie moyenne, les occipitales supérieures postérieurement, et enfin la trace des sutures coronale, sagittale et lambdoïde.

La base du crâne est divisée en trois parties, une antérieure, une moyenne, et une postérieure. Chacune de ces parties est subdivisée en trois autres qu'on appelle fosses de la base du crâne, et qu'on distingue en moyennes et en latérales. Ainsi, il y a neuf fosses à la base du crâne; savoir, trois antérieures, dont une moyenne, et deux latérales; trois moyennes et trois postérieures, dont une moyenne, et deux latérales aussi.

La fosse antérieure et moyenne qu'on appelle encore ethmoïdale a peu de largeur. On remarque à sa partie antérieure un trou nommé borgne ou épineux; ce trou est situé entre deux éminences, dont l'antérieure est la crête coronale, et la postérieure, l'apophyse *crista galli* de l'ethmoïde. Cette dernière partage la fosse moyenne en deux parties latérales, qui sont percées par un grand nombre de trous destinés au passage du nerf olfactif, et d'un filet de la branche nasale du nerf ophthalmique de *Willis*. A la partie postérieure de cette fosse, on remarque une surface sur laquelle passent les nerfs olfactifs. La présence de ces nerfs produit à la longue deux enfoncemens séparés par une élévation. La fosse antérieure et moyenne est formée par l'ethmoïde et par une partie du corps du sphénoïde.

Les fosses latérales et antérieures ne méritent le nom de fosses que parce que leurs bords sont élevés. Leur partie moyenne est convexe; elles présentent des impressions digitales et des éminences mamillaires, plus marquées que dans tout le reste du crâne. On voit à leur partie postérieure, la suture qui résulte de l'articulation des petites aîles du sphénoïde avec le coronal. Cette fosse est formée par le coronal et le sphénoïde.

La fosse moyenne a peu d'étendue, elle est presque quarrée. On remarque à sa partie antérieure une gouttière transversale qui répond aux nerfs optiques, et dont les extrémités se terminent aux trous optiques, par lesquels passent les nerfs et artères du même nom. Derrière le trou optique est une éminence qui se porte d'avant en arrière, et de dehors en dedans : c'est l'apophyse clinoïde antérieure. Derrière la gouttière dont on vient de parler, on remarque une fosse nommée pituitaire ou selle turcique, qui loge la glande pituitaire; et derrière cette fosse se montre une éminence applatie d'arrière en avant, dont les extrémités sont plus ou moins saillantes et portent le nom d'apophyses clinoïdes postérieures. Sur les côtés de la fosse pituitaire, on voit une gouttière large, peu profonde, qui se dirige d'arrière en avant et qui loge l'artère carotide interne et le sinus caverneux. La fosse moyenne est formée par le corps du sphénoïde.

Les fosses moyennes et latérales sont séparées des fosses antérieures par un bord mince, qui répond à la scissure de *Sylvius*. Ce bord est oblique de dehors en dedans , et d'avant en arrière. Elles sont séparées des fosses postérieures et latérales par un bord oblique de dehors en dedans et d'arrière en avant, lequel est creusé par une petite gouttière qui loge le sinus pétreux supérieur. Toute l'étendue de ces fosses est marquée d'impressions digitales, d'éminences mamillaires et de sillons qui logent des branches d'artères. A la partie antérieure et interne on apperçoit la fente sphénoïdale qui s'ouvre dans l'orbite , et par laquelle passent la troisième , la quatrième et la sixième paire de nerfs , ainsi que la première branche de la cinquième, et la veine ophthalmique. Derrière cette fente est le trou grand rond ou maxillaire supérieur , dans lequel passe la seconde branche de la cinquième paire de nerfs : plus en arrière et un peu plus en dedans s'ouvre le trou déchiré antérieur , à la partie postérieure de la circonférence duquel on voit l'orifice interne du canal carotidien. Plus en dehors on trouve le trou ovale ou maxillaire inférieur , par lequel passe la troisième branche de la cinquième paire de nerfs. Derrière le trou ovale est le trou petit rond ou sphéno-épineux destiné au passage de l'artère moyenne de la dure-mère ; et plus en arrière un petit trou nommé *hiatus Fallopii*, par lequel passe un filet du nerf *widien*. Les fosses latérales et moyennes sont formées par le sphénoïde et le temporal.

La fosse postérieure et moyenne a été nommée aussi gouttière basilaire : elle a effectivement la forme d'une gouttière oblique de haut en bas et d'avant en arrière, dont la partie antérieure est moins large que la postérieure. Sur les côtés de cette gouttière, on en voit une autre très-petite, formée par la réunion de l'occipital avec la portion pierreuse du temporal, dans laquelle est logé le sinus pétreux inférieur. Au bas de la gouttière basilaire, on remarque le trou occipital, et sur les côtés de ce trou, antérieurement, sont les trous condyloïdiens antérieurs. La gouttière basilaire loge la moëlle alongée.

Les fosses postérieures et latérales peuvent être divisées en deux parties, l'une antérieure ou pierreuse, et l'autre postérieure ou occipitale. Ces deux parties sont séparées par une gouttière nommée transverse ou latérale ; elle s'étend depuis la protubérance interne de l'occipital jusqu'au trou déchiré postérieur. La gouttière latérale droite est ordinairement plus large et plus profonde que la gauche. Quelquefois ces deux gouttières ont une capacité égale ; et dans certains sujets, la gauche est même plus grande que la droite. La gouttière latérale se dirige presque horizontalement de dedans en dehors jusqu'à la base du rocher ; ensuite elle descend en avant et en dedans ; puis elle monte un peu jusqu'au trou déchiré postérieur où elle finit ; elle loge le sinus latéral de la dure-mère. Le trou déchiré postérieur auquel se termine la gouttière latérale, établit une communication entre le sinus latéral et la veine jugulaire interne ; il donne passage aussi à la huitième paire de nerfs et à son accessoire.

La partie antérieure ou pierreuse de cette fosse est oblique et regarde en arrière et en dedans. A sa partie moyenne est le conduit auditif interne, dirigé obliquement d'avant en arrière et de dedans en dehors, et dont le fond est percé de plusieurs trous par lesquels passent les deux portions de la septième paire de nerfs. La partie postérieure ou occipitale est concave, et n'offre d'ailleurs rien de remarquable.

On a dû s'appercevoir par ce qui vient d'être dit, que les trous de la base du crâne sont très-nombreux ; en conséquence, il ne sera pas inutile d'en faire la récapitulation. Ces trous sont, en procédant d'avant en arrière, le trou borgne ou épineux ; les trous de la lame criblée de l'ethmoïde, par lesquels passent les filets du nerf olfactif, et le filet ethmoïdal de la branche nasale de l'ophthalmique de *Willis*. Les trous optiques qui servent au passage des nerfs et des artères du même nom. Les fentes sphénoïdales ou orbitaires supérieures, par lesquelles passent la troisième, la quatrième, la sixième paire de nerfs ; la première branche de la cinquième ; la veine ophthalmique et une petite artère. Le trou grand rond destiné au passage du nerf maxillaire supérieur. Le trou déchiré antérieur, et à la partie postérieure de sa circonférence ; l'orifice interne du canal carotidien par lequel entre l'artère carotide interne. Le trou ovale ou maxillaire inférieur par lequel passe la troisième branche de la cinquième paire de nerfs. Le trou sphéno-épineux ou petit rond qui donne passage à l'artère moyenne de la dure-mère. *L'hiatus Fallopii* qui laisse passer un filet du nerf *vidien*. Le conduit auditif interne servant au passage des deux branches de la septième paire de nerfs. Le trou déchiré postérieur par lequel passent le sinus latéral, la huitième paire de nerfs et son accessoire.

Le trou condyloïdien antérieur servant au passage de la neuvième paire de nerfs. Le trou occipital qui donne passage à la moëlle épinière, aux artères vertébrales, aux nerfs accessoires de *Willis*, et à un prolongement des membranes du cerveau. Enfin, les trous condyloïdiens et mastoïdiens postérieurs lorsqu'ils existent, par lesquels passent des artères et des veines.

La tête présente des différences suivant l'âge. Outre celles qui résultent de la grosseur et de la figure, on remarque que chez les enfans les os de la face sont proportionnellement beaucoup moins grands que ceux du crâne. Ces derniers sont fort minces, et la plupart formés de plusieurs pièces ; ils sont séparés par des intervalles membraneux. Parmi ces intervalles, ceux qui répondent aux endroits où les angles des os doivent se réunir, sont beaucoup plus larges que les autres, et portent le nom de fontanelles du crâne. Ces fontanelles sont au nombre de six, deux supérieures, l'une antérieure et l'autre postérieure, et quatre latérales et inférieures, deux de chaque côté, distinguées aussi en antérieure et en postérieure.

La fontanelle supérieure et antérieure est la plus grande ; elle se trouve au concours des deux pariétaux avec les deux pièces du coronal ; sa forme approche de celle d'un losange dont l'angle antérieur est plus alongé que les autres.

La fontanelle supérieure et postérieure se trouve entre les deux pariétaux et l'occipital ; elle est bien moins considérable que la précédente ; sa forme est celle d'un triangle dont la base est en bas et le sommet en haut.

La fontanelle latérale et postérieure est située au concours du pariétal, de l'occipital et du temporal ; elle est très-petite et n'a point de forme déterminée. La fontanelle latérale et antérieure se trouve entre le pariétal, le coronal, le temporal et le sphénoïde ; elle est plus petite encore que la précédente.

A mesure qu'on avance en âge, les os du crâne se rapprochent, et la largeur des espaces par lesquels ils sont séparés diminue. Les bords de ces os se touchent enfin, ils se pressent mutuellement, s'engrènent l'un dans l'autre, et les sutures commencent à se former. La largeur des fontanelles diminue peu-à-peu, et elles disparoissent entièrement vers l'âge de six ou sept ans. La fontanelle supérieure et antérieure disparoît plus tard que les autres ; quelquefois elle se conserve jusqu'à l'âge adulte, mais cela est rare. Les sutures sont d'abord peu marquées dans les jeunes sujets ; elles deviennent de plus en plus profondes à mesure qu'on avance en âge, et elles disparoissent presqu'entièrement chez les vieillards. Mais comme les sutures sont le résultat de la manière dont procède l'ossification des os du crâne, on conçoit qu'elles doivent se montrer et disparoître plus ou moins vîte, suivant les progrès de l'endurcissement de ces os. Les autres différences que la tête et les os qui la composent présentent dans les différens âges, seront exposées lorsque nous parlerons de ces os en particulier.

On divise la tête en crâne et en face. Le crâne est formé antérieurement par le coronal, postérieurement par l'occipital, supérieurement et latéralement par les pariétaux, latéralement et inférieurement par les temporaux, à la partie antérieure et inférieure par l'ethmoïde, et à la partie moyenne et inférieure par le sphénoïde ; à ces os on doit ajouter les os wormiens et les osselets de l'ouie.

On divise la face en mâchoire supérieure et en mâchoire inférieure.

La mâchoire supérieure est formée par les os propres du nez, les os maxillaires, les os unguis, les os de la pommette, les os du palais, les cornets inférieurs et le vomer.

La mâchoire inférieure est formée par un seul os appelé os maxillaire inférieur.

DES OS DU CRANE EN PARTICULIER.

Du Coronal ou Frontal.

CET os est situé à la partie antérieure du crâne et supérieure de la face ; il est un peu plus que demi-circulaire. On le divise en face externe et face interne, et en deux bords, l'un supérieur et l'autre inférieur.

La face externe est convexe et lisse dans ses trois quarts supérieurs ; concave et inégale dans son quart inférieur. Les trois quarts supérieurs de cette face sont tournés en avant, et le quart inférieur est tourné en bas. Au milieu de la partie convexe on remarque une ligne longitudinale plus ou moins marquée, qui est la trace de la suture qui unit les deux pièces dont cet os est formé dans l'enfance : cette suture se conserve quelquefois jusqu'à l'âge adulte, sans que cette disposition soit plus particulière à la femme qu'à l'homme, comme on l'a prétendu. Au niveau du milieu de cette ligne on remarque de chaque côté une bosse nommée frontale qui est plus marquée dans les jeunes sujets que dans ceux qui sont avancés en âge. Au-dessous de cette bosse est un enfoncement peu considérable ; plus bas , une élévation transversale courbée de haut en bas , nommée arcade sourcillère dont la partie interne plus saillante et plus large que l'externe, donne attache au muscle sourciller. Entre les deux arcades sourcillères on apperçoit une bosse appellée nasale, et plus bas une échancrure dont la surface est dentelée et s'articule par sa partie moyenne avec les os propres du nez, et par ses côtés , avec les apophyses montantes des os maxillaires supérieurs. La partie moyenne et inférieure de cette échancrure présente une éminence pointue, appellée épine nasale. La partie antérieure de cette épine s'articule avec les os propres du nez ; à la partie postérieure sont deux gouttières qui font partie de la voûte des fosses nasales : la crête qui sépare ces gouttières s'articule avec la lame perpendiculaire de l'ethmoïde.

Sur les côtés de cette échancrure on remarque un bord concave nommé arcade orbitaire, dont la partie externe est plus mince que l'interne. Les extrémités de l'arcade orbitaire ont reçu le nom d'apophyses orbitaires ou angulaires. On distingue ces apophyses en interne et en externe. La première, plus large et plus mince que la seconde, s'articule avec l'os unguis ; cette dernière est articulée avec l'os de la pommette. A la réunion du tiers interne de l'arcade orbitaire avec ses deux tiers externes , on remarque un trou nommé orbitaire supérieur ou sourciller, par lequel passent une partie de la branche frontale du nerf ophthalmique de *Willis*, une artère et une veine. Quelquefois, au lieu d'un trou, on trouve une échancrure qui est convertie en trou dans l'état frais par un ligament. Dans le trajet de ce trou on voit l'orifice d'un conduit nourricier qui pénètre dans l'épaisseur de l'os. Derrière et au-dessus de l'apophyse orbitaire externe, on remarque une ligne saillante qui monte en arrière, laquelle fait partie de la ligne courbe qui termine supérieurement la fosse temporale ; plus bas est un enfoncement qui contribue à la formation de cette fosse.

La partie de la face externe du coronal qui est tournée en bas présente de chaque côté une fosse qu'on nomme orbitaire, parce qu'elle fait partie de l'orbite : cette fosse a une forme triangulaire. On remarque à sa partie antérieure externe un enfoncement particulier qui loge la glande lacrymale. A sa partie antérieure interne, on voit un autre enfoncement plus petit qui correspond au tendon du muscle grand oblique de l'œil. Les bords de cet enfoncement donnent attache à la poulie cartilagineuse qui change la direction de ce tendon. Les fosses orbitaires sont séparées par une grande échancrure appellée ethmoïdale, parce qu'elle reçoit l'ethmoïde. Les bords de cette échancrure présentent des portions de cellules qui s'abouchent avec celles de l'ethmoïde, auxquelles elles servent pour ainsi dire de couvercle. On remarque aussi sur ces bords deux petites gouttières transversales qui, réunies avec deux gouttières semblables de l'ethmoïde,

forment

forment les trous orbitaires internes distingués en antérieur et en postérieur. Le premier donne passage au filet ethmoïdal de la branche nasale du nerf ophthalmique, à une artère et à une veine ; le second donne passage à une artère et à une veine. Il y a quelquefois trois gouttières, et par conséquent trois trous orbitaires internes. A la partie antérieure de cette échancrure, on voit l'ouverture des sinus frontaux. Ces sinus sont séparés par une cloison moyenne ; leur grandeur varie suivant les différens sujets. Ils sont très-peu formés dans les enfans ; ils s'agrandissent avec l'âge. Dans certains sujets, ils s'étendent jusqu'à la portion orbitaire ; et alors cette partie est séparée du reste par une cloison incomplette. Les sinus frontaux s'abouchent avec les cellules antérieures de l'ethmoïde, et par l'intermède de ces cellules, ils communiquent dans le méat moyen des fosses nasales ; ils sont tapissés par une membrane très-mince qui est un prolongement de la membrane pituitaire.

La face interne du coronal est concave. Ses trois quarts supérieurs sont tournés en arrière, et son quart inférieur est tourné en haut ; elle présente dans toute son étendue des impressions digitales et des éminences mamillaires qui correspondent aux circonvolutions et aux anfractuosités du cerveau, et des sillons qui logent les rameaux des artères de la dure-mère. On observe à sa partie moyenne une gouttière longitudinale, plus large supérieurement qu'inférieurement, laquelle loge une portion du sinus longitudinal supérieur ; les bords de cette gouttière se réunissent inférieurement à une crête nommée coronale qui est plus ou moins saillante dans les différens sujets, et à laquelle s'attache la faux du cerveau. Quelquefois cette crête n'existe pas du tout; et alors la gouttière se prolonge plus bas. Sur les côtés de cette gouttière, il y a deux fosses qui correspondent aux bosses coronales. Au bas de la crête, on apperçoit un trou appellé borgne ou épineux; dans quelques sujets, au lieu d'un trou, c'est une échancrure qui est convertie en trou par l'ethmoïde; ce trou n'a point d'issue inférieurement : dans deux sujets, je l'ai vu se continuer jusqu'au trou des os propres du nez. Derrière le trou borgne, on remarque l'échancrure ethmoïdale, et de chaque côté une élévation qui répond à la fosse orbitaire; les éminences mamillaires et les impressions digitales sont plus marquées sur cette élévation que par-tout ailleurs.

Le bord supérieur du coronal est convexe et dentelé; sa partie moyenne est taillée en biseau aux dépens de la lame interne, et ses parties latérales aux dépens de l'externe; il s'unit avec les pariétaux, de manière qu'il s'appuie supérieurement sur eux, tandis qu'à leur tour, par les côtés, ils s'appuient sur lui. Les extrémités de ce bord présentent une surface plus large que le reste, triangulaire, coupée en biseau aux dépens de la face externe, et qui s'articule avec les grandes aîles du sphénoïde.

Le bord inférieur est droit, mince, inégal; il s'articule avec les petites aîles du sphénoïde : ce bord est interrompu à sa partie moyenne par l'échancrure ethmoïdale.

Le coronal est plus épais supérieurement

qu'inférieurement; il est sur-tout très-mince
aux voûtes orbitaires. Il est composé de substance compacte et de substance celluleuse.
Son développement se fait par deux points
d'ossification qui commencent aux bosses
frontales, et delà se propagent de proche en
proche, et se réunissent. Les sinus frontaux
n'existent pas encore dans les enfans; ils se
forment avec l'âge, sans que l'on sache quelle
peut être la cause de leur développement.

Cet os s'articule avec les pariétaux par son
bord supérieur; avec le sphénoïde, par les
extrémités de ce bord et par le bord inférieur;
avec l'ethmoïde, par l'échancrure ethmoïdale
et par l'épine nasale; avec les os de la pommette, par les apophyses orbitaires externes;
avec les os unguis, par les apophyses orbitaires internes; avec les os propres du nez,
par l'échancrure et l'épine nasales; enfin avec
les os maxillaires, par l'échancrure nasale.
Pour mettre le coronal en position, il faut
tourner la face convexe en avant, et les apophyses orbitaires en bas et sur un plan horizontal. Cet os fait partie du crâne et de la
face.

Du Pariétal.

Le pariétal est un os pair, situé à la partie
latérale supérieure de la tête; sa figure, presque
quarrée, permet de le diviser en deux faces,
en quatre bords et quatre angles. Des deux
faces l'une est interne, et l'autre externe; ses
bords peuvent être désignés par les noms de
supérieur, d'inférieur, d'antérieur et de postérieur. Des quatre angles, deux sont antérieurs, l'un supérieur, l'autre inférieur; et

deux postérieurs, l'un supérieur, l'autre inférieur aussi.

La face externe est convexe, sur-tout à sa partie moyenne, où l'on voit une éminence nommée bosse pariétale; c'est là que commence l'ossification. Cette éminence est plus marquée chez les enfans que chez les adultes. À la partie postérieure et supérieure de cette face on remarque un trou, nommé pariétal, lequel manque souvent. La position et la grandeur de ce trou varient singulièrement : il donne passage à une artère et à une veine. Au-dessous de la bosse pariétale on remarque une ligne courbe, à laquelle s'attache l'aponévrose externe du muscle crotaphite ou temporal : le reste de la face externe est presque plane, et fait partie de la fosse temporale.

La face interne est concave, sur-tout à sa partie moyenne, où l'on voit un enfoncement particulier qu'on nomme fosse pariétale. On remarque dans toute l'étendue de cette face des impressions digitales et des éminences mamillaires, et un grand nombre de sillons qui naissent les uns des autres, comme les branches de l'artère moyenne de la dure-mère qu'ils logent. Parmi ces sillons il y en a un plus grand que les autres, situé à l'angle antérieur inférieur, lequel dégénère quelquefois en un canal qui loge la principale branche de l'artère menyngée moyenne. Près du bord supérieur on observe une gouttière qui, conjointement avec celle de l'autre pariétal, forme la gouttière où est logée le sinus longitudinal supérieur. Près l'angle postérieur inférieur, est une gouttière dans laquelle passe le sinus latéral.

Le bord supérieur du pariétal est le plus long ; il est dentelé, et s'articule avec le pariétal opposé.

Le bord inférieur est le plus court ; il est concave et coupé en biseau aux dépens de la table externe, pour s'articuler avec la portion écailleuse du temporal et les grades aîles du sphénoïde.

Le bord antérieur est moins long que le supérieur, et plus long que le postérieur ; il est aussi un peu concave, inégal, dentelé et coupé en biseau aux dépens de la table externe supérieurement, et de l'interne inférieurement. Ce bord s'articule avec le coronal.

Le bord postérieur est remarquable par la profondeur de ses enfoncemens , et la longueur de ses dentelures : il s'articule avec l'occipital.

Des deux angles antérieurs, le supérieur est droit et n'offre rien de remarquable ; l'inférieur est le plus long de tous ; il est aigu et coupé en biseau aux dépens de la table externe : il s'articule avec le sphénoïde.

Des deux angles postérieurs, le supérieur n'offre également rien de remarquable : l'inférieur est tronqué, et s'articule avec la portion mastoïdienne du temporal.

Le pariétal est beaucoup plus épais supérieurement qu'inférieurement ; il est formé de substance compacte et de substance celluleuse. Il se développe par un seul point d'ossification qui commence à la bosse pariétale. Il s'articule par son bord supérieur avec son semblable ; par son bord inférieur et par l'angle postérieur et inférieur avec le temporal ; par son bord antérieur avec le coronal ; par son bord postérieur avec l'occipital ; et par l'angle antérieur et inférieur avec le sphénoïde.

Pour mettre cet os en position et distinguer le gauche du droit, il faut tourner la face convexe en dehors ; placer l'angle le plus long en bas, en avant, et plus haut que le postérieur inférieur. Le pariétal forme une grande partie du crâne.

De l'Os occipital.

L'occipital est un os impair situé à la partie postérieure et inférieure du crâne. Il a la forme d'un lozange recourbé d'arrière en avant. On distingue à l'occipital deux faces, quatre bords et quatre angles. Des faces, l'une est externe ou postérieure, et l'autre interne ou antérieure. Des quatre bords, deux sont supérieurs et deux inférieurs ; des quatre angles, un est supérieur, deux sont latéraux, le quatrième est inférieur.

La face externe de l'occipital est tournée en arrière et en bas ; elle est convexe : son tiers supérieur ne présente rien de remarquable. A la réunion de ce tiers avec les deux inférieurs, on apperçoit une éminence nommée protubérance occipitale externe. De cette protubérance il part de chaque côté une ligne qui, à cause de sa direction, est nommée ligne courbe supérieure. Le tiers interne de cette ligne donne attache au muscle trapèze ; les deux tiers externes donnent attache supérieurement au muscle occipito-frontal, et inférieurement au muscle sterno-cléïdo-mastoïdien. Au-dessous de cette ligne on remarque une émipreinte large d'environ un travers de doigt. La moitié interne de cette empreinte donne attache au muscle grand complexus, et la moitié externe au muscle splénius de la tête. Au-dessous on remarque la ligne courbe inférieure ; plus bas est une empreinte musculaire dont le côté interne est creusé et donne attache au muscle petit droit postérieur de la tête, pendant que la partie externe qui est convexe, donne attache aux muscles grand droit et oblique supérieur de la tête. Au-dessous de la protubérance, on voit une crête nommée occipitale externe. Au bas de cette crête est le grand trou occipital, ovale d'arrière en avant, lequel donne passage à un prolongement des membranes du cerveau, à la moëlle de l'épine, aux artères vertébrales, et aux nerfs accessoires de *Willis*. Sur les bords de ce trou, antérieurement, on remarque de chaque côté une éminence nommée condyle de l'occipital. Ce condyle est convexe, ovale, dirigé d'arrière en avant et de dehors en dedans ; sa surface est incrustée de cartilages pour s'articuler avec l'*Atlas*. Son bord interne présente une empreinte qui donne attache à un fort ligament qui vient de l'apophyse odontoïde de la seconde vertèbre du cou. Derrière le condyle est une petite fosse nommée condyloïdienne postérieure : le fond de cette fosse est souvent percé par un trou appellé condyloïdien postérieur. Ce trou donne passage à une artère et à une veine. Plus en dehors que le condyle, on voit une surface inégale, convexe, à laquelle s'attache le muscle grand droit latéral de la tête. Devant cette surface et au côté externe de la partie antérieure du condyle,

est un trou nommé condyloïdien antérieur,
par lequel passe la neuvième paire de nerfs.
L'entrée de ce trou est évasée ; c'est ce qui
fait qu'on la désigne par le nom de fosse condyloïdienne antérieure. Le reste de la face externe de l'occipital comprend la surface basilaire, ou la partie inférieure de l'angle antérieur. Cette surface répond au milieu de la
fosse gutturale ; elle donne attache aux muscles
grands et petits droits antérieurs de la tête.

La face interne de l'occipital est concave.
On remarque à sa partie moyenne supérieure
une gouttière qui loge la fin du sinus longitudinal supérieur. La partie inférieure de cette
gouttière se continue avec deux autres gouttières dont nous parlerons plus bas. Sa terminaison varie : le plus ordinairement elle se
continue avec les deux gouttières latérales ;
quelquefois elle se termine entièrement dans
la droite, et plus rarement dans la gauche.

Cette gouttière sépare deux fosses nommées
occipitales supérieures, dans lesquelles on voit
des impressions digitales et des éminences
mamillaires. Au-dessous de ces fosses, on en
remarque deux autres moins grandes, appellées fosses occipitales inférieures. La fosse
occipitale supérieure est séparée de l'inférieure
par une gouttière appellée latérale. La gouttière latérale droite est ordinairement plus
large et plus profonde que la gauche ; quelquefois le contraire a lieu : la direction de ces
gouttières est horizontale. Les deux fosses occipitales inférieures sont séparées l'une de
l'autre par une crête qu'on nomme occipitale
interne, à laquelle s'attache la faux du cer-
velet. La partie inférieure de cette crête se

divise en deux branches qui vont se terminer sur les bords du trou occipital. A la réunion des trois gouttières, on remarque ordinairement une éminence, nommée protubérance occipitale interne ; quelquefois, au lieu d'une éminence, c'est un enfoncement. Au-dessous de la crête est l'orifice interne du trou occipital. Plus latéralement on apperçoit une gouttière qui se porte d'arrière en avant et de dehors en dedans, laquelle loge la fin du sinus latéral. C'est dans cette gouttière que s'ouvre l'orifice interne du trou condyloïdien postérieur. Sur les côtés du trou occipital, et antérieurement on remarque l'orifice interne du trou condyloïdien antérieur. Devant le trou occipital est une gouttière qui monte d'arrière en avant, plus large inférieurement que supérieurement, laquelle loge la protubérance annullaire de la moëlle alongée. Sur les côtés de cette gouttière, on en découvre une autre très-petite, qui loge le sinus pétreux inférieur.

Les bords supérieurs de l'occipital sont dentelés pour s'articuler avec les deux pariétaux. Les bords inférieurs sont partagés en deux portions par une éminence nommée jugulaire ; de ces deux portions, la postérieure est dentelée, et s'articule avec la portion mastoïdienne du temporal ; la partie antérieure s'articule avec le rocher : elle présente, immédiatement devant l'éminence jugulaire, une échancrure qui contribue à la formation du trou déchiré postérieur.

Des quatre angles de l'occipital, le supérieur est aigu et s'articule avec les pariétaux. Quelquefois on trouve à la place de cet angle un os wormien. Les angles latéraux sont trèsmousses, et quelquefois ne paroissent pas du tout ; ils s'articulent avec les temporaux et les pariétaux. L'angle inférieur est très-épais ; on l'a nommé apophyse basilaire de l'occipital ; cet angle est tronqué, inégal pour s'articuler avec le corps du sphénoïde.

L'occipital est très-mince aux fosses occipitales, plus épais à la protubérance, et sur-tout à l'angle inférieur et aux condyles. Cet os est composé de substance compacte et de celluleuse ; il se développe par quatre points d'ossification, dont l'un comprend la moitié postérieure du trou et toute la partie qui se trouve au-dessus ; un autre l'angle inférieur, la partie antérieure du trou et une portion des condyles, et les deux autres comprennent les parties latérales du trou et le reste des condyles.

L'occipital s'articule par ses bords supérieurs avec les pariétaux ; par les inférieurs avec les temporaux ; par l'angle inférieur avec le sphénoïde ; par les condyles avec la première vertèbre. Pour mettre cet os en position, il faut tourner la face convexe en arrière, les condyles en avant, en bas, et sur un plan horizontal.

Les usages de l'occipital sont de faire une partie du crâne, et de servir à l'articulation de la tête avec le tronc.

Du Temporal.

Le temporal est un os pair situé à la partie latérale inférieure du crâne : on le divise en trois portions ; savoir, une supérieure ou écailleuse, une postérieure et inférieure ou mastoïdienne, et une moyenne ou pierreuse appellée aussi rocher.

La portion écailleuse est située au-dessus des deux autres portions ; sa forme est demi-circulaire : on la divise en face interne, en face externe, en bord supérieur et en bord inférieur.

La face externe est convexe. Elle fait partie de la fosse temporale, et donne attache au muscle temporal. On y remarque des sillons qui logent quelques rameaux des artères temporales profondes. A la partie antérieure inférieure de cette face on voit une apophyse appelée zygomatique ; cette éminence, large dans son principe, se rétrécit bientôt, se contourne de dehors en dedans, en s'éloignant du reste de l'os, et se porte horizontalement en avant. On la divise en face externe et en face interne ; en deux bords, un supérieur et un inférieur ; en base et en sommet.

La face externe est convexe. L'interne est concave ; elle donne attache à quelques fibres du muscle masseter. Le bord supérieur est mince et tranchant ; il donne attache à l'aponévrose du muscle crotaphite ou temporal ; l'inférieur est épais et inégal, il donne attache au masseter. Le sommet est coupé obliquement aux dépens du bord inférieur et de la face interne ; il est inégal pour s'articuler avec l'os de la pommette.

La base est partagée en deux portions qu'on nomme les racines de l'apophyse zygomatique. De ces racines, l'une est supérieure ou horizontale, l'autre inférieure ou transversale. La supérieure se porte d'avant en arrière, et se divise bientôt en deux parties, l'une supérieure, l'autre inférieure ; la supérieure se continue avec la ligne courbe qui borne la fosse temporale ; l'inférieure forme une portion de l'orifice du conduit auditif externe, et se termine à l'extrémité externe de la fissure glénoïdale. La racine transversale est large, peu saillante, dirigée un peu obliquement de dehors en dedans, et d'avant en arrière. Sa surface est un peu concave transversalement, convéxe d'arrière en avant, et recouverte de cartilage dans les os frais, pour s'articuler avec le condyle de la mâchoire inférieure. Les racines de l'apophyse zygomatique sont séparées par une cavité nommée glénoïde, parce qu'elle est peu profonde, et qu'elle s'articule avec le condyle de la mâchoire. Cette cavité est partagée en deux parties par une fente nommée fissure glénoïdale, laquelle communique dans la caisse du tympan, et donne passage au tendon du muscle antérieur du marteau et à la corde du tympan. La partie antérieure de la cavité glénoïdale est vraiment articulaire, et reçoit le condyle de la mâchoire inférieure : mais la postérieure n'est recouverte que par le périoste, comme le reste de l'os.

La face interne de la portion écailleuse est concave : on y remarque des impressions digitales et des éminences mamillaires qui correspondent aux circonvolutions et aux anfractuosités du cerveau, et des sillons qui logent les artères de la dure-mère.

Le bord supérieur est plus que demi-circulaire ; il est coupé en biseau aux dépens de la lame interne, dans ses deux tiers postérieurs, et de l'externe dans son tiers antérieur ; les deux tiers postérieurs s'articulent avec le pariétal, et le tiers antérieur avec le sphénoïde.

Le bord inférieur n'existe point réellement; il est confondu antérieurement avec la portion pierreuse, et postérieurement avec la portion mastoïdienne.

La portion mastoïdienne du temporal est de forme ovale; on la divise en face externe et face interne, en bord supérieur et bord inférieur. La face externe, convexe et inégale, donne attache au muscle sterno-cléido-mastoïdien, au splénius, et au petit complexus. On remarque à sa partie antérieure et inférieure une éminence nommée apophyse mastoïde : cette apophyse est plus ou moins saillante, suivant les divers sujets; elle donne attache au muscle sterno-cléido-mastoïdien. Au-dessous de cette apophyse on apperçoit un enfoncement qui porte le nom de rainure mastoïdienne, ou digastrique, parce qu'elle donne attache au ventre postérieur du muscle digastrique. Derrière l'apophyse mastoïde, on remarque un trou nommé mastoïdien : il donne passage à une artère et à une veine.

La face interne est concave. On voit à sa partie antérieure une gouttière profonde qui loge une portion du sinus latéral. Au fond de cette gouttière on remarque le trou mastoïdien.

Le bord supérieur est confondu dans sa moitié antérieure avec la portion écailleuse et avec la pierreuse; sa moitié postérieure est inégale, et s'articule avec l'angle postérieur et inférieur du pariétal.

Le bord inférieur est inégal aussi, et s'articule avec la partie postérieure du bord inférieur de l'occipital.

La portion pierreuse du temporal est placée

entre la portion écailleuse et la mastoïdienne ; cette portion est beaucoup plus apparente à l'intérieur qu'à l'extérieur de la tête : elle ressemble à une pyramide triangulaire, couchée presque horizontalement. On y considère trois faces, trois bords, une base et un sommet. Des faces, l'une est supérieure, l'autre postérieure, et la troisième inférieure. Des trois bords, l'un est supérieur, l'autre inférieur, et le troisième antérieur.

La face supérieure du rocher est un peu inclinée en avant et en dehors ; elle fait partie de la fosse latérale et moyenne de la base du crâne. On y apperçoit des bosselures et des enfoncemens qui correspondent aux circonvolutions et aux anfractuosités du cerveau, et au canal demi-circulaire supérieur. Vers sa partie moyenne on remarque un trou nommé *hiatus Fallopii* : ce trou communique avec l'aqueduc de *Fallope*, et donne passage au filet supérieur du nerf vidien ou ptérigoïdien. Devant ce trou est un petit sillon qui loge ce filet nerveux.

La face postérieure est inclinée en dedans ; elle présente des bosselures et des enfoncemens. On voit à sa partie moyenne l'orifice du conduit auditif interne ; ce conduit se porte d'avant en arrière et de dedans en dehors. Son fond est arrondi et percé de plusieurs trous, dont l'un, plus grand, placé à la partie supérieure, forme le commencement du canal tortueux nommé aqueduc de *Fallope*, et donne passage à la portion dure de la septième paire de nerfs : les autres, plus petits et placés plus bas, sont séparés du premier par une espèce de faux ; ils donnent passage à la portion molle du même nerf. Derrière l'orifice du conduit auditif interne on remarque une fente plus ou moins large où se termine l'aqueduc du vestibule. Cette face fait partie de la fosse latérale et postérieure de la base du crâne.

La face inférieure du rocher répond à la fosse gutturale. On remarque à sa partie postérieure un trou nommé stylo-mastoïdien. Ce trou est l'orifice externe de l'aqueduc de Fallope : il donne passage à la portion dure de la septième paire de nerfs. Devant ce trou, on voit une apophyse grêle, dont la longueur varie beaucoup ; on l'appelle styloïde. La base de cette apophyse ne tient au reste de l'os que par une substance cartilagineuse qui s'ossifie cependant presque toujours dans les sujets adultes. Elle est environnée par une espèce de gaîne ou chaton dont la partie externe est plus marquée que le reste. L'apophyse styloïde donne attache aux muscles stylo-hyoïdien, stylo-glosse et stylo-pharyngien, et aux ligamens stylo-maxillaire et stylo-hyoïdien. Devant cette apophyse, et plus en dedans, on remarque une cavité plus ou moins profonde ; c'est la fosse jugulaire ainsi nommée, parce qu'elle loge le golfe de la veine jugulaire interne. Derrière cette cavité on apperçoit une petite facette qui s'articule avec l'apophyse jugulaire de l'occipital. Plus loin et en avant on remarque un trou nommé carotidien, lequel forme le commencement d'un canal qui monte d'abord perpendiculairement, se courbe ensuite d'arrière en avant, et prend enfin une direction presque horizontale. Ce canal donne passage à l'artère carotide interne, et à deux filets de nerfs, dont l'un vient de la cinquième et l'autre de la sixième paire. Le reste de cette face est inégal, et donne attache au muscle péri staphilyn interne, et au muscle interne du marteau.

Le bord supérieur du rocher est formé par la réunion des faces supérieure et postérieure. Il est creusé par une gouttière qui loge le sinus pétreux supérieur. Cette gouttière est interrompue antérieurement par une dépression sur laquelle passe la cinquième paire de nerfs.

Le bord inférieur est formé par la réunion de la face postérieure avec l'inférieure; il s'articule avec la partie antérieure du bord inférieur de l'occipital, et contribue à la formation du trou déchiré postérieur. On remarque souvent à sa partie postérieure une crête qui partage ce trou en deux parties, l'une antérieure, et l'autre postérieure. La première donne passage à la huitième paire de nerfs et à son accessoire, et la seconde au sinus latéral. Devant cette crête, on remarque un trou de forme triangulaire; c'est l'orifice de l'aqueduc du limaçon.

Le bord antérieur est incliné en dehors. Ses deux tiers externes n'existent point réellement; ils sont confondus avec la portion écailleuse. Son tiers interne s'articule avec la partie postérieure du bord interne de la grande aîle du sphénoïde. On remarque sur ce bord, près du sommet, l'orifice interne du canal carotidien, coupé obliquement d'arrière en avant, et de dehors en dedans. Dans l'angle rentrant, formé par la réunion de ce bord avec la partie écailleuse, on remarque deux trous ou conduits séparés par une lame très-mince : le supérieur, plus petit, donne passage au muscle interne
du

du marteau ; l'inférieur, plus grand, forme la partie osseuse de la trompe d'Eustache.

La base du rocher est tournée en arrière et en dehors ; elle est confondue avec les deux autres portions de l'os. Sa partie externe est percée par un conduit nommé auditif externe. L'entrée de ce conduit est évasée, raboteuse inférieurement, arrondie et lisse supérieurement. Le conduit auditif externe se porte d'arrière en avant, et de dehors en dedans : il communique dans la caisse du tympan.

Le sommet du rocher est tourné en avant et en dedans : il concourt à la formation du trou déchiré antérieur.

Le temporal est composé de substance compacte et de substance spongieuse. Il se développe par trois points d'ossification ; un pour la portion écailleuse, un second pour la portion mastoïdienne, et un troisième pour la portion pierreuse. Dans le fœtus, le conduit auditif externe n'existe point. On trouve à la place un cercle osseux qui tient à la portion écailleuse, et dont l'intérieur est creusé par une rainure dans laquelle s'attache la membrane du tympan.

Le temporal s'articule avec le pariétal, par le bord supérieur de la portion écailleuse, et par celui de la portion mastoïdienne ; avec le sphénoïde, par le bord supérieur de la portion écailleuse et par le bord antérieur du rocher ; avec l'occipital, par le bord inférieur du rocher et par le bord inférieur de la portion mastoïdienne ; avec l'os de la pommette, par le sommet de l'apophyse zygomatique ; enfin, avec la mâchoire inférieure, par la cavité glénoïde. Pour mettre ces os en situation et distinguer le droit du gauche, il faut tourner la portion écailleuse en haut, et l'apophyse zygomatique en dehors, en avant, sur une ligne horizontale. Les usages du temporal sont de faire une partie du crâne, et de contenir l'organe de l'ouïe : cet organe réside dans des cavités dont est creusée la portion pierreuse : ces cavités sont la caisse du tympan et le labyrinthe composé du vestibule des canaux demi-circulaires, et du limaçon. Nous en parlerons dans la Splanchnologie. Les temporaux peuvent être considérés comme des arcs-boutans propres à empêcher que les parois du crâne ne s'écartent en dehors.

Du Sphénoïde.

Le sphénoïde est un os impair, situé à la partie moyenne antérieure et inférieure du crâne. Sa figure est si bizarre, qu'on ne peut le comparer à rien : on a cru cependant qu'il ressembloit à une chauve-souris dont les aîles seroient écartées. Les anciens Anatomistes le comparoient à un coin ; c'est de là qu'il tire son nom. On le divise en partie moyenne ou corps, et en parties latérales qu'on nomme les branches, ou les grandes aîles.

Le corps est de forme cubique, on le divise en six faces ; savoir, une supérieure, une inférieure, une antérieure, une postérieure, et deux latérales.

La face supérieure répond aux trois fosses moyennes de la base du crâne. On remarque à sa partie antérieure et moyenne, une ligne peu saillante dirigée d'arrière en avant, laquelle sépare deux enfoncemens larges et superficiels qui correspondent aux nerfs olfactifs ; des parties latérales et antérieures de cette face, il naît deux éminences qui se portent en dehors presque horizontalement ; on les nomme petites aîles du sphénoïde, ou apophyses d'*Ingrassias*. Elles sont triangulaires : on les divise en face supérieure, face inférieure, en bord antérieur, bord postérieur, base et sommet.

La face supérieure n'offre rien de remarquable ; elle fait partie de la fosse antérieure et latérale de la base du crâne.

La face inférieure présente l'orifice externe du trou optique ; elle fait partie de la voûte orbitaire.

Le bord antérieur est mince, inégal et coupé en biseau aux dépens de la lame inférieure. Il s'articule avec le bord droit du coronal.

Le bord postérieur est mince à sa partie externe, plus épais à l'interne ; il forme la ligne de démarcation entre les fosses antérieures latérales et les moyennes latérales de la base du crâne. Il donne attache à un petit repli de la dure-mère. La partie interne de ce bord forme avec la base une éminence à laquelle on donne le nom d'apophyse clinoïde antérieure. Cette apophyse se continue quelquefois avec une autre éminence nommée apophyse clinoïde postérieure. Au-dessous de l'apophyse clinoïde antérieure, on remarque une échancrure dans laquelle passe l'artère carotide interne : quelquefois cette échancrure est convertie en trou par une languette osseuse qui descend de cette apophyse au corps de l'os.

La base des petites aîles est percée d'un trou nommé optique : ce trou est un peu applati de haut en bas, et marche obliquement de dedans en dehors, et d'arrière en avant. Il donne passage au nerf et à l'artère optique. Entre les deux trous optiques, on remarque une gouttière transversale plus ou moins marquée, laquelle répond à la réunion des nerfs optiques. Derrière cette gouttière, on voit la fosse, dite pituitaire ou selle turcique. Cette fosse loge un corps qu'on nomme glande pituitaire. Derrière cette fosse, on remarque une éminence applatie d'avant en arrière, à laquelle on considère une face postérieure, une face antérieure, deux bords latéraux et un bord supérieur. La face postérieure est inclinée en haut; elle fait partie de la gouttière basilaire. La face antérieure est inclinée en bas, et fait partie de la fosse pituitaire. Les bords latéraux offrent un petit enfoncement dans lequel passe la sixième paire de nerfs. Le bord supérieur n'a rien de remarquable; il forme, en se réunissant avec les bords latéraux, deux angles plus ou moins saillans qui portent le nom d'apophyses clinoïdes postérieures. Enfin, de chaque côté la face supérieure du corps du sphénoïde est creusée par une gouttière large, peu profonde, dirigée d'arrière en avant, qui loge le sinus caverneux et l'artère carotide interne. L'extrémité antérieure de cette gouttière donne attache à une aponévrose commune aux muscles droit inférieur, droit interne et droit externe de l'œil.

La face inférieure du corps du sphénoïde est traversée d'arrière en avant par une éminence plus mince et plus saillante antérieurement que postérieurement, laquelle est reçue dans un enfoncement du bord supérieur du vomer. Sur les côtés de cette éminence, on remarque une rainure plus ou moins profonde qui s'articule avec le vomer. Plus en dehors, entre cette face et la base de l'apophyse ptérigoïde, est un petit conduit et quelquefois seulement une gouttière qui est convertie en conduit par l'os palatin. Ce conduit est appellé ptérigo-palatin ; il donne passage à un filet de nerf et à des vaisseaux.

La face antérieure présente à sa partie moyenne et supérieure une petite éminence applatie de haut en bas et fort mince, qui s'articule avec le bord postérieur de la lame criblée de l'ethmoïde. Au-dessous de cette éminence règne une crête longitudinale, formée par le bord antérieur de la cloison des sinus sphénoïdaux. Cette crête s'articule avec le bord postérieur de la lame perpendiculaire de l'os ethmoïde. Plus en dehors, on remarque de chaque côté une ouverture qui conduit à un sinus creusé dans le corps de cet os, et qu'on nomme sinus sphénoïdal. Les sinus du sphénoïde n'existent pas encore dans les enfans : ils se développent avec l'âge, et deviennent très-grands dans les vieillards. Ils sont séparés par une cloison commune qui est souvent déjetée à droite ou à gauche ; ce qui rend la grandeur de ces sinus fort inégale. Outre la cloison commune, il n'est pas rare de voir des portions de cloison qui s'étendent dans l'intérieur de chaque sinus. L'ouverture des sinus sphénoïdaux correspond à la partie postérieure de la voûte des fosses nasales.

Au côté externe de cette ouverture, on remarque des inégalités qui s'articulent supérieurement avec les masses latérales de l'ethmoïde, et inférieurement avec l'os du palais.

La paroi antérieure du sinus sphénoïdal et

une grande partie de l'inférieure sont formées par une lame mince, recourbée, qui, chez les jeunes sujets, est séparée du reste de l'os ; c'est la lame à laquelle on a donné le nom de cornet sphénoïdal. Ce cornet présente beaucoup de variétés suivant les sujets ; avec l'âge, il se soude tellement au reste de l'os, qu'il n'est plus possible de l'en séparer. Quelquefois les cornets sphénoïdaux se soudent à l'ethmoïde et restent attachés à cet os lorsqu'on le sépare du sphénoïde.

La face postérieure est inégale, chagrinée, et s'articule avec l'angle inférieur de l'occipital.

Les faces latérales n'existent pas réellement : elles sont confondues avec les branches.

Les aîles ou branches du sphénoïde ont une forme qu'on ne peut guère déterminer. Nous les divisons en trois faces, trois bords et deux extrémités. Des faces, l'une est supérieure, l'autre antérieure, et la troisième externe : des bords, l'un est antérieur, l'autre externe, et le troisième interne : des extrémités, l'une est antérieure et l'autre postérieure.

La face supérieure fait partie de la fosse moyenne et latérale de la base du crâne ; elle est concave et marquée d'impressions digitales, d'éminences mamillaires et de sillons. On voit à sa partie antérieure et interne un trou nommé grand rond ou maxillaire supérieur, lequel se dirige d'arrière en avant, et un peu de dedans en dehors : il donne passage au nerf maxillaire supérieur. Plus en arrière on remarque un autre trou nommé ovale, ou maxillaire inférieur : celui-ci est dirigé de haut en bas ; il donne passage au nerf maxillaire inférieur. Derrière ce trou, on en voit un autre nommé petit rond ou sphéno-épineux, lequel donne passage à l'artère sphéno-épineuse ou moyenne de la dure-mère. Entre le trou maxillaire supérieur et l'inférieur, on remarque souvent un ou deux petits trous qui n'ont reçu aucun nom particulier, et qui donnent passage à des veines.

La face antérieure est inclinée en dedans, elle est un peu concave, et forme la plus grande partie de la paroi externe de l'orbite.

La face externe peut être divisée en deux portions, l'une supérieure qui est tournée en dehors, l'autre inférieure tournée en bas. Ces deux portions sont séparées par une crête qui donne attache à des aponévroses du muscle temporal. La portion supérieure est concave et fait partie de la fosse temporale ; l'inférieure est concave aussi et fait partie de la fosse zygomatique. On remarque sur cette partie l'orifice externe des trous maxillaires supérieur et inférieur, et celui du petit rond ou sphéno-épineux. De la partie interne de cette face, entre les trous maxillaires supérieur et inférieur, il naît une apophyse nommée ptérigoïde, laquelle est séparée de celle du côté opposé par un intervalle qui forme l'ouverture postérieure des fosses nasales. L'apophyse ptérigoïde descend presque perpendiculairement en se courbant cependant un peu en arrière. On y considère une face externe, une face interne, une face antérieure, une face postérieure, une base et un sommet.

La face antérieure est large supérieurement, lisse et percée par l'orifice antérieur du conduit vidien. Cette partie supérieure concourt à former le sommet de la fosse zygomatique. La partie inférieure de cette face est inégale et s'articule avec l'os du palais.

H 4

La face postérieure est creusée par une fosse nommée ptérigoïde, laquelle donne attache au muscle ptérigoïdien interne. Cette fosse partage l'apophyse ptérigoïde en deux aîles, distinguées en interne et en externe. L'aîle interne est moins large que l'externe : sa moitié inférieure donne attache au muscle constricteur supérieur du pharynx. Au-dessus de l'aîle interne, on remarque un petit enfoncement qui donne attache au muscle péristaphylin externe. Au-dessus de cet enfoncement, est l'orifice postérieur du conduit vidien ou ptérigoïdien.

La face interne a moins de largeur que l'externe : elle est un peu concave de haut en bas, et forme le côté externe de l'ouverture postérieure des fosses nasales.

La face externe forme la paroi interne de la fosse zygomatique ; elle présente des inégalités qui donnent attache au muscle ptérigoïdien externe.

La base de l'apophyse ptérigoïde est continue avec le reste de l'os : elle est traversée d'arrière en avant par un conduit nommé vidien, ou ptérigoïdien, lequel donne passage aux vaisseaux et au nerf du même nom.

Le sommet ou la partie inférieure est divisé en deux par une échancrure qui reçoit la tubérosité de l'os du palais. Ces deux portions forment les extrémités des aîles de cette apophyse. L'externe est plus large et plus mince que l'interne ; celle-ci est contournée en arrière et en dehors, et forme une espèce de crochet qui change la direction de l'aponévrose du muscle péristaphylin externe.

Le bord antérieur des grandes aîles du sphénoïde est divisé en deux portions, l'une supérieure et l'autre inférieure. La première est inégale et s'articule avec l'os de la pommette ; la seconde, oblique de haut en bas et d'avant en arrière, fait partie de la fente sphéno-maxillaire.

1 e bord externe est concave, inégal et coupé en biseau aux dépens de la face externe antérieurement, et de l'interne postérieurement. Il s'articule avec la portion écailleuse du temporal.

Le bord interne présente à sa partie antérieure une surface inégale triangulaire, qui s'articule avec le coronal. Ensuite ce bord est mince, tranchant, et fait partie de la fente sphénoïdale, laquelle se dirige de dedans en dehors, d'arrière en avant et de bas en haut. La partie interne de cette fente est beaucoup plus large que l'externe. La fente sphénoïdale donne passage à la troisième, à la quatrième, à la sixième paire de nerfs, et à la première branche de la cinquième, à la veine ophthalmique et à une petite artère. Derrière cette partie libre, le bord interne est confondu avec le corps de l'os, ensuite il reparoît, et se prolonge derrière lui dans l'étendue d'un pouce ou environ. Cette quatrième et dernière portion est inclinée en arrière. Elle s'articule avec le bord antérieur du rocher, et concourt à la formation du trou déchiré antérieur.

L'extrémité antérieure des grandes aîles est formée par le concours des trois bords. Elle est large, mince, tournée en haut, et coupée en biseau aux dépens de la partie interne, pour s'articuler avec l'angle antérieur et inférieur du pariétal.

L'extrémité postérieure est formée par le concours des bords interne et externe : elle se prolonge inférieurement par une petite éminence qu'on appelle apophyse épineuse. Cette extrémité est reçue dans l'angle rentrant formé par la réunion de la portion pierreuse du temporal avec la portion écailleuse. Elle concourt par son côté interne à former l'orifice de la trompe d'Eustache.

Le sphénoïde est composé de substance compacte et de substance celluleuse. Il se développe par cinq points d'ossification, un pour le corps, un pour chaque apophyse d'*Ingrassias*, et un pour chaque aîle ; au terme de la naissance, les petites aîles sont déja soudées avec le corps de l'os. Les sinus sphénoïdaux sont peu marqués dans les enfans ; ils se développent peu-à-peu et deviennent très-grands avec l'âge.

Cet os a des connexions avec le coronal, les pariétaux, les temporaux, l'occipital, l'ethmoïde ; les os du palais, les os de la pommette, avec le vomer, et, dans certains sujets, avec les os maxillaires.

Il s'articule avec le coronal par la partie antérieure du bord interne des grandes aîles et par le bord antérieur des petites aîles ; avec l'ethmoïde par la face antérieure du corps ; avec le temporal par la partie postérieure du bord interne, par le bord externe et l'extrémité postérieure des grandes aîles ; avec l'occipital par la face postérieure du corps ; avec le pariétal par l'extrémité antérieure des grandes aîles ; avec l'os de la pommette par la partie supérieure du bord antérieur des grandes aîles ; avec l'os du palais par l'apophyse ptérigoïde et par les faces antérieure et inférieure du corps : enfin

avec le vomer par la face inférieure du corps.
Quelquefois il s'articule avec les os maxillaires
par le bord antérieur de ses grandes aîles ;
mais cela est rare.

Pour mettre le sphénoïde en position, il
faut tourner les petites aîles en haut, en avant
et sur un plan horizontal. Ses usages sont de
faire une partie du crâne et de la face.

De l'Ethmoïde.

L'ethmoïde est un os impair, situé à la partie
antérieure de la base du crâne. La plus grande
partie de cet os se trouve dans les fosses nasales
et dans les orbites. On le divise en trois parties, une moyenne ou horizontale, et deux latérales celluleuses, nommées les masses latérales.

La partie moyenne ou horizontale porte aussi
le nom de lame criblée, parce qu'elle est percée
d'un grand nombre de trous ; elle ressemble à
un quarré long. En conséquence, on la divise en
face supérieure, face inférieure, deux bords latéraux, un bord antérieur et un bord postérieur.

La face supérieure se voit dans la fosse
moyenne et antérieure de la base du crâne.
Elle présente à sa partie antérieure et moyenne
une éminence qui s'élève perpendiculairement.
On la nomme apophyse *crista galli ;* elle est
de forme triangulaire. On y considère deux
faces latérales, un bord antérieur, un bord
postérieur, une base et un sommet. Les faces
sont ordinairement planes. Le bord antérieur
présente à sa partie inférieure deux petites éminences qui s'élèvent d'arrière en avant, et de
dedans en dehors. Elles s'articulent avec le
coronal. Le reste de ce bord est lisse et n'offre
rien de remarquable. Le bord postérieur est

oblique de haut en bas et d'arrière en avant. La base est confondue avec le reste de la portion moyenne. Le sommet donne attache à la faux du cerveau.

Sur les côtés de l'apophyse *crista galli* on remarque une gouttière percée d'un grand nombre de petits trous, par lesquels passent les nerfs olfactifs; de plus on observe à la partie antérieure de cette gouttière une petite fente qui donne passage au filet ethmoïdal de la branche nasale du nerf ophthalmique de *Willis*.

La face inférieure de la portion horizontale forme la partie moyenne de la voûte des fosses nasales; elle est partagée en deux par une lame qui, à cause de sa direction, a été nommée lame perpendiculaire de l'ethmoïde. Cette lame, dont la grandeur varie, est de forme quadrilatère : on la divise en deux faces et quatre bords, dont un supérieur, un inférieur, un antérieur et un postérieur. Les faces sont planes et n'offrent rien de remarquable. Le bord supérieur est confondu avec la lame criblée. Le bord inférieur s'articule avec le vomer et le cartilage de la cloison des fosses nasales. Le bord antérieur est articulé avec les os propres du nez et l'épine nasale du coronal. Le bord postérieur s'articule avec la crête verticale de la face antérieure du corps du sphénoïde.

Les parties latérales de la face inférieure de la lame criblée présentent les orifices des trous et de la petite fente dont il a été parlé en décrivant la face supérieure.

Les bords latéraux de la portion horizontale sont confondus avec les masses latérales. Les bords antérieur et postérieur sont très-courts :

le premier s'articule avec le coronal, et le second avec le corps du sphénoïde.

Les masses latérales de l'ethmoïde ont une forme peu facile à déterminer : on les divise en face externe, face interne, face supérieure, face inférieure, extrémité antérieure et extrémité postérieure.

La face externe des masses latérales a été nommée par les anciens, *os planum :* cette face est lisse et forme la plus grande partie de la paroi interne de l'orbite ; elle est formée elle-même par une lame mince qui recouvre extérieurement les cellules creusées dans les masses latérales. Cette lame présente un bord supérieur, un bord inférieur, un bord antérieur et un bord postérieur. Le bord supérieur s'articule avec l'échancrure ethmoïdale du coronal ; il concourt à la formation des trous orbitaires internes. Le bord inférieur s'articule avec l'os maxillaire et avec l'os du palais. Le bord antérieur est articulé avec l'os unguis. Le bord postérieur s'articule supérieurement avec le corps du sphénoïde, et inférieurement avec l'os du palais.

La face interne des masses latérales forme une grande partie de la paroi externe des fosses nasales. On remarque à sa partie supérieure et antérieure une surface plane, un peu inégale ; derrière cette surface est une petite lame mince recourbée de haut en bas, et de dedans en dehors : c'est le cornet de *Morgagni.* Au-dessous de ce cornet on voit un enfoncement qui occupe à-peu-près la moitié postérieure de la longueur des masses latérales ; on le nomme méat supérieur des fosses nasales. A sa partie supérieure et antérieure on remarque une ouverture qui conduit dans les cellules postérieures de l'os. Plus bas une autre lame recourbée, nommée cornet ethmoïdal, lequel est beaucoup plus considérable que le précédent ; sa face interne est convexe, et l'externe concave. Son bord supérieur est confondu antérieurement avec le reste des masses latérales : postérieurement il s'articule avec l'os du palais. Son extrémité antérieure est plus large que la postérieure. Entre la face externe de ce cornet et les masses latérales se trouve un enfoncement qui fait partie du méat moyen des fosses nasales. A la partie antérieure de cet enfoncement on remarque une espèce de gouttière qui monte d'arrière en avant dans les cellules antérieures de l'os ; la cellule dans laquelle cette gouttière aboutit est large supérieurement et étroite inférieurement, ce qui lui a fait donner le nom d'*infundibulum* : elle s'abouche avec l'ouverture du sinus frontal.

La face supérieure des masses latérales présente des ouvertures plus ou moins grandes , et dont le nombre varie ; elles communiquent dans les cellules ethmoïdales. Ces cellules sont recouvertes par les portions de cellules qu'on marque sur les côtés de l'échancrure ethmoïdale du coronal ; quelquefois elles le sont par des lames très minces sur lesquelles le coronal appuie. On voit ordinairement sur cette face deux petites gouttières qui , réunies à des gouttières semblables du coronal, forment les conduits orbitaires internes.

La face inférieure présente à sa partie antérieure diverses lames minces qui varient suivant les sujets ; elles s'articulent avec le cornet

inférieur. Ces lames contribuent singulière-
rement à rétrécir l'ouverture du sinus maxillaire : mais pour se former une idée exacte
de leur disposition, il faut les examiner avant
de séparer l'ethmoïde de l'os maxillaire. On
remarque en outre à la partie inférieure des
masses latérales, des portions de cellules ou
des ouvertures qui conduisent aux cellules
ethmoïdales ; ces ouvertures sont recouvertes
par la partie interne et supérieure de l'os
maxillaire.

L'extrémité antérieure des masses latérales
est coupée obliquement de dehors en dedans,
et d'arrière en avant. On y remarque l'ouverture des cellules antérieures qui, dans une tête
entière, sont recouvertes par l'os unguis. La
partie interne de cette extrémité, celle qui se
porte le plus en avant s'articule avec la face interne de l'apophyse montante de l'os maxillaire.

L'extrémité postérieure des masses latérales
de l'ethmoïde ne présente rien de bien remarquable ; on y observe ordinairement des ouvertures qui communiquent dans les cellules postérieures de l'os. Quelquefois cette extrémité
est recouverte par une lame mince qui ferme
complettement ces cellules. La plus grande
partie de cette extrémité s'articule avec la face
antérieure du corps du sphénoïde. Sa partie
inférieure s'articule avec l'os du palais.

Les masses latérales de l'ethmoïde sont remplies de cellules qu'on distingue en antérieures
et en postérieures. Les postérieures n'ont
aucune communication avec les antérieures ;
elles s'ouvrent dans le méat supérieur des
fosses nasales : les antérieures s'ouvrent dans
le méat moyen. Ces cellules sont en partie

découvertes comme il a été dit plus haut : mais lorsque l'ethmoïde est articulé avec les os environnans, elles sont complétées supérieurement par le coronal, inférieurement par l'os maxillaire, antérieurement par l'os unguis, et postérieurement par l'os du palais. Les parois de ces cellules sont très-minces; ce qui rend l'ethmoïde très-leger, quoique d'un volume assez considérable.

L'ethmoïde est composé presqu'entièrement de substance compacte : on trouve un peu de substance celluleuse dans l'apophyse *crista galli*, la lame perpendiculaire et les cornets. Cet os se développe par trois points d'ossification; un pour la partie moyenne, et un pour chaque masse latérale.

Il s'articule supérieurement avec le coronal, inférieurement avec les os maxillaires, les cornets inférieurs et le vomer; antérieurement avec les os propres du nez et les os unguis; postérieurement avec le sphénoïde et les os du palais. Pour mettre l'ethmoïde en position, il faut tourner l'apophyse *crista galli* en avant, en haut et verticalement. Les usages de cet os sont de former une grande partie des fosses nasales, et d'augmenter leurs anfractuosités.

Des Os Wormiens.

Les os wormiens ou surnuméraires sont des os particuliers qu'on trouve quelquefois entre ceux qui ont déja été décrits. Ils varient singulièrement par rapport à leur situation, à leur nombre, à leur grandeur et à leur figure. On en trouve fréquemment dans la suture lambdoïde; quelquefois un très-grand à l'angle

supérieur

supérieur de l'occipital : on en trouve encore à la réunion de l'occipital avec la portion mastoïdienne de l'os temporal, dans l'articulation des pariétaux entr'eux ; dans celle de ces os avec le coronal, et en général dans presque toutes les sutures du crâne. Le nombre de ces os varie singulièrement. Il en est de même de leur grandeur et de leur figure. Le plus grand est celui qui se trouve à l'angle supérieur de l'occipital. Chaque os wormien présente une face externe convexe, une face interne concave, et une circonférence dentelée pour s'articuler avec les os voisins. Ils sont formés, comme les autres os du crâne, de deux tables de substance compacte, et d'une couche de substance diploïque. On a comparé les os wormiens aux pièces qui forment les voûtes, et on les a appellés pour cette raison les clefs du crâne : ces os n'ont aucun usage déterminé. Ils sont le résultat de la manière dont procède l'ossification des espaces membraneux qui séparent les os du crâne dans le fœtus. Il se développe souvent dans ces espaces des points d'ossification qui deviennent le centre d'autant d'os séparés les uns des autres, mais qui ne tardent pas à s'unir ensemble ; de sorte que le nombre de ces os diminue avec l'âge, et que plusieurs disparoissent entièrement, et se confondent avec les os voisins, par les progrès successifs de l'ossification.

Des Os de la Face.

On divise la face en mâchoire supérieure et en mâchoire inférieure.

De la Mâchoire supérieure.

La mâchoire supérieure est formée par les

Tome I.   I

os propres du nez, les os maxillaires, les os unguis, les os de la pommette, les cornets inférieurs, les os du palais et le vomer.

Des Os propres du Nez.

Les os propres du nez sont situés à la partie moyenne supérieure de la face : ils ont la figure d'un quarré long, un peu plus large inférieurement que supérieurement. On les divise en face externe, face interne, bord antérieur, bord postérieur, bord supérieur et bord inférieur.

La face externe est inclinée en avant et en haut; elle est concave de haut en bas, et convexe·transversalement. Vers sa partie moyenne on voit l'orifice d'un trou qui perce cet os de part en part. Cette face est recouverte par la peau et le muscle pyramidal.

La face interne est inclinée en arrière et en bas; elle est concave. On y voit l'orifice interne du trou dont on vient de parler; on y remarque aussi des sillons qui logent les artères de la membrane pituitaire.

Le bord antérieur est incliné en dedans; il est épais supérieurement, mince inférieurement, coupé obliquement d'avant en arrière, et de dedans en dehors. Il s'articule avec l'os du côté opposé; mais dans cette articulation, les os propres du nez laissent entr'eux postérieurement un petit intervalle dans lequel sont logées l'épine nasale du coronal supérieurement et la lame perpendiculaire de l'ethmoïde inférieurement.

Le bord postérieur est un peu tourné en dehors; il est plus long et plus mince que l'antérieur. Il est coupé en biseau aux dépens de

la table externe, pour s'articuler avec l'apophyse montante de l'os maxillaire.

Le bord supérieur est très court ; il est incliné en arrière : ce bord est inégal et s'articule avec le coronal.

Le bord inferieur est un peu plus long que
le supérieur ; il est très-mince, oblique d'avant
en arrière et de haut en bas. Il forme en partie
le contour de l'ouverture antérieure des fosses
nasales, et il donne attache au cartilage latéral
du nez.

Les os propres du nez sont épais supérieurement, minces inférieurement ; ils sont composés de substance compacte et de substance
celluleuse. Leur développement a lieu par un
seul point d'ossification.

Ils s'articulent, par leur bord supérieur,
avec le coronal ; par l'antérieur entr'eux, avec
l'apophyse nasale du coronal et l'ethmoïde ; et
par le bord postérieur , avec l'apophyse montante de l'os maxillaire. Pour les mettre en
position , il faut tourner la face la plus large
en dehors, un peu en avant et en haut ; le bord
le plus long en arrière et en dehors, et le plus
court en haut et un peu en arrière.

Leurs usages sont de former la plus grande
partie du nez , et une partie de la voûte des
fosses nasales.

Des Os maxillaires.

Les os maxillaires forment la plus grande
partie de la mâchoire supérieure. Ils sont situés
à la partie moyenne de la face. Leur figure est
extrêmement difficile à déterminer. On peut
les diviser en deux faces, l'une externe, et

l'autre interne. La face externe se voit presque entièrement sans séparer ces os ; la face interne ne peut être bien apperçue qu'en les écartant. Ces deux faces sont séparées inférieurement par un bord fort épais qu'on nomme alvéolaire. Ce bord est percé de trous appellés alvéoles, dans lesquels les racines des dents sont reçues. La grandeur et la figure des alvéoles varient suivant les dents qu'elles logent. Celles qui reçoivent les racines des grosses molaires sont partagées par des cloisons en autant de cavités que ces dents ont de racines. Le côté externe du bord alvéolaire présente des bosselures et des enfoncemens qui correspondent aux alvéoles et à leurs cloisons. Sa partie postérieure donne attache au muscle buccinateur. Antérieurement les deux faces des os maxillaires sont séparées par un bord mince qui est divisé en deux parties séparées, par une petite éminence pointue, dirigée d'arrière en avant, et qui, se réunissant avec celle du côté opposé, forme l'épine nasale antérieure. La partie inférieure de ce bord est droite, et s'articule avec l'os maxillaire opposé. La partie supérieure est concave, et fait partie de l'ouverture antérieure des fosses nasales.

La face externe des os maxillaires présente à sa partie antérieure et moyenne une fosse large, plus ou moins profonde, suivant les divers sujets, nommée fosse canine. Sa partie moyenne est inégale et donne attache au muscle canin. A la partie supérieure de cette fosse est un trou nommé orbitaire inférieur, par lequel sortent les vaisseaux et le nerf sousorbitaires. Devant la fosse canine, au-dessous de l'épine nasale, on voit une petite fosse qui donne attache au muscle myrtiforme. A la partie antérieure et supérieure de cette face, on remarque une éminence qui s'élève au-dessus de toutes les autres parties de l'os, et à laquelle on donne le nom d'apophyse montante, nasale ou verticale. Cette apophyse est applatie de dehors en dedans. On la divise en face externe et face interne, en bord antérieur et bord postérieur, en base et en sommet. La face externe est concave de haut en bas : on y remarque plusieurs trous par lesquels pénètrent des vaisseaux nourriciers. On y voit aussi des inégalités qui donnent attache au muscle élévateur commun de la lèvre supérieure et de l'aîle du nez.

La face interne fait partie de la paroi externe des fosses nasales. On remarque à sa partie inférieure une crête transversale qui s'articule avec le cornet inférieur du nez. Au-dessus de cette crête est un enfoncement qui fait partie du méat moyen des fosses nasales; et au-dessus de cet enfoncement, des inégalités qui s'articulent avec les masses latérales de l'ethmoïde.

Le bord antérieur de cette apophyse est un peu oblique de haut en bas, et d'arrière en avant; il est coupé en biseau aux dépens de la table interne, pour s'articuler avec l'os propre du nez.

Le bord postérieur est creusé par une gouttière, dont la partie supérieure, moins large et moins profonde que l'inférieure, concourt à la formation de la gouttière lacrymale. L'inférieure fait partie du canal nasal. Cette gouttière partage le bord en deux lèvres, l'une interne et l'autre externe. L'interne est plus mince, et se porte un peu plus en arrière que l'externe. Elle s'articule avec l'os unguis. L'externe donne attache au tendon et aux fibres charnues du muscle orbiculaire des paupières.

Le sommet de l'apophyse montante est inégal, et s'articule avec l'échancrure nasale du coronal. La base est confondue avec le reste de l'os.

Derrière l'apophyse montante et un peu plus en dehors, on apperçoit une surface presque horizontale, un peu oblique de dedans en dehors, et de haut en bas : on la nomme orbitaire, parce qu'elle fait partie de l'orbite. Cette surface est triangulaire : elle presente trois bords, l'un interne, l'autre antérieur, et le troisième postérieur. On apperçoit vers sa partie moyenne et externe, une gouttière qui dégénère bientôt en un canal nommé sous-orbitaire ; ce canal marche d'arrière en avant. Sa partie antérieure se divise en deux portions inégales, dont la plus petite descend le long de la paroi antérieure du sinus maxillaire, sous le nom de conduit dentaire supérieur et antérieur. Ce conduit est souvent ouvert dans le sinus ; il donne passage aux vaisseaux et nerfs dentaires antérieurs et supérieurs. L'autre portion se termine au trou orbitaire inférieur. Le canal sous-orbitaire donne passage aux vaisseaux et au nerf du même nom.

Le bord interne de la surface orbitaire s'articule antérieurement avec l'os unguis ; à sa partie moyenne, avec l'ethmoïde ; et postérieurement, avec l'os du palais.

Le bord antérieur fait partie du contour de l'orbite : il donne attache au muscle élévateur de la lèvre supérieure.

Le bord posterieur est incliné en dehors ; il

est arrondi et fait partie de la fente orbitaire inférieure, ou sphéno-maxillaire.

Entre le bord antérieur et le bord postérieur de la surface orbitaire on remarque une éminence triangulaire, inégale, qui s'articule avec l'os de la pommette, ce qui lui a fait donner le nom d'éminence malaire. Au-dessous de cette éminence est un bord mousse, concave de haut en bas, qui sépare la fosse zygomatique de la fosse canine. Derrière l'éminence malaire on voit un enfoncement qui fait partie de la fosse zygomatique. Le reste de la face externe est convexe, tourné en arrière et porte le nom de tubérosité maxillaire. Dans les jeunes sujets cette tubérosité est plus saillante, parce qu'elle renferme la dernière dent molaire. A mesure que cette dent sort, la tubérosité s'affaisse, s'alonge et descend au niveau de l'arcade alvéolaire. On voit sur cette éminence un ou deux petits trous qui sont le commencement des conduits dentaires postérieurs, par lesquels passent les nerfs et les vaisseaux qui vont aux dents molaires.

La face interne des os maxillaires se voit dans les fosses nasales, et dans la voûte palatine. Cette face est partagée en deux parties, de grandeur différente, par une éminence transversale, nommée apophyse palatine. Cette apophyse présente une face supérieure, une face inférieure, un bord interne, un bord postérieur et un bord externe. La face supérieure est concave transversalement, et droite d'avant en arrière ; elle forme les deux tiers antérieurs du plancher des fosses nasales. On remarque à sa partie antérieure près le bord interne, l'orifice supérieur du conduit palatin antérieur.

La face inférieure est concave et inégale ;

elle forme lés deux tiers antérieurs de la voûte palatine. On y remarque un ou deux sillons qui logent les vaisseaux et le nerf palatins. Elle donne attache à la membrane palatine.

Le bord interne est beaucoup plus épais antérieurement que postérieurement ; il est inégal et s'articule avec l'os maxillaire de l'autre côté. La partie épaisse de ce bord est séparée de la partie mince par une gouttière qui n'occupe que la moitié inférieure de son épaisseur, et qui descend obliquement en avant. Elle forme, avec celle du côté opposé, la partie inférieure du canal palatin antérieur. De la partie supérieure de ce bord, il s'élève une crête qui est un peu déjetée en dehors, de manière qu'elle forme, avec celle du côté opposé, une rainure qui reçoit le bord inférieur du vomer.

Le bord postérieur de l'apophyse palatine est inégal et coupé en biseau aux dépens de la table supérieure ; il s'articule avec la portion horizontale de l'os du palais. Le bord interne n'existe pas réellement ; il est confondu avec le reste de l'os. Des deux portions de la face interne de l'os maxillaire, l'inférieure est la moins étendue. Elle fait partie de la fosse palatine. La supérieure forme une grande portion de la paroi externe des fosses nasales. On remarque à sa partie moyenne l'ouverture d'une grande cavité creusée dans l'épaisseur de cet os, à laquelle on a donné le nom de sinus maxillaire. Ce sinus a une figure à peu-près pyramidale et triangulaire ; sa base est tournée en dedans et son sommet en dehors. On y considère une face supérieure, une face antérieure, une face postérieure, un bord inférieur, une base et un sommet.

La face supérieure répond au plancher de l'orbite; quoique très-mince, elle contient dans son épaisseur le canal sous-orbitaire.

La face antérieure répond à la fosse canine. On y remarque supérieurement une espèce de faux qui contient le conduit dentaire antérieur et supérieur. Ce conduit est quelquefois double, et alors il y a deux petites faux.

La face postérieure répond à la tubérosité maxillaire. On y apperçoit la trace des conduits dentaires, supérieurs et postérieurs. Ces conduits, ainsi que les antérieurs, sont souvent ouverts dans le sinus, et ne forment qu'un demi-canal.

Le bord inférieur est la partie la plus déclive du sinus; il est formé par le concours de la base avec les faces antérieure et postérieure. Sa largeur est assez considérable; il répond aux alvéoles des dents molaires, et quelquefois, mais rarement, à celle de la canine. Le fond des alvéoles n'est séparé du sinus que par une lame mince qui est ordinairement soulevée par la racine des dents : souvent même cette lame est percée, et le sommet des racines des dents est à découvert. Cette disposition rend très-facile l'ouverture du sinus par le bord alvéolaire, pour donner issue au pus qui s'y forme quelquefois, ou pour attaquer les tumeurs fongueuses auxquelles il est sujet.

Le sommet du sinus maxillaire répond à l'éminence malaire. Dans les sujets adultes, le sinus n'est séparé de l'os de la pommette que par une lame très-mince qui se casse en partie lorsqu'on sépare les os.

La base répond à la paroi externe des fosses nasales. Le sinus n'est séparé de ces fosses que par une lame mince, percée d'une ouverture qui est très-grande, et irrégulièrement triangulaire dans un os maxillaire isolé; mais qui, dans une tête entière, est singulièrement rétrécie par l'ethmoïde supérieurement, le cornet inférieur antérieurement et inférieurement, et par l'os du palais postérieurement. On remarque à la partie supérieure du contour de cette ouverture des portions de cellules qui s'abouchent avec les cellules ethmoïdales. À la partie inférieure de ce contour se trouve une fente oblique d'arrière en avant, et de dedans en dehors, laquelle partage en deux lames l'épaisseur de la base du sinus; de ces lames l'une est postérieure et l'autre antérieure : elles se croisent de manière que la première s'incline un peu vers le sinus, et la seconde vers les fosses nasales. C'est entre ces deux lames, dans la fêlure qui les sépare, que s'engage le bord antérieur de la portion verticale de l'os du palais. L'ouverture du sinus maxillaire se voit dans le méat moyen des fosses nasales, entre le cornet inférieur et le cornet ethmoïdal. Ce sinus est tapissé, dans l'état frais, par une membrane très-mince qui se continue avec la membrane pituitaire. Devant l'ouverture du sinus maxillaire supérieurement, on apperçoit la partie inférieure de la gouttière qui concourt à la formation du canal nasal. Ce canal est plus étroit à sa partie moyenne qu'à ses extrémités : il n'est pas exactement rond, mais un peu applati sur les côtés; sa direction est oblique de haut en bas, d'avant en arrière et de dehors en dedans; il décrit une légère courbure dont la convexité est antérieure et la concavité postérieure. L'os maxillaire forme au moins les deux tiers de ce canal ; le reste est formé par l'os unguis et par le cornet inférieur. Derrière l'ouverture du sinus maxillaire on remarque une surface inégale qui s'articule avec la face externe de la portion verticale de l'os du palais. Derrière cette surface est une gouttière superficielle, oblique de haut en bas, et d'arrière en avant, qui fait partie du canal palatin postérieur. Au-dessous de cette gouttière, et un peu plus en arrière, on voit une surface raboteuse qui s'articule avec la tubérosité de l'os du palais.

L'os maxillaire est formé de substance compacte et de substance celluleuse ; il se développe par un seul point d'ossification. Dans les jeunes sujets, le sinus maxillaire est très-petit, il se développe avec l'âge, et devient très-grand dans les vieillards.

Cet os s'articule avec le coronal par le sommet de son apophyse montante ; avec l'ethmoïde par le bord interne de la portion orbitaire, et par la face interne de l'apophyse montante ; avec l'os propre du nez par le bord antérieur de l'apophyse montante ; avec l'os unguis par le bord postérieur de la même apophyse, et le bord interne de la surface orbitaire ; avec l'os du palais par le bord postérieur de l'apophyse palatine, par une partie de la face interne, et la partie postérieure du bord interne de la surface orbitaire ; avec le cornet inférieur par la face interne de l'apophyse montante, et la partie inférieure de l'ouverture du sinus ; avec son semblable et le vomer par le bord interne de la portion orbitaire ; avec l'os de la pommette par l'éminence malaire ; et avec les dents par les alvéoles.

Pour mettre l'os maxillaire en position, il faut placer l'apophyse montante en avant, et l'apophyse palatine en dedans , sur un plan horizontal : ses usages sont de former la plus grande partie de la mâchoire supérieure.

Des Os Unguis.

Ces os sont situés à la partie antérieure interne des orbites ; ils ont la forme d'un quarré alongé : on les divise en deux faces, l'une externe et l'autre interne ; en quatre bords, un antérieur, un postérieur, un supérieur et un inférieur.

La face externe est partagée en deux parties par une crête mince qui se porte du bord supérieur à l'inférieur ; cette crête forme le bord postérieur de la gouttière lacrymale : elle donne attache à l'aponévrose du muscle orbiculaire des paupières. Des deux parties de cette face, l'antérieure, moins large, est creusée pour former la plus grande partie de la gouttière lacrymale ; la partie postérieure, plus large, concave et lisse, forme une partie de la paroi interne de l'orbite.

La face interne est partagée aussi en deux parties par un enfoncement qui correspond à la crête de la face externe. De ces deux parties, l'antérieure répond au méat moyen des fosses nasales , vis-à-vis l'extrémité antérieure du cornet moyen ou ethmoïdal ; la postérieure est appuyée sur les masses latérales de l'ethmoïde dont elle recouvre les cellules antérieures.

Le bord antérieur est creusé par une gouttière qui s'articule avec la lèvre interne de la gouttière qu'on remarque sur le bord postérieur de l'apophyse montante de l'os maxillaire.

Le bord postérieur est très-mince ; il s'articule avec le bord antérieur de la partie de l'ethmoïde appelée *os planum*.

Le bord supérieur est inégal, et s'articule avec l'apophyse orbitaire interne du coronal.

Le bord inférieur est divisé en deux portions qui correspondent à celles des faces ; la postérieure s'articule avec le bord interne de la portion orbitaire de l'os maxillaire ; l'antérieure descend un peu plus bas, elle s'articule avec le cornet inférieur et concourt à la formation du canal nasal.

Les os unguis sont extrêmement minces : leur portion lacrymale est percée par un grand nombre de petits trous ; ils sont formés presque entièrement de substance compacte. Leur développement se fait par un seul point d'ossification. Ils s'articulent avec le coronal par le bord supérieur ; avec l'ethmoïde par le bord antérieur et par la partie postérieure de la face interne ; avec l'os maxillaire par le bord antérieur, et par la partie postérieure du bord inférieur ; et avec le cornet inférieur par la partie antérieure du bord inférieur. Pour mettre ces os en position, et distinguer le droit du gauche, il faut placer la gouttière en avant et en dehors, et le bord le moins long et le plus inégal en haut.

Leurs usages sont de faire partie de l'orbite, des fosses nasales, de la gouttière lacrymale et du canal nasal.

Des Os de la Pommette.

Ces os sont situés aux parties supérieures et latérales de la face : leur figure est à peu-près quarrée. On les divise en deux faces, l'une externe, et l'autre interne; quatre bords, deux supérieurs, l'un antérieur, et l'autre postérieur; deux inférieurs, l'un antérieur, et l'autre postérieur aussi; en quatre angles, un supérieur, un inférieur, un antérieur et un postérieur.

La face externe est convexe. Elle offre un ou deux trous par lesquels passent des filets de nerfs et des rameaux d'artères. La partie inférieure de cette face donne attache au muscle grand zygomatique, et au petit, lorsqu'il existe.

La face interne de cet os est un peu concave. Sa partie antérieure est inégale, et s'articule avec l'éminence malaire de l'os maxillaire. Sa partie postérieure est lisse et concourt à la formation des fosses temporale et zygomatique.

Des deux bords supérieurs de cet os, l'antérieur est concave, arrondi, et fait partie de la base de l'orbite. Ce bord est continu avec une éminence qui se porte en dedans et en arrière, à laquelle on donne le nom d'apophyse orbitaire. Cette apophyse présente une face supérieure, une face inférieure et un bord. La face supérieure est concave et fait partie de l'orbite. On y voit un ou deux trous qui communiquent avec celui de la face externe. La face inférieure est convexe et fait partie de la fosse temporale. Elle présente souvent un des orifices du conduit qui traverse l'épaisseur de cet os.

Le bord de cette apophyse est tourné en arrière et en dedans. Il est partagé en deux parties, par un angle plus ou moins saillant qui concourt à la formation de la fente sphéno-maxillaire. La partie supérieure s'articule avec la portion

supérieure du bord antérieur de l'aîle du sphénoïde, et l'inférieur avec l'éminence malaire
de l'os maxillaire.

Le bord postérieur et supérieur des os de
la pommette est courbé en manière d'*S* italique. Il donne attache à l'aponévrose externe
du muscle temporal.

Des deux bords inférieurs, l'antérieur est
inégal, et s'articule avec l'éminence malaire
de l'os maxillaire. Le postérieur est dirigé
presque horizontalement ; il est inégal, et
donne attache au muscle masseter.

L'angle supérieur est formé par le concours
des deux bords supérieurs et de l'apophyse
orbitaire. Cet angle est le plus épais des quatre ;
il est dentelé et s'articule avec l'apophyse orbitaire externe du coronal.

L'angle inférieur est mousse et s'articule
avec l'éminence malaire de l'os maxillaire.

L'angle antérieur est le plus mince et le plus
aigu de tous ; il s'articule avec la même éminence malaire. Sa partie externe donne attache
aux fibres du muscle élévateur de la lèvre supérieure.

L'angle postérieur est taillé en biseau aux
dépens de la partie supérieure, et s'articule
avec le sommet de l'apophyse zygomatique du
temporal.

Les os de la pommette sont composés de
substance compacte et de substance celluleuse.
Leur développement se fait par un seul point
d'ossification. Ils s'articulent avec le coronal
par l'angle supérieur ; avec l'os maxillaire par
la face interne, l'angle antérieur, l'inférieur,
le bord inférieur et antérieur, et par l'apophyse
orbitaire ; avec le sphénoïde par l'apophyse

orbitaire ; et avec le temporal par l'angle postérieur.

Pour mettre ces os en position, il faut
tourner la face convexe en dehors, le bord
concave arrondi en devant et en haut, et
l'angle le plus épais directement en haut.

Leurs usages sont de faire partie de la face,
de l'orbite et de la fosse temporale.

Des Os du Palais.

Ces os sont situés à la partie postérieure
des fosses nasales et de la voûte palatine. On
les divise en deux portions, l'une inférieure ou
horizontale, et l'autre supérieure ou verticale.

La portion inférieure est de forme quarrée.
On y considère deux faces, l'une supérieure,
et l'autre inférieure ; quatre bords, un antérieur, un postérieur, un interne et un externe.

La face supérieure forme le tiers postérieur
du plancher des fosses nasales ; elle est un peu
concave de dedans en dehors, et droite d'avant
en arrière. La face inférieure est un peu concave. On voit à sa partie postérieure une crête
transversale plus ou moins saillante, qui donne
attache à l'aponévrose du muscle péristaphylin
externe. Cette face forme le tiers postérieur de
la voûte palatine.

Le bord antérieur est inégal et coupé en
biseau aux dépens de la partie inférieure. Il
s'articule avec le bord postérieur de l'apophyse
palatine de l'os maxillaire.

Le bord postérieur est concave, mince et
libre.

Le bord interne est le plus épais ; il présente des inégalités pour son articulation avec
l'os

l'os du côté opposé. De la partie supérieure de ce bord il s'élève une crête mince, qui, réunie avec celle du côté opposé, forme une petite rainure dans laquelle est reçu le vomer. Ce bord forme avec le postérieur un angle aigu qui, réuni à celui du côté opposé, produit l'épine nasale postérieure.

Le bord externe est confondu avec le bord inférieur de la portion verticale.

La portion verticale des os du palais a la forme d'un quarré long. On la divise en face externe, face interne, bord antérieur, bord postérieur, bord supérieur et bord inférieur.

La face externe est inégale dans presque toute son étendue ; elle s'articule avec la face interne de l'os maxillaire. La partie supérieure et postérieure de cette face est lisse ; elle concourt à la formation du sommet de la fosse zygomatique.

La face interne présente à sa partie inférieure un enfoncement large et superficiel, qui fait partie du méat inférieur des fosses nasales. Au-dessus de cet enfoncement on apperçoit une crête transversale qui s'articule avec le cornet inférieur. Au-dessus de cette crête est un autre enfoncement large et superficiel, qui fait partie du méat moyen.

Le bord antérieur est mince et inégal ; il s'appuie contre la face interne de l'os maxillaire. La partie inférieure de ce bord présente un alongement plus ou moins considérable, qui couvre une partie de l'ouverture du sinus maxillaire. Cet alongement est reçu dans la fente qu'on apperçoit à la partie inférieure de cette ouverture.

Le bord postérieur est coupé en biseau aux dépens de la table externe. Il s'articule avec le côté interne de l'apophyse ptérigoïde. A la partie inférieure de ce bord on remarque une éminence qu'on nomme apophyse pyramidale, ou ptérigoïdienne. Cette éminence a la forme d'une pyramide triangulaire couchée horizontalement. On la divise en face supérieure, face inférieure et face externe, en base et en sommet.

La face supérieure est inclinée en dedans. Elle présente trois enfoncemens, un moyen et deux latéraux. Le premier fait partie de la fosse ptérigoïdienne, et donne attache au muscle ptérigoïdien interne. Les deux autres sont raboteux et s'articulent avec les aîles de l'apophyse ptérigoïde. L'interne est plus large et plus profond que l'externe. La face inférieure a très-peu de largeur ; elle forme une partie de la voûte palatine. On y apperçoit antérieurement un ou deux trous qui communiquent avec le canal palatin postérieur, et qui donnent passage à des filets du nerf palatin, et à des rameaux des vaisseaux palatins supérieurs.

La face externe est inégale dans sa moitié antérieure, et s'articule avec l'os maxillaire. Sa moitié postérieure fait partie de la paroi interne de la fosse zygomatique, et donne attache au muscle ptérigoïdien externe.

La base de cette apophyse est confondue avec la portion verticale de l'os. Elle est creusée par une gouttière qui forme plus des trois quarts du canal palatin postérieur.

Le sommet ne présente rien de particulier. Il répond au-dessous de l'aîle externe de l'apophyse ptérigoïde.

Le bord supérieur de la portion verticale de l'os du palais présente deux apophyses, l'une antérieure, plus grande, un peu inclinée en

dehors , et qu'on nomme orbitaire ; l'autre
postérieure, plus petite, déjetée en dedans ,
appellée sphénoïdale. Ces apophyses sont séparées l'une de l'autre, par une grande échancrure
que le sphénoïde convertit en un trou nommé
sphéno-palatin : quelquefois elles sont unies
supérieurement ; et alors , au lieu d'une échancrure , on voit entr'elles un trou complet.
D'autres fois il y a un trou et une échancrure.

L'apophyse antérieure s'élève un peu plus
que la supérieure. Elle présente cinq facettes
bien distinctes, la supérieure, l'antérieure,
l'interne, l'externe et la postérieure. La facette
supérieure a peu d'étendue ; elle est un peu
concave , lisse , et forme la partie la plus reculée du plancher de l'orbite. L'antérieure est
inclinée en bas et en dehors ; elle est inégale
et s'articule avec l'os maxillaire. La postérieure
est inclinée en dedans et en haut ; elle présente
ordinairement l'ouverture d'une cellule qui est
creusée dans l'épaisseur de cette apophyse , et
qui communique avec le sinus sphénoïdal. Le
contour de cette ouverture s'articule avec le
bord de l'ouverture du sinus du sphénoïde.
La facette interne est inclinée en haut ; elle
s'articule avec les masses latérales de l'ethmoïde. On remarque quelquefois sur cette
facette , l'ouverture de la cellule dont nous
venons de parler , laquelle s'ouvre alors dans
les cellules ethmoïdales postérieures. Dans ce
cas , la facette postérieure s'articule par toute
sa surface avec le côté externe de l'ouverture
du sinus sphénoïdal. La facette externe est
lisse , inclinée en arrière , et fait partie de la
fosse zygomatique. Elle est séparée de la
supérieure par un bord mousse qui concourt

à la formation de la fente orbitaire inférieure.

L'apophyse antérieure et supérieure de l'os du palais tient à la portion verticale par un pédicule, sur le côté interne duquel on voit une petite crête transversale qui s'articule avec le cornet ethmoïdal, et plus haut un petit enfoncement qui fait partie du méat supérieur des fosses nasales. La partie postérieure de ce pédicule concourt à la formation du trou sphéno-palatin.

L'apophyse postérieure présente trois facettes, l'une interne, l'autre externe, et la troisième supérieure; et deux bords, l'un antérieur et l'autre postérieur. La face interne est concave et fait partie des fosses nasales. L'externe fait partie du sommet de la fosse zygomatique. La supérieure est moins large que les précédentes. Elle s'articule avec la face inférieure du corps du sphénoïde. On remarque à sa partie externe une petite gouttière qui concourt à la formation du conduit ptérigo-palatin.

Le bord antérieur contribue à la formation du trou sphéno palatin. Le postérieur est coupé en biseau aux dépens de la lame externe. Il s'appuie sur le côté interne de l'apophyse ptérigoïde.

Le bord inférieur de la portion verticale des os du palais n'existe point réellement; il est confondu avec le bord externe de la portion horizontale.

Les os du palais sont très-minces dans toutes leurs parties. Ils sont formés presqu'entièrement de substance compacte. Leur développement se fait par un seul point d'ossification. Ils s'articulent avec le sphénoïde, l'ethmoïde, l'os maxillaire, le cornet inférieur, le vomer et entr'eux.

Ils s'articulent avec l'os maxillaire, par le bord antérieur de la portion horizontale, par la face externe et le bord antérieur de la portion verticale, par la face externe de l'apophyse pyramidale, et la face antérieure de la grande apophyse du bord supérieur; avec le sphénoïde, par la face supérieure de l'apophyse pyramidale, par le bord postérieur de la portion verticale, la face supérieure de l'apophyse postérieure du bord supérieur, et la face postérieure de l'apophyse antérieure; avec l'ethmoïde par la face interne de l'apophyse antérieure, et la crête du pédicule de cette apophyse; avec le cornet inférieur par la crête de la face interne de la portion verticale; enfin, ils s'articulent entr'eux et avec le vomer par le bord interne de la portion horizontale.

Pour mettre ces os en position, et distinguer le droit du gauche, il faut placer en dedans et sur un plan horizontal la portion quarrée, tourner en dehors, en arrière et en bas l'apophyse pyramidale. Les usages des os du palais sont de faire partie des fosses nasales, palatines et orbitaires.

Des Cornets inférieurs.

Les cornets inférieurs sont situés aux parties latérales inférieures des fosses nasales; ils sont elliptiques et recourbés de dedans en dehors. On y considère deux faces, une interne et l'autre externe; deux bords, l'un supérieur et l'autre inférieur; et deux extrémités, l'une antérieure et l'autre postérieure.

La face interne est convexe inférieurement, et concave supérieurement. La face externe est concave. L'une et l'autre présentent diverses ouvertures qui font paroître cet os presque entièrement celluleux. Le bord supérieur est inégal dans son tiers antérieur, et s'articule avec la crête transversale qu'on remarque à la face interne de l'apophyse montante de l'os maxillaire. A la réunion du quart antérieur avec les trois quarts postérieurs, on remarque une petite éminence mince, un peu concave en dehors, dont le sommet s'articule avec l'os unguis, et les bords antérieur et postérieur, avec les côtés de la gouttière creusée sur le bord postérieur de l'apophyse montante de l'os maxillaire. Cette éminence fait partie du canal nasal.

Vers la partie moyenne de ce bord on remarque deux éminences, dont l'une va en montant et varie beaucoup par rapport à la figure et à la grandeur, suivant les divers sujets : elle s'articule avec les masses latérales de l'ethmoïde. L'autre, plus large et plus mince, se porte de haut en bas, et de dedans en dehors, et s'engage dans l'ouverture du sinus maxillaire qu'elle recouvre en partie. Le reste du bord supérieur est inégal et s'articule avec la crête qu'on remarque sur la face interne de la portion verticale de l'os du palais.

Le bord inférieur de cet os est plus épais que le supérieur. Il est convexe, inégal, et ne tient à rien.

Des deux extrémités, l'antérieure est beaucoup plus large que la postérieure. Du reste, elles ne présentent rien de remarquable.

Les cornets inférieurs sont composés de substance compacte et de substance celluleuse. Le développement de ces os a lieu par un seul point d'ossification.

Ils s'articulent avec l'os maxillaire, l'os du

palais, l'os unguis et l'ethmoïde. Toutes ces articulations ont lieu par leur bord supérieur. Pour mettre les cornets inférieurs en position, il faut tourner la face convexe en dedans, le bord sur lequel il y a des éminences en haut, et l'extrémité la plus large en avant.

Leurs usages sont d'augmenter l'étendue des fosses nasales, et par conséquent celle de la membrane pituitaire.

Du Vomer.

Le vomer est un os impair, situé à la partie postérieure de la cloison des fosses nasales. La figure de cet os est quadrilatère; mais elle varie un peu suivant les sujets. On le divise en deux faces, l'une droite, et l'autre gauche; et en quatre bords; savoir, un supérieur, un inférieur, un antérieur et un postérieur.

Les faces du vomer sont ordinairement plates. Il n'est pas rare cependant d'en voir une concave et l'autre convexe : souvent elles sont l'une et l'autre sillonnées de haut en bas et d'arrière en avant. Quelquefois l'une est creusée par un enfoncement qui suit la longueur de l'os, et l'autre est surmontée par une crête plus ou moins saillante qui affecte la même direction.

Le bord supérieur est creusé par une gouttière dont la partie antérieure plus étroite dégénère en une fente qui se prolonge plus ou moins bas entre les deux lames dont cet os est composé. Les bords de cette gouttière s'écartent en dehors, et prennent une direction presque horizontale. Elle reçoit la crête qui se trouve à la partie moyenne de la face inférieure du corps du sphénoïde, pendant que ses bords s'engagent sous les petites lames qu'on remarque aux parties latérales de la même face du corps du sphénoïde, près la base des apophyses ptérigoïdes. Le bord inférieur s'articule avec les os maxillaires antérieurement, et avec ceux du palais postérieurement. Il est reçu dans la rainure que ces os laissent entr'eux.

Le bord antérieur est incliné en haut ; sa partie supérieure est ordinairement partagée en deux lames : elle s'articule avec la lame perpendiculaire de l'ethmoïde. Sa partie inférieure est unie au cartilage de la cloison des fosses nasales.

Le bord postérieur est libre ; il est incliné en bas et sépare les ouvertures postérieures des fosses nasales l'une de l'autre. Le vomer est mince et transparent, excepté à sa partie supérieure, et à sa partie antérieure et inférieure. Il est composé presqu'entièrement de substance compacte. Son développement se fait par un seul point d'ossification.

Il s'articule par son bord supérieur avec le sphénoïde ; par son bord antérieur avec l'ethmoïde, et par son bord inférieur avec les os maxillaires et ceux du palais. Pour mettre le vomer en position, il faut tourner le bord le plus épais en haut, sur un plan horizontal, et mettre en arrière la partie la plus large de ce bord.

Les usages de cet os sont de former une partie de la cloison des fosses nasales.

De la Mâchoire inférieure.

La mâchoire inférieure est formée par un

seul os nommé maxillaire inférieur ou mâchoire inférieure.

Cet os est courbé en arrière et représente un demi ovale, dont les extrémités sont relevées assez pour faire un angle presque droit avec la partie antérieure du demi-ovale. On peut distinguer à la mâchoire inférieure une face antérieure, une face postérieure, un bord supérieur, un bord inférieur, et deux extrémités ; mais pour en faciliter la description, on la divise en partie moyenne qu'on nomme le corps, et en parties latérales qu'on appelle les branches.

Le corps de la mâchoire inférieure est demi-ovalaire. On y considère une face antérieure ou externe, une face postérieure ou interne, et deux bords, l'un supérieur et l'autre inférieur.

La face antérieure est convexe, et légèrement inclinée en haut. On remarque à sa partie moyenne une ligne qui se porte de haut en bas, et qui est la trace de l'union des deux pièces dont cet os est composé dans les jeunes sujets. On a donné à cette ligne le nom de symphyse du menton. Sa partie inférieure se termine à l'angle supérieur d'une surface saillante, triangulaire, à laquelle on donne le nom d'éminence du menton. Sur les côtés de cet angle on voit une petite fossette qui donne attache au muscle appellé houpe du menton. L'éminence du menton est plus ou moins marquée chez les différens sujets ; ses angles latéraux et inférieurs forment le commencement de deux lignes qu'on nomme obliques externes. Ces lignes sont d'abord presque horizontales, ensuite elles montent en arrière et se continuent avec le bord antérieur des branches de cet os. Les muscles quarrés du menton, triangulaires des lèvres et peauciers, s'attachent à ces lignes. Au-dessus de chaque ligne oblique externe, on remarque un trou ovale nommé mentonnier ; ce trou regarde en haut et en arrière : il communique avec le conduit dentaire inférieur, et il donne passage aux vaisseaux et au nerf maxillaires inférieurs.

La face interne du corps de la mâchoire est concave et un peu inclinée en bas. On remarque à sa partie moyenne la trace de la symphyse du menton. A la partie inférieure de cette symphyse, on apperçoit une éminence appellée apophyse géni ou épine interne du menton, à laquelle s'attachent les muscles génio-glosses et les génio-hyoïdiens. Quelquefois, au lieu d'une apophyse, on voit seulement des inégalités. Sur les côtés de cette apophyse il y a une fossette qui répond à la glande sublinguale ; au-dessous de cette fossette on voit un enfoncement inégal qui donne attache au ventre antérieur du muscle digastrique. Les parties latérales de cette face sont partagées chacune en deux portions, par une ligne qu'on nomme oblique interne ou myloïdienne. Cette ligne commence près de la symphyse du menton : delà elle monte en arrière, en devenant de plus en plus saillante et épaisse, jusqu'au côté interne des alvéoles qui logent les racines des deux dernières dents molaires, où elle forme une espèce de bosse oblongue. Les trois quarts antérieurs de cette ligne donnent attache au muscle mylo-hyoïdien, et son quart postérieur à une portion du constricteur supérieur du pharynx. La portion de la face interne placée au-dessus de cette ligne est presque plane, lisse et recouverte par la membrane qui tapisse la bouche. La portion qui se trouve au-dessous est creusée par un enfoncement plus large et plus profond en arrière qu'en avant, et dont la direction est la même que celle de la ligne. Cet enfoncement répond à la glande maxillaire.

Le bord supérieur du corps de la mâchoire inférieure porte le nom de bord alvéolaire, parce qu'il est creusé par des cavités qu'on nomme alvéoles, et dans lesquelles les racines des dents sont logées. Ce bord est moins épais à sa partie moyenne qu'à ses parties latérales et postérieures qui se jettent un peu en dedans. Les alvéoles creusées dans son épaisseur, se distinguent comme les dents dont elles reçoivent les racines, en incisives, canines et molaires. La grandeur et la figure de ces cavités sont semblables à celles des racines des dents. Dans chaque alvéole des grosses molaires il y a des cloisons, dont le nombre est relatif à celui des cavités creusées dans l'alvéole. Le côté externe du bord alvéolaire présente des bosselures et des enfoncemens qui correspondent aux alvéoles et aux cloisons qui les séparent. Son côté interne est aussi bosselé, mais moins que l'externe.

Le bord inférieur du corps de la mâchoire inférieure a un peu plus d'étendue que le supérieur. On le nomme communément base de la mâchoire. Ce bord est arrondi et n'offre rien de particulier. Sa partie moyenne donne attache au muscle peaucier.

Les branches de la mâchoire inférieure ont la forme d'un quarré alongé. On les divise en deux faces, quatre bords et quatre angles. Des faces, l'une est externe et l'autre interne ; des bords, l'un est antérieur, l'autre postérieur, le troisième supérieur et le quatrième inférieur ; des quatre angles, deux sont supérieurs, l'un antérieur, et l'autre postérieur, et deux inférieurs, l'un antérieur et l'autre postérieur aussi.

La face externe est plane ; elle donne attache dans presque toute son étendue au muscle masseter.

La face interne est un peu concave. On voit à sa partie moyenne un trou dont le contour irrégulier présente à sa partie antérieure interne une espèce d'épine qui donne attache au ligament latéral interne de l'articulation de la mâchoire avec le temporal. Ce trou est le commencement d'un canal appellé maxillaire ou dentaire inférieur : ce canal descend d'arrière en avant sous les alvéoles avec lesquelles il communique par de petites ouvertures. Arrivé aux alvéoles des dents incisives, il se détourne un peu de sa première direction, remonte en dehors et communique avec le trou mentonnier. Ce canal contient les vaisseaux et le nerf maxillaires ou dentaires inférieurs. Plus bas, la face interne de la branche de la mâchoire est creusée par un petit sillon qui loge un filet du nerf dentaire inférieur, et un rameau des vaisseaux du même nom. Plus bas encore, elle présente des inégalités qui donnent attache au muscle ptérigoïdien interne.

Le bord supérieur des branches de la mâchoire est concave et mince. Le bord inférieur est assez épais, arrondi et se continue avec celui du corps : il fait partie de la base de l'os.

Le bord antérieur est fort mince supérieurement : sa partie inférieure est plus épaisse et se continue avec la ligne oblique externe du corps.

Le bord postérieur est un peu incliné en bas ; il est arrondi et recouvert par la glande parotide.

L'angle supérieur et antérieur porte le nom d'apophyse coronoïde : cette éminence est plus ou moins alongée suivant les divers sujets. Elle présente une face externe, une face interne, un bord antérieur, un bord postérieur et un sommet. La face externe est plane ; elle donne attache à quelques fibres du masseter. La face interne présente une élévation longitudinale qui se confond inférieurement avec la ligne oblique interne du corps. Devant cette éminence on voit un enfoncement en forme de gouttière, dont la partie inférieure se continue au côté externe du bord alvéolaire, et donne attache au muscle buccinateur. Cette face donne attache au muscle temporal. Les deux bords de l'apophyse coronoïde se continuent, l'un avec le bord antérieur de la branche de l'os, et l'autre avec son bord supérieur. Ils donnent attache au muscle temporal. Le sommet donne attache au même muscle.

L'angle supérieur et postérieur s'appelle condyle de la mâchoire. Ce condyle est ovale transversalement, de manière cependant que son extrémité externe est un peu plus en avant que l'interne. Sa surface présente une convexité qui se termine par une pente douce en arrière, tandis qu'en avant elle est coupée presque verticalement. Cette éminence est supportée par une partie étroite à laquelle on donne le nom de col. Ce col est courbé en avant, sa partie postérieure est convexe ; sa partie antérieure est creusée du côté interne par un enfoncement qui donne attache au muscle ptérigoïdien externe. Le condyle de la mâchoire est reçu dans la cavité glénoïde du temporal.

L'angle antérieur et inférieur des branches de la mâchoire n'existe pas réellement ; il est confondu avec le corps.

L'angle inférieur et postérieur est appellé proprement angle de la mâchoire ; c'est la partie de cet os la plus saillante à travers la peau. Cet angle est très-obtus dans les enfans ; avec l'âge sa grandeur diminue, et il devient presque droit dans la vieillesse. On y considère une lèvre externe, une lèvre interne et un interstice. La lèvre externe donne attache au muscle masseter ; l'interne donne attache au ptérigoïdien interne ; et l'interstice au ligament stylo-maxillaire.

La mâchoire inférieure est composée de substance compacte et de substance spongieuse ; elle se développe par deux points d'ossification qui se réunissent au menton. Cette réunion a lieu de très-bonne heure. Dans les enfans, les branches sont beaucoup moins recourbées en haut que dans les adultes, en sorte que la ligne moyenne de leur direction forme, avec la ligne de direction du corps, un angle plus grand dans les premiers que dans les derniers. Le bord alvéolaire présente des différences très-marquées dans les différens âges : mais nous les ferons connoître plus bas en traitant des dents. Pour mettre la mâchoire inférieure en position, il faut tourner sa face convexe en avant, le bord alvéolaire en haut et sur un plan horizontal. Cet os s'articule avec les temporaux et les dents.

De l'articulation de la Mâchoire inférieure avec les Temporaux.

L'articulation de la mâchoire inférieure avec les temporaux, est une double arthrodie. Les parties du temporal qui s'articulent avec la mâchoire, sont la cavité glénoïde et la racine transversale de l'apophyse zygomatique.

La cavité glénoïde est ovale transversalement. Son extrémité externe est un peu plus en avant que l'interne. Elle est partagée en deux par la fissure glénoïdale. La partie antérieure est seule articulaire. La racine transversale de l'apophyse zygomatique est convexe d'arrière en avant, et un peu concave de dehors en dedans. Sa direction est la même que celle de la cavité glénoïde. Un seul cartilage articulaire recouvre la cavité glénoïde et la partie postérieure de l'éminence transversale. Les condyles de la mâchoire sont les parties de cet os qui s'articulent avec les temporaux ; ces éminences sont recouvertes , dans l'état frais , par un cartilage mince qui s'amincit encore et disparoît , à mesure qu'il approche de la partie postérieure qui n'est recouverte que par un périoste lisse. Le condyle de la mâchoire ne touche pas au temporal immédiatement. On trouve entre ces os une substance intermédiaire qu'on nomme communément cartilage inter-articulaire : c'est une lame mince , ovale transversalement, à laquelle on distingue une face supérieure , une face inférieure , et une circonférence. La face supérieure est concave d'avant en arrière , et un peu convexe transversalement à sa partie antérieure ; et convexe à sa partie postérieure. La partie concave de cette face touche à la partie postérieure de l'apophyse transversale, et la partie convexe correspond à la cavité glénoïde. La face inférieure est concave et recouvre le condyle. Ces faces sont très-lisses et mouillées par la synovie. La circonférence est fortement unie à la face interne de la capsule, et antérieurement elle donne attache aux fibres du muscle ptérigoïdien externe. Cette lame est beaucoup plus épaisse dans sa circonférence qu'à sa partie moyenne, où l'on remarque quelquefois un trou. Sa partie postérieure est plus épaisse que l'antérieure. Elle est moins dure que les cartilages, mais plus dure que les ligamens. Elle est composée de fibres concentriques les unes aux autres, et très-serrées. Ces fibres sont plus apparentes vers la circonférence qu'à la partie moyenne.

Lorsque la bouche est fermée et que la mâchoire est portée en arrière, la partie la plus saillante du condyle est logée dans la cavité glénoïdale, et sa partie antérieure appuie sur la partie postérieure de l'apophyse articulaire du temporal.

La mâchoire inférieure est unie aux temporaux par plusieurs ligamens ; savoir, une capsule, un ligament latéral externe, et un ligament latéral interne. On ajoute à ces ligamens ceux appellés stylo-maxillaire et inter-maxillaire.

La capsule entoure l'articulation ; elle présente deux faces, une externe et l'autre interne ; deux bords, l'un supérieur et l'autre inférieur.

La face externe est recouverte en dehors par
le

le ligament latéral externe ; en arrière, par la
glande parotide ; en dedans, par le ligament
latéral interne ; et en avant, par le muscle ptérigoïde externe, aux fibres duquel elle donne
attache.

La face interne est lisse et mouillée par la
synovie, excepté à l'endroit où elle adhère au
bord du ligament inter-articulaire.

Le bord supérieur est attaché devant l'apophyse transverse du temporal, aux côtés externe
et interne de cette apophyse et de la cavité glénoïde, et au bord antérieur de la fissure glénoïdale. Le bord inférieur s'attache à la circonférence du condyle ; il descend beaucoup plus
bas en arrière qu'en avant. Cette capsule est très-
mince ; elle est formée par du tissu cellulaire,
dont les feuillets sont plus multipliés et moins
serrés les uns contre les autres postérieurement
qu'antérieurement. Son principal usage est de
contenir la synovie. Elle est assez lâche et
assez extensible pour permettre le déplacement
du condyle dans les divers mouvemens de la
mâchoire.

Le ligament latéral externe s'étend depuis
l'extrémité externe de l'apophyse articulaire
du temporal, jusqu'au condyle de la mâchoire.
Il est mince et étroit. Sa face externe est recouverte par la peau et par la glande parotide.
Sa face interne recouvre la capsule à laquelle
elle est unie. Son extrémité supérieure s'attache à l'extrémité externe de l'apophyse transverse du temporal ; delà il descend en arrière
et va s'attacher à l'extrémité externe du condyle, et à la partie voisine du col. Ce ligament
est composé de fibres parallèles les unes aux
autres, et unies par du tissu cellulaire serré.

Le ligament latéral interne s'étend de l'apophyse épineuse du sphénoïde, au côté interne de l'orifice postérieur du conduit dentaire inférieur. Ce ligament est plus étroit supérieurement qu'inférieurement. Sa face interne répond au muscle ptérigoïdien interne ; sa face externe répond supérieurement à la capsule et au muscle ptérigoïdien externe : plus bas, elle est séparée du col du condyle par l'artère maxillaire interne, et par les vaisseaux et le nerf dentaires inférieurs.

L'extrémité supérieure de ce ligament s'attache à l'apophyse épineuse du sphénoïde : delà il descend en avant et va s'attacher, par son extrémité inférieure, au côté interne et antérieur de l'orifice du·conduit dentaire inférieur. Ce ligament est formé de fibres longitudinales qui divergent inférieurement. Il est si mince dans certains sujets, qu'on l'enlève souvent sans s'en appercevoir.

Le ligament stylo-maxillaire s'attache, d'une part, à l'apophyse styloïde du temporal ; et de l'autre, à l'angle de la mâchoire. Ce ligament paroît moins destiné à unir la mâchoire au temporal, qu'à multiplier les attaches du muscle stylo-glosse.

Quant au ligament inter-maxillaire décrit par *Winslow* et d'autres Anatomistes, il n'existe point réellement. On aura sans doute pris, pour ce ligament, une aponévrose très-mince et fort étroite, qui est commune au muscle buccinateur et au constricteur supérieur du pharynx. Cet e aponévrose peut d'autant mieux en imposer pour un ligament, que la membrane interne de la bouche qui lui est fortement unie, en augmente l'épaisseur.

Les ligamens dont nous venons de parler, ne sont pas les seuls moyens d'union entre la mâchoire inférieure et les temporaux : les muscles masseters, temporaux et ptérigoïdiens, destinés aux mouvemens de la mâchoire, concourent singulièrement aussi à l'affermissement de son articulation.

La mâchoire inférieure peut s'abaisser, s'élever, se porter en avant, en arrière, à droite et à gauche.

Lorsque l'abaissement de la mâchoire est peu considérable, les condyles restent dans les cavités glénoïdes, pendant que la partie antérieure de cet os descend en décrivant un arc de cercle; mais si l'abaissement augmente, les condyles quittent les cavités glénoïdes, se portent en avant sous les apophyses articulaires, et entraînent avec eux les ligamens inter-articulaires. Les apophyses coronoïdes se portent en avant et en bas sous les éminences malaires où elles font une saillie très-remarquable; les angles se portent en arrière. Dans le premier cas, c'est-à-dire, lorsque l'abaissement est très peu considérable, la mâchoire se meut sur les condyles mêmes; dans le second, elle se meut sur une ligne qui traverseroit les branches un peu au-dessus de leur partie moyenne.

L'abaissement de la mâchoire produit l'ouverture de la bouche; mais cette ouverture ne dépend pas seulement de l'abaissement de la mâchoire inférieure : l'élévation de la supérieure y contribue aussi, comme on peut s'en convaincre aisément, en plaçant un fil ou la lame d'un couteau entre les dents, et en ouvrant ensuite la bouche. On voit alors que les dents supérieures s'éloignent de ce corps ; mais qu'à la vérité elles s'en éloignent beaucoup moins que les inférieures. Ce mouvement d'élévation de la mâchoire supérieure est un mouvement de toute la tête sur la première vertèbre du cou.

Lorsque la mâchoire inférieure s'élève, les condyles se portent en arrière et rentrent dans les cavités glénoïdes ; les apophyses coronoïdes remontent, se portent un peu en arrière et se cachent sous les arcades zygomatiques ; les angles se portent en avant ; enfin, toutes les parties de la mâchoire se rétablissent dans l'état où elles étoient auparavant.

Le mouvement par lequel la mâchoire se porte en avant, est un mouvement horizontal de toutes ses parties ; il s'exécute de la manière dont tout le monde le conçoit. Il est à remarquer cependant que le mouvement en avant est toujours accompagné d'un léger mouvement d'abaissement, et le mouvement en arrière d'un léger mouvement d'élévation. La mâchoire ne peut être mue en arrière qu'après qu'elle a été portée en avant.

On a cru pendant long-temps que dans les mouvemens latéraux de la mâchoire, à droite et à gauche, le condyle correspondant au côté vers lequel la mâchoire se porte, étoit mu de dedans en dehors, et le condyle apposé de dehors en dedans : mais la structure de l'articulation et la disposition particulière des muscles rendent la chose impossible. Voici comment s'exécutent ces mouvemens latéraux.

Lorsque le menton est porté à gauche, par exemple, le condyle du même côté s'enfonce dans la cavité glénoïde, et le condyle droit glisse d'arrière en avant, et se porte au-dessous de l'apophyse articulaire du temporal, en tournant autour du condyle gauche comme sur un centre.

La mâchoire étant portée en avant ou fortement abaissée, si l'on tourne le menton à gauche, le condyle, de ce côté, glisse d'avant en arrière, et s'enfonce dans la cavité glénoïde, en tournant autour du condyle droit qui devient le centre de ce mouvement circulaire horizontal. La mâchoire inférieure est susceptible de divers autres mouvemens latéraux qui résultent de la combinaison de ceux dont nous avons parlé, et qu'on explique aisément lorsqu'on conçoit bien ceux-ci.

La mâchoire inférieure forme un double levier qui sert à prendre les alimens et à les mâcher : elle sert aussi à l'articulation des sons, etc.

Des Dents.

Les dents sont de petits os très-blancs et très-durs qui bordent l'une et l'autre mâchoire. La suite des dents de chaque mâchoire forme une arcade qu'on nomme dentaire. On distingue les arcades dentaires en supérieure et en inférieure. L'arcade dentaire supérieure forme à-peu-près la moitié et la grosse extrémité d'un ovale, dont l'arcade dentaire inférieure formeroit l'autre moitié plus alongée et plus mince. Chaque arcade dentaire présente une face antérieure, une face postérieure et un bord. La face antérieure est convexe ; la postérieure est concave ; le bord est mince et tranchant à sa partie moyenne, épais et inégal à ses parties latérales et postérieures. Le milieu du bord de l'arcade dentaire inférieure répond derrière le bord de l'arcade dentaire supérieure, lorsque la bouche est fermée ; tandis que ses parties latérales et postérieures répondent immédiatement au bord de l'arcade dentaire supérieure. Il résulte delà que les arcades dentaires se rencontrent antérieurement en se croisant un peu comme les lames de ciseaux, et qu'en arrière elles se rencontrent à la manière des tenailles.

Le nombre des dents est ordinairement de trente-deux, seize à chaque mâchoire. Je dis ordinairement, car ce nombre varie. On n'en trouve quelquefois que vingt-huit, et même que vingt-quatre ; mais alors celles qui manquent sont cachées dans l'épaisseur des mâchoires. On rencontre quelquefois plus de trente-deux dents ; cela n'arrive pour l'ordinaire que lorsqu'il est resté quelques dents de lait qui ont forcé les dents secondaires à se porter vers le côté concave des mâchoires. Les personnes ainsi constituées paroissent avoir deux rangées de dents, quoiqu'il n'y ait que deux ou quatre dents surnuméraires. Des Anatomistes disent avoir vu jusqu'à trois rangées de dents : de semblables observations paroissent trop singulières, pour n'avoir pas besoin d'être confirmées.

On distingue les dents en incisives, en canines et en molaires. Les incisives sont au nombre de quatre à chaque mâchoire, les canines au nombre de deux, et les molaires au nombre de dix.

Ces trois espèces de dents sont très-différentes entr'elles, par rapport à leur grandeur et à leur figure. On distingue dans chacune d'elles une partie qui est placée hors de l'alvéole, et à laquelle on donne le nom de corps ou de couronne ; une partie qui est renfermée dans l'alvéole, et qu'on nomme la racine ; et une partie étroite qui sépare les deux premières, à laquelle on donne le nom de collet.

Les dents incisives sont situées à la partie moyenne des arcades dentaires. On les distingue en moyennes et en latérales. Celles de la mâchoire supérieure sont plus grandes que celles de la mâchoire inférieure. Les incisives moyennes supérieures sont beaucoup plus grandes que les latérales ; les incisives moyennes inférieures sont plus petites que les latérales.

Le corps des dents incisives a la figure d'un coin. On y distingue une face antérieure, une face postérieure, deux faces latérales et un bord tranchant. La face antérieure a plus de largeur vers le bord tranchant que vers la racine ; elle est convexe et lisse. La face postérieure a un peu moins d'étendue ; elle est aussi plus large du côté du bord tranchant, que du côté de la racine. Cette face est concave et lisse ; elle présente souvent de petits sillons dirigés suivant sa longueur. Les faces latérales sont plus larges près de la racine que vers le bord tranchant ; leur surface est moins polie et moins blanche que la face antérieure. Le bord tranchant du corps des dents incisives supérieures est tourné en bas, mince et coupé obliquement aux dépens de la face postérieure. Celui des incisives inférieures est tourné en haut ; il est un peu plus épais, et coupé obliquement aux dépens de la face antérieure.

Les dents incisives n'ont qu'une racine. Cette racine ressemble à un cône applati sur les côtés. On y observe deux faces latérales et deux bords, dont l'un antérieur et l'autre postérieur. Les faces latérales présentent un enfoncement longitudinal ; les bords sont arrondis : l'antérieur est plus épais que le postérieur. Le sommet de la racine des dents incisives est percé par un trou fort étroit qui communique dans le conduit de ces dents.

Le collet des dents incisives est formé de deux lignes courbes, l'une antérieure et l'autre postérieure. Ces deux lignes se réunissent à angle aigu sur les faces latérales de la dent. Aux dents incisives supérieures, la convexité de ces lignes est tournée en haut, et aux inférieures elle est tournée en bas.

Les dents canines sont plus grandes que les incisives ; les supérieures sont plus grandes que les inférieures. Le corps des dents canines est presque rond. Cependant on peut y distinguer une face antérieure, une face postérieure, deux faces latérales et un sommet. La face antérieure est convexe et plus large que la postérieure. Celle-ci est concave. Les faces latérales sont étroites et convexes. Le sommet est terminé en pointe mousse. On y remarque ordinairement plusieurs facettes disposées différemment, suivant la manière dont les dents canines inférieures rencontrent les supérieures.

Les dents canines n'ont qu'une racine ; cette racine est plus grosse et plus longue que celle des incisives : elle est applatie sur les côtés, et arrondie antérieurement et postérieurement. On remarque sur ses parties latérales un sillon longitudinal. Son sommet présente un trou dont la largeur varie beaucoup. La racine des dents canines supérieures s'étend quelquefois jusqu'à la base des apophyses montantes des os maxillaires. Il est très-rare qu'elles percent la partie inférieure du sinus de ces os.

Le collet des dents canines ressemble à celui des incisives.

Les dents molaires se distinguent en petites et en grosses. Les petites molaires viennent immédiatement après les canines. Elles sont au nombre de deux : les grosses molaires qui occupent la partie la plus reculée du bord alvéolaire sont au nombre de trois. La dernière grosse molaire a été appellée dent tardive ou dent de sagesse.

Le corps des dents petites molaires est irrégulièrement cylindrique. Il a un peu plus d'étendue de dehors en dedans, que d'avant en arrière. On y considère une face externe, une face interne, une face antérieure, une face postérieure et un sommet.

La face externe est convexe, lisse et plus large que l'interne qui est aussi convexe et lisse. Les faces antérieure et postérieure sont plus larges que les précédentes et presque planes. Le sommet présente deux éminences, une externe et l'autre interne. L'externe est plus grosse et plus élevée que l'interne ; ces deux éminences sont séparées par un ou deux enfoncemens. Le côté par lequel elles se regardent est inégal, et présente de petits enfoncemens plus nombreux et plus profonds sur l'externe que sur l'interne.

Les petites molaires n'ont ordinairement qu'une racine ; quelquefois cependant elles en ont deux, tantôt séparées dans toute leur longueur, et le plus souvent distinctes seulement vers leur pointe. Cette racine est conique et applatie d'avant en arrière. On remarque sur ses faces antérieure et postérieure un enfoncement longitudinal, qui la fait paroître comme formée de deux racines réunies suivant leur longueur ; le sommet de cette racine est percé, tantôt d'une, et quelquefois de deux ouvertures. Le collet des dents petites molaires est circulaire et horizontal.

Le corps des dents grosses molaires est beaucoup plus volumineux que celui des petites molaires. Sa figure est presque cubique. On y considère une face externe, une face interne, une face antérieure, une face postérieure, et un sommet. Les quatre faces qui environnent le corps des dents grosses molaires sont en général arrondies, mais l'antérieure et la postérieure sont un peu moins convexes que les autres ; ces faces sont séparées par des bords mousses. La face par laquelle ce corps s'applique sur celui des dents de l'autre mâchoire, est ce que nous appellons le sommet. Ce sommet présente quatre ou cinq éminences plus ou moins grosses et taillées à facettes. Ces éminences sont séparées par des enfoncemens qui varient par rapport à leur nombre, à leur profondeur et à leur direction. Ces éminences s'usent peu-à-peu, et diminuent au point que chez les vieillards le sommet est plane et lisse, et que souvent le corps lui-même est presqu'entièrement détruit.

Le nombre des racines des dents grosses molaires varie depuis deux jusqu'à cinq. Quelquefois ces racines sont séparées et bien distinctes. D'autrefois il y en a quelques-unes séparées, et quelques-unes réunies dans la même dent : quelquefois elles sont toutes réunies et forment un grouppe de racines. Ces racines sont coniques et s'écartent l'une de l'autre en s'éloignant du collet où elles sont réunies en une espèce de tronc commun. Souvent après s'être écartées, elles se rapprochent. Les dents dont les racines ont cette direction, sont appellées dents barrées. Le sommet de ces racines est percé d'un trou.

Le collet des dents grosses molaires est circulaire et plus marqué en général que celui des autres dents.

La troisième grosse molaire, ou la dent de sagesse est plus petite que les autres ; elle n'a souvent qu'une seule racine, ordinairement très-courte. On la trouve assez fréquemment dans un âge fort avancé, très - peu volumineuse et renfermée dans une alvéole percée d'une petite ouverture.

Les dents sont formées de deux substances, une externe et l'autre interne. La substance externe des dents a été appellée, à cause de sa blancheur et de sa dureté, émail des dents. Cette substance recouvre le corps de la dent ; elle forme autour du collet une espèce de bord qui en rend la terminaison très distincte.

L'émail des dents forme une couche dont l'épaisseur va en diminuant depuis le sommet de la couronne jusqu'à sa base. La face externe de cette couche est lisse et polie : sa face interne est continue à la substance osseuse qui forme le centre de la couronne. L'émail des dents est extrêmement dur : il résiste à l'action du temps, qui convertit en poussière tous les os du corps, et à celle des causes qui pendant la vie les ramollissent. Il est composé de fibres dont la direction varie : quelques-unes sont parallèles à la longueur de la dent ; d'autres sont obliques, celles qui avoisinent le collet paroissent transversales.

La seconde substance des dents peut être appellée substance osseuse, parce qu'elle paroît de la nature des os en général. Elle forme une espèce de noyau dans le milieu du corps, et se continue ensuite dans la racine qu'elle forme entièrement. Cette substance est moins blanche et moins dure que l'émail, mais elle l'est plus que les autres os, si l'on en excepte la portion pierreuse du temporal ; elle est composée de fibres qui paroissent dirigées suivant la longueur de la dent.

On remarque à l'intérieur des dents une cavité dont la grandeur est très-considérable dans le temps où les dents ne sont point encore parfaitement développées, mais qui diminue avec l'âge. Cette cavité est creusée dans l'épaisseur du corps : delà elle se prolonge en diminuant dans la racine jusqu'à son sommet où elle se termine par une ouverture qui est très-grande dans les enfans, mais qui se rétrécit et se bouche même entièrement dans la vieillesse. La portion de cette cavité qui se continue dans la racine, se bouche plus promptement que celle qui est au-dessous de la couronne. La cavité est unique dans les dents qui n'ont qu'une racine ; mais dans celles qui ont plusieurs racines séparées ou réunies, cette cavité se prolonge dans chaque racine ; en sorte que les cavités des racines vont toutes aboutir à la cavité du corps. L'épaisseur des parois de cette cavité varie suivant sa grandeur. Quand elle est très-grande elle a des parois plus minces, *et vice versâ*.

Ces parois sont tapissées par une membrane
très-mince qui leur est adhérente, et sur
laquelle se ramifient les vaisseaux sanguins et
les nerfs des dents. Elle est remplie, dans l'état
frais, d'une substance molle et comme lymphatique. Les dents reçoivent des vaisseaux
sanguins et des nerfs.

Les artères des dents sont fournies par
différentes sources. Celles qui se distribuent
aux dents incisives et aux canines supérieures,
naissent de l'artère sous-orbitaire, et celles
qui vont aux grosses et aux petites molaires,
viennent de l'artère alvéolaire supérieure.
L'artère sous-orbitaire est une branche de la
maxillaire interne. Cette artère parcourt le
canal sous-orbitaire. Lorsqu'elle est parvenue
devant le tiers moyen de ce canal, elle fournit
une ou deux branches qui descendent dans
les conduits dentaires supérieurs et antérieurs
dont nous avons parlé en décrivant l'os maxillaire. Arrivées à la fin de ces conduits, ces
artères vont à travers la substance celluleuse
des os maxillaires jusqu'aux alvéoles des dents
canines et incisives, dans lesquelles elles pénètrent.

L'artère alvéolaire supérieure est une branche que fournit la maxillaire interne, en montant vers le sommet de la fosse zygomatique.
Cette artère descend en avant, collée contre
la tubérosité de l'os maxillaire. Lorsqu'elle est
parvenue aux conduits dentaires postérieurs et
supérieurs dont nous avons également parlé dans
l'exposition de l'os maxillaire, elle fournit de
petits rameaux qui parcourent ces conduits, et
s'avancent vers les alvéoles dont elles percent
le sommet pour parvenir aux racines des dents

molaires. Dans leur trajet, les artères dentaires donnent de petits rameaux à la substance de l'os maxillaire et à la membrane qui tapisse le sinus de cet os. Arrivées au sommet des alvéoles, elles pénètrent par de petits rameaux dans la cavité des racines des dents. Ces rameaux se distribuent sur la membrane qui tapisse la cavité des dents, et dans leur substance osseuse.

Les artères des dents inférieures viennent de la maxillaire inférieure. Cette artère est la première branche que fournit la maxillaire interne. Elle s'enfonce bientôt dans le canal dentaire inférieur, dont nous avons parlé à l'occasion de la mâchoire inférieure. En le parcourant, elle fournit des branches qui percent le sommet des alvéoles. Quand elle est arrivée au trou mentonnier, elle donne une branche qui fournit à la canine et aux incisives; après quoi cette artère sort par ce trou. Du reste, les artères se distribuent dans les dents inférieures, comme nous l'avons dit pour les supérieures.

Les veines des dents suivent la même marche, et ont les mêmes distributions que les artères.

Les nerfs sont fournis; savoir, ceux des dents incisives et canines supérieures, par le nerf sous-orbitaire, et ceux des molaires, par le nerf maxillaire supérieur. Ces nerfs parcourent le même trajet que les artères; il pénètre un filet nerveux dans chaque racine, et ce filet se distribue sur la membrane de la cavité des dents. Les nerfs des dents inférieures viennent de la branche que le nerf maxillaire inférieur de la cinquième paire envoie dans le canal de la mâchoire. En parcourant ce canal, ce nerf fournit un filet pour chaque racine, et ce filet se distribue, comme nous l'avons dit plus haut, à la membrane qui tapisse la cavité des dents.

Les mâchoires du fœtus ne sont point encore garnies de dents. Il est très-rare de voir des enfans qui aient des dents en venant au monde ; mais de ce que les dents ne paroissent point encore dans le fœtus, il ne s'ensuit pas qu'elles n'existent point du tout. Elles sont renfermées dans l'épaisseur des mâchoires. Dans l'origine, les dents ne sont autre chose que des folli-cules, dont le nombre est égal à celui des dents qui doivent éclore dans la suite. Ces follicules sont situés l'un à côté de l'autre dans de pe-tites loges séparées par des cloisons très-minces. Leur forme tient un peu de celle de la dent dont ils sont le germe. Ils sont formés par une membrane rouge, plus épaisse du côté de l'alvéole que du côté des gencives. Ces fol-licules tiennent au fond des alvéoles par des artères, des veines et des nerfs, dont le nom-bre est égal à celui des racines des dents : ils sont remplis d'une matière muqueuse. Dans les derniers temps de la grossesse, il transude de la superficie de ces follicules, du côté des gencives, un suc qui, en s'épaississant, se convertit en une petite lame osseuse, mince et transparente. Cette lame prend une figure différente, suivant la classe des dents.

Dans les incisives, elle a la forme d'un petit coin creux ; dans les canines, elle ressemble à la pointe d'un cône creux ; et dans les mo-laires, elle est irrégulièrement arrondie, con-cave à sa partie moyenne, et garnie d'émi-nences pointues dans sa circonférence. Ces lames deviendront par la suite la couronne ou le corps de la dent.

Le petit coin concave des dents incisives, le petit cône creux des canines, et la lame ou plaque des dents molaires, sont remplis d'une substance molle, gélatineuse, dont la quantité diminue à mesure que les dents croissent, et qui se réduit presqu'à rien lorsqu'elles sont entièrement formées.

La lame ou croûte dont nous venons de parler, s'étend peu-à-peu en longueur et en épaisseur : son contour se prolonge vers le fond de l'alvéole, et devient un canal conique, large, qui fait la racine de la dent.

La couronne de la dent est donc la partie qui se développe la première ; et, dans le principe, la racine n'est qu'un tuyau osseux, dont les parois sont d'autant plus minces, que la racine est moins développée. Ce tuyau est continu avec la cavité du corps de la dent. Dans les dents qui ont plusieurs racines, ces tuyaux se réunissent à la cavité commune creusée dans la couronne. Ils sont remplis par la substance molle dont nous avons parlé plus haut. A mesure que cette substance se durcit, la cavité du corps et celle de la racine diminuent ; mais la cavité de la racine se remplit plus vîte ; de sorte que quand la dent est entièrement formée, la racine est déja remplie, ou du moins il ne reste dans son centre qu'un petit canal proportionné à la grosseur de l'artère, de la veine et du nerf qui s'y insinuent ; et alors la cavité du corps subsiste encore, et est remplie d'une substance molle et de l'expansion des vaisseaux et des nerfs.

Cependant la force qui développe et fait croître

croître les dents, pousse leur couronne contre la membrane épaisse qui la recouvre ; le tissu de cette membrane est déchiré, et l'on apperçoit d'abord la pointe de la couronne ; peu-à-peu cette partie de la dent s'étend au-dehors jusqu'au sillon qui la sépare de la racine.

L'époque à laquelle les dents sortent est fort incertaine. En général, leur éruption commence entre le sixième et le quatorzième mois ; chez quelques enfans plus tôt, chez d'autres plus tard : cette opération de la nature est complette à deux ou trois ans. Voici l'ordre dans lequel se fait l'éruption des dents.

Ce sont les deux incisives moyennes de la mâchoire inférieure qui percent les premières ; quelquefois elles paroissent en même temps ; le plus souvent à trois semaines ou un mois de distance. L'éruption des deux incisives moyennes de la mâchoire inférieure, est suivie de celle des deux incisives moyennes de la mâchoire supérieure. Ensuite les incisives latérales de la mâchoire inférieure percent les gencives ; bientôt après l'éruption des incisives latérales superieures a lieu ; à celles-ci succèdent les canines inférieures, ensuite les supérieures.

Les molaires paroissent rarement avant l'âge de dix-huit mois ou deux ans. Les deux premières molaires inferieures sont celles qui se montrent les premières ; elles sont bientôt suivies des supérieures ; à celles-là succèdent les secondes molaires inférieures, qui sont bientôt accompagnées des supérieures. Dès que ces dernières sont sorties, on est tranquille sur la dentition ; et l'on dit que l'enfant a toutes ses dents, parce qu'il ne doit pas en paroître d'autres jusqu'à quatre ans et demi qu'il vient quatre autres molaires, deux à chaque mâchoire. Celles-ci sont beaucoup plus grosses que celles qui les ont précédées, et doivent rester toute la vie. Ces quatre dernières molaires ajoutées aux précédentes, complettent le nombre de vingt-quatre dents qu'ont ordinairement les enfans à l'âge de quatre ans et demi ou cinq ans. On trouve donc alors à chaque mâchoire, quatre incisives, deux canines, quatre petites molaires et deux grosses.

Ces vingt quatre dents sont appellées dents de lait, parce qu'elles paroissent pendant que l'enfant est à la mamelle : elles sont plus petites et moins fortes que les dents qui les remplaceront par la suite ; il faut cependant en excepter les petites molaires qui sont plus grandes que celles de la seconde dentition. Les racines de ces dents ne se développent jamais complettement, sans doute à cause de la grande quantité de suc nourricier que s'approprie la dent de la seconde dentition.

A l'âge de six ou sept ans, les vingt-quatre dents qui ont paru les premières, tombent les unes après les autres dans l'ordre suivant lequel elles sont sorties des mâchoires : par conséquent, les incisives moyennes inférieures se détachent les premières, ensuite celles d'en haut; les incisives latérales inférieures tombent ensuite, puis celles d'en haut; après quoi les canines et les molaires de chaque mâchoire se détachent et tombent à leur tour. Elles sont remplacées à mesure par d'autres dents beaucoup plus grosses et qui restent jusqu'à un âge fort avancé, lorsqu'elles ne sont pas détruites par la carie. A huit ou neuf ans, on voit paroître deux grosses molaires à chaque mâchoire. On dit alors que la dentition est achevée, parce qu'il ne vient plus d'autre. dent jusqu'à l'âge de 18, 20, 26, 30 ans, et quelquefois beaucoup plus tard, que les dents tardives ou de sagesse font éruption à leur tour.

Les dents de lait s'ébranlent et vacillent long-temps avant de tomber, et lorsqu'elles se détachent entièrement, elles n'ont point de racines, ou si elles en ont une, elle est très-petite. Cette circonstance a fait croire à plusieurs auteurs, que les dents secondaires n'avoient pas de germe particulier, et qu'elles venoient de la racine des dents de lait. Mais le moindre examen a suffi pour détruire cette erreur.

Les dents secondaires naissent dans des follicules membraneux situés sous les racines des dents de lait, et logés dans les mêmes alvéoles qu'elles ; l'ossification de ces follicules se fait de la même manière que celle des dents de lait. Ainsi il seroit inutile de revenir sur ce qui a été dit plus haut. Mais à mesure que la dent secondaire avance dans sa formation, il se développe une cloison osseuse mince, qui la sépare de la dent de lait. Cette cloison, placée d'abord très bas dans l'alvéole commune aux deux dents, monte peu-à-peu à mesure que la dent secondaire prend un nouvel accroissement : elle devient convexe supérieurement, et se moule inférieurement sur la surface de la dent secondaire. Cette cloison se rompt enfin ; et alors la couronne de la dent secondaire appuie immédiatement sur la racine de la dent de lait. Cette racine est usée peu-à-peu du côté par lequel elle touche la dent secondaire, sans qu'on puisse dire positivement si c'est seulement de ce contact, ou de son concours avec une autre cause inconnue, que dépend la destruction de cette racine. Quoi qu'il en soit, la dent de lait est poussée en dehors par la dent secondaire qui prend sa place.

Nous avons indiqué plus haut l'ordre dans lequel se fait la chûte des dents primitives et l'éruption des dents secondaires. Il n'y a que les incisives, les canines et les petites molaires qui tombent : la première grosse molaire dont l'éruption a eu lieu à l'âge de quatre ans ou quatre ans et demi, n'est point renouvellée.

Il arrive quelquefois que les efforts de la dent secondaire sont insuffisans pour déplacer la dent de lait, à côté de laquelle elle se fait jour. Ces sortes de dents secondaires sont appellées surdents ; il est d'autres surdents qui dépendent d'un double germe des dents secondaires. Les surdents causent souvent une difformité si grande, qu'on est obligé de les faire arracher.

La position des dents secondaires dans leurs alvéoles, est quelquefois si oblique, que la plus grande partie de l'effort qu'elles font se perd sur les parois de l'alvéole. Dans ce cas, le déplacement de la dent primitive est retardé ; et quelquefois la dent secondaire est ensevelie pour toujours dans l'épaisseur du bord alvéolaire.

Plusieurs Anatomistes pensent que les dents croissent toujours, et que si les frottemens continuels qu'elles éprouvent usent un peu leur couronne, cette perte est réparée par la nourriture qu'elles reçoivent. Il est certain que la racine des dents se prolonge de plus en plus

avec l'âge; mais on ne peut pas en dire autant
de la couronne, qui s'use au point que dans
les vieillards elle est souvent presqu'entièrement détruite.

Dans la vieillesse, les dents semblent s'alonger
parce que les gencives abandonnent le collet,
et se retirent vers la racine. Alors les dents
s'ébranlant deviennent vacillantes, et tombent
enfin. Leur chûte arrive plus tôt chez certains
sujets, plus tard chez les autres. On voit des
personnes qui conservent toutes leurs dents
jusqu'à un âge fort avancé, tandis que d'autres
les perdent de très-bonne heure. Après la
chûte des dents, les parois des alvéoles se
rapprochent ; ces cavités s'effacent entièrement, et le bord alvéolaire des mâchoires
devient mince, compacte et très-dur. La largeur des mâchoires diminue beaucoup; la face
perd de sa hauteur et les traits du visage
changent considérablement. Peu-à-peu les
gencives s'endurcissent et deviennent calleuses,
ce qui facilite un peu la mastication que les
vieillards exécutent cependant toujours difficilement et avec lenteur. La privation entière
des dents rend encore la prononciation très-
difficile.

Le nombre des germes des dents renfermés
dans les mâchoires, peut être plus grand qu'à
l'ordinaire, et alors les dents secondaires peuvent être remplacées lorsqu'elles tombent, ou
qu'on les arrache. On trouve dans les auteurs
plusieurs exemples de dents incisives, canines
et molaires, qui ont été remplacées par de nouvelles dents à l'âge de 20, 66, 70 et 84 ans. Mais
il ne faut pas croire qu'une troisième dentition puisse avoir lieu chez des vieillards qui

ont perdu toutes les dents depuis long-temps. L'oblitération des alvéoles après la chûte des dents, rend la chose absolument impossible.

Les dents sont articulées avec les mâchoires par gomphose : les racines des dents sont reçues dans les alvéoles. Ces cavités ont la même forme que les racines des dents qu'elles touchent par tous les points de leur surface. Il résulte de cette disposition, que les efforts que les dents supportent se communiquent à tous les points de la surface des alvéoles, et que les nerfs et les vaisseaux qui pénètrent par le sommet de la racine, ne sont point comprimés comme ils l'auroient été, si les racines avoient pu se porter plus avant dans les alvéoles.

Les dents tiennent dans leurs alvéoles par la configuration particulière de ces cavités, qui embrassent étroitement les racines des dents. Ce moyen d'union ne suffiroit pas, surtout pour les incisives, les canines et les petites molaires qui abandonnent aisément les mâchoires dans les os secs : dans l'état frais, les gencives adhèrent étroitement au collet des dents, et les unissent aux mâchoires.

Les usages des dents ne sont point équivoques. Le principal est de servir à la mastication. La forme des incisives les rend propres à trancher les alimens, qu'une dureté extrême ne met pas au-dessus de leur force : la grosseur des canines et la forme de leur couronne les rend plus propres à déchirer les corps durs et tenaces : enfin les molaires sont propres à broyer les alimens de toute espèce. Les dents servent aussi à la prononciation, comme on peut s'en convaincre par la difficulté avec laquelle parlent les personnes qui sont sans dents. Elles retiennent la salive dans la bouche et contribuent singulièrement à l'ornement du visage.

De l'Os Hyoïde.

Cet os est situé à la partie supérieure et antérieure du col, entre la base de la langue et le larynx, devant la colonne vertébrale, sur la partie antérieure de laquelle il appuie par ses extrémités. L'os hyoïde est recourbé d'avant en arrière en manière de demi-ovale. On le divise en partie moyenne, ou corps, et en parties laterales et postérieures, ou cornes.

Le corps de l'os hyoïde est oblong transversalement, applati et recourbé d'avant en arrière. On y considère une face antérieure, une face postérieure, un bord supérieur, un bord inférieur, et deux extrémités.

La face antérieure est convexe et inclinée en haut. On remarque à sa partie moyenne une ligne saillante transversale, qui la divise en deux parties, l'une supérieure dont la direction est presque horizontale, et l'autre inférieure qui est oblique de haut en bas, et d'arrière en avant. La portion inférieure présente une élévation à sa partie moyenne, et de chaque côté un enfoncement inégal. La portion supérieure présente aussi à sa partie moyenne une espèce de crête, et sur les parties latérales un enfoncement inégal. Cette face donne attache aux muscles digastriques, stylo-hyoïdiens, mylohyoïdiens, génio-hyoïdens et hyo-glosses. Ces muscles s'y attachent de bas en haut dans l'ordre suivant lequel nous venons de les nommer.

La face postérieure est inclinée en bas; elle

M 4

est concave. Dans l'état frais, elle est remplie par du tissu cellulaire jaunâtre, dense et serré, qui l'unit à la partie antérieure de l'épiglotte.

Le bord supérieur est incliné en arrière; il donne attache aux muscles génio-glosses.

Le bord inférieur est incliné en avant; il donne attache à la membrane tyro-hyoïdienne. Sa partie moyenne est un peu concave, et ses parties latérales sont un peu saillantes et inégales; elles donnent attache aux muscles omoplato-hyoïdiens, sterno-hyoïdiens et tyro-hyoïdiens.

Les extrémités du corps de l'os hyoïde présentent une facette oblongue qui est unie à l'extrémité antérieure des grandes cornes.

Les cornes de l'os hyoïde se distinguent en grandes et petites.

Les grandes cornes sont minces, applaties de haut en bas, légèrement courbées de dehors en dedans, plus larges antérieurement que postérieurement. On y considère une face supérieure, une face inférieure, un bord externe, un bord interne et deux extrémités, dont l'une antérieure et l'autre postérieure.

La face supérieure est un peu concave; elle donne attache près du bord externe, au muscle hyo glosse, et un peu plus en dedans, au constricteur moyen du pharynx.

La face inférieure donne attache à la membrane tyro-hyoïdienne.

Le bord externe est légèrement convexe; il donne attache au muscle tyro-hyoïdien. Le bord interne est un peu concave; il est recouvert par la membrane interne du pharynx.

L'extrémité antérieure est plus large et plus

épaisse que la postérieure ; elle présente une facette oblongue qui est unie avec le corps ; l'extrémité postérieure est tuberculeuse et arrondie ; elle donne attache au ligament tyro-hyoïdien.

Les petites cornes de l'os hyoïde sont situées à la partie supérieure de l'union du corps avec les grandes cornes. Leur longueur est différente suivant les sujets ; elles ressemblent à un grain d'orge placé obliquement de bas en haut, et d'avant en arrière. Leur extrémité inférieure tient à la substance ligamento-cartilagineuse qui unit le corps avec les grandes cornes. Leur extrémité supérieure donne attache au ligament stylo-hyoïdien. On trouve souvent dans l'épaisseur de ce ligament, près de l'extrémité supérieure des petites cornes, des portions osseuses plus ou moins longues, cylindriques, posées les unes sur les autres, et séparées par une substance ligamenteuse et cartilagineuse.

L'os hyoïde est composé de substance compacte et de substance celluleuse. Il se développe par cinq points d'ossification ; un pour le corps, un pour chaque grande corne, et un pour chaque petite corne. Avec l'âge, les grandes cornes et le corps se réunissent : les petites cornes se soudent aussi ; mais cette soudure arrive beaucoup plus tard. Pour mettre cet os en position, il faut tourner la face convexe du corps en avant et en haut, placer en arrière les grandes cornes et sa partie inférieure sur un plan horizontal. L'os hyoïde n'est articulé avec aucun autre os ; il est uni à la mâchoire inférieure, aux temporaux et au larynx par des muscles et des ligamens que nous exposerons dans la suite.

DU TRONC.

LE tronc est la partie du squelette qui s'étend depuis la tête jusqu'aux extrémités inférieures, et qui est placée entre les extrémités supérieures. Le tronc est d'autant plus grand proportionnellement au reste du corps, qu'on est plus jeune : d'où il résulte que dans les petits enfans, une ligne parallèle à l'horizon qui partageroit le corps en deux parties égales, tomberoit sur l'ombilic, et que dans les adultes, cette ligne tomberoit sur le pubis.

On divise le tronc en colonne vertébrale, en poitrine et en bassin.

De la Colonne vertébrale.

La colonne vertébrale est située à la partie postérieure et moyenne du tronc, depuis l'occipital jusqu'au sacrum. La grosseur de cette partie est moindre supérieurement qu'inférieurement ; ce qui lui donne quelque ressemblance avec une pyramide, dont la base est en bas et le sommet en haut. La colonne vertébrale présente trois courbures, une supérieure, une moyenne, et l'autre inférieure. La première de ces courbures répond au cou : sa convexité est en avant, et sa concavité en arrière. La seconde répond au dos : sa convexité est en arrière, et sa concavité en avant. La troisième répond aux lombes : sa concavité est en arrière, et sa convexité en avant. Ces courbures n'existent point encore dans le fœtus. Elles se forment peu-à-peu avec l'âge, et deviennent d'autant plus grandes qu'on est plus âgé, et qu'on a été livré à des travaux qui exigent que le corps soit penché en avant.

On distingue à la colonne vertébrale, une face antérieure, une face postérieure, deux faces latérales, une base, un sommet et un canal qui règne dans toute sa longueur. On divise aussi cette colonne en trois régions ; une supérieure ou cervicale, une moyenne ou dorsale, et une inférieure ou lombaire.

La face antérieure est large et presque plane au cou, concave et étroite au dos, large et convexe aux lombes. On apperçoit sur cette face autant d'enfoncemens ou de gouttières transversales qu'il y a de vertèbres, à l'exception de la première vertèbre du cou.

La face postérieure est concave au cou, convexe au dos, et concave aux lombes. On remarque à sa partie moyenne une rangée d'éminences qu'on nomme apophyses épineuses des vertèbres. La suite de ces éminences a fait donner à la colonne vertébrale le nom de colonne épinière ou épine du dos. La grandeur, la figure et la direction de ces apophyses varient suivant les diverses classes des vertèbres, comme nous le dirons plus bas. Les intervalles qui séparent ces éminences sont plus larges au cou et aux lombes qu'au dos. A côté de cette rangée d'éminences, on voit une gouttière qu'on nomme vertébrale ; cette gouttière est moins profonde au cou qu'au dos et aux lombes. Elle est remplie par les muscles long-dorsal, sacro-lombaire et transversaire épineux.

Les faces latérales de la colonne vertébrale sont droites en général. A la partie supérieure du dos, vers la troisième et la quatrième vertèbre de cette région, on voit ordinairement une légère courbure, dont la concavité est à gauche et la convexité à droite. Cette courbure répond à la fin de la crosse de l'aorte, par la présence de laquelle elle est sans doute produite. On remarque sur les faces latérales de la colonne vertébrale, une rangée d'éminences qu'on nomme apophyses transverses des vertèbres. La grandeur, la figure et la direction de ces éminences varient suivant les différentes classes des vertèbres. On y remarque aussi une rangée de trous formés par la réunion des échancrures des vertèbres ; ce qui les a fait appeller trous de conjugaison : ces trous dont la grandeur varie, communiquent dans le canal vertébral, et donnent passage aux nerfs qui naissent de la moëlle épinière. Les trous de conjugaison du cou sont placés entre les apophyses transverses ; ceux du dos et des lombes sont situés devant ces mêmes apophyses. Dans la région dorsale, les faces latérales présentent des cavités articulaires qui reçoivent l'extrémité postérieure des côtes.

La base de la colonne vertébrale s'articule avec le sacrum. Le sommet est articulé avec l'occipital.

Le canal qui règne dans toute la longueur de la colonne vertébrale décrit les mêmes courbures que cette colonne. Il communique supérieurement avec la cavité du crâne, et inférieurement avec le canal du sacrum. Il est formé par la suite des trous des vertèbres ; il loge la moëlle de l'épine.

Les os qui forment la colonne vertébrale s'appellent vertèbres. Leur nombre est de vingt-quatre. On divise les vertèbres en trois classes : savoir, en vertèbres cervicales ou du cou, en vertèbres dorsales ou du dos, et en vertèbres lombaires ou des lombes. Les vertèbres du cou sont au nombre de sept, celles du dos au nombre de douze, et celles des lombes au nombre de cinq. On'distingue les vertèbres par les noms de première, seconde, etc. en comptant de haut en bas. La première a été nommée Atlas, la seconde *Axis* ou odontoïde, et la septième saillante ou proéminente.

Les vertèbres ont dans leur conformation externe des caractères communs, auxquels on les reconnoît, quelle que soit la classe à laquelle elles appartiennent. Les vertèbres de chaque classe ont des caractères particuliers qui les font distinguer de celles des deux autres classes ; enfin dans chaque classe on trouve des vertèbres qui ont des caractères propres, auxquels on les distingue des autres vertèbres de la même classe. Il suit delà que pour avoir une connoissance exacte des vertèbres, il faut d'abord examiner ce qu'elles ont de commun dans leur conformation, ensuite considérer ce qui est particulier aux vertèbres de chaque classe ; puis examiner dans chaque classe, celles qui peuvent être distinguées plus spécialement des autres vertèbres qui lui appartiennent.

Des caractères communs
à toutes les vertèbres.

On distingue à toutes les vertèbres en général un corps, une apophyse épineuse, deux apophyses transverses, quatre apophyses articulaires, quatre échancrures et un trou.

Le corps des vertèbres en forme la partie antérieure : il ressemble assez bien à une portion de cylindre : on le divise en face supérieure, face inférieure, face antérieure et face postérieure.

Les faces supérieure et inférieure donnent attache à la substance ligamento-muqueuse et cartilagineuse, qui unit les corps des vertèbres entr'eux. La face antérieure est convexe d'un côté à l'autre, et concave de haut en bas. La face postérieure est un peu concave, et fait partie du trou de la vertèbre. Elle présente des ouvertures fort larges qui donnent passage à des vaisseaux.

L'apophyse épineuse est située à la partie postérieure et moyenne des vertèbres : elle est dirigée d'avant en arrière, et un peu de haut en bas : son sommet se termine en pointe dans la plupart des vertèbres : sa base est continue de côté et d'autre avec les apophyses articulaires et transverses, au moyen de deux lames applaties qui paroissent être le résultat de la bifurcation de l'apophyse épineuse même. Nous donnons à ces parties le nom de lames des vertèbres.

Les apophyses transverses ont été ainsi nommées, parce qu'elles se portent de dedans en dehors presque transversalement. Les apophyses articulaires, qu'on a aussi appellées obliques, se divisent en supérieures et en inférieures. Le côté articulaire de ces éminences est lisse et recouvert de cartilage dans l'état frais.

Les apophyses transverses et les articulaires sont continues avec les parties latérales et postérieures du corps, par une espèce de pédicule ou portion étroite sur laquelle sont creusées les quatre échancrures. Ces échancrures se distinguent en supérieures et en inférieures. Les supérieures sont beaucoup moins profondes que les inférieures ; c'est de la rencontre de ces échancrures que résultent les trous de conjugaison.

Le trou des vertèbres est placé entre le corps et les apophyses : sa figure et ses dimensions varient dans les différentes classes de ces os. La suite de ces trous forme le canal vertébral.

Les vertèbres sont composées de substance compacte et de substance celluleuse : leur corps est presque entièrement formé par cette dernière. Les apophyses contiennent beaucoup plus de substance compacte. Le développement des vertèbres se fait par trois points d'ossification ; savoir, un pour le corps, et deux pour les parties latérales et postérieures. Dans les enfans nouveau-nés, l'apophyse épineuse n'existe pas encore. Cette éminence s'élève de l'endroit où les deux points d'ossification postérieurs et latéraux sont unis par un cartilage. Avec l'âge, les trois pièces dont les vertèbres sont composées, se réunissent, et toutes les parties de ces os prennent la forme que nous leur connoissons. Chez les vieillards, il se forme souvent sur le corps des vertèbres des espèces de végétations osseuses fort irrégulières : quelquefois les ligamens inter-vertébraux s'ossifient, et plusieurs vertèbres se soudent et forment une portion de colonne plus ou moins longue, suivant le nombre des ligamens qui se sont ossifiés.

Des Vertèbres du cou ou *cervicales.*

Les vertèbres du cou sont au nombre de sept. Elles sont beaucoup moins grandes que celles du dos. La première et la seconde sont plus grandes que la troisième. La grandeur des autres augmente jusqu'à la septième inclusivement. Il résulte delà que les cinq dernières forment une espèce de pyramide dont le sommet est surmonté par la première et la seconde.

Le corps des vertèbres du cou a plus d'étendue transversalement que d'avant en arrière, et de haut en bas. Il ressemble assez bien à un ovale un peu applati postérieurement. Il est un peu plus épais antérieurement que postérieurement. Sa face supérieure est un peu convexe d'arrière en avant, et concave transversalement. Cette concavité dépend en grande partie de deux petites lames qui s'elèvent des parties latérales de cette face. Sa face inférieure est concave d'arrière en avant, et un peu convexe transversalement. Sa face antérieure est convexe transversalement. On y remarque deux lignes qui se dirigent de haut en bas, et qui la partagent en trois parties, une moyenne et deux latérales : la première est recouverte par le ligament commun antérieur des vertèbres ; les deux dernières donnent attache aux muscles longs du cou. Sa face postérieure est plane : les trous dont elle est percée sont moins grands qu'aux autres vertèbres.

L'apophyse épineuse des vertèbres du cou a peu de longueur. Sa figure approche d'un prisme triangulaire. Son sommet est bifurqué, et chacune des deux parties qui résultent de cette bifurcation, est terminée par un tubercule. La direction de cette apophyse est presque horizontale : les lames qui résultent de la bifurcation de sa base et qui s'étendent jusqu'aux apophyses articulaires, sont étroites et minces, mais plus longues que celles des vertèbres dorsales et lombaires.

Les

Les apophyses transverses ont très-peu de longueur ; elles sont applaties de haut en bas. On y considère une face supérieure, une face inférieure, un sommet et une base.

La face supérieure est creusée par une gouttière qui loge la branche antérieure des nerfs cervicaux. Les bords de cette gouttière donnent attache aux muscles inter-transversaires.

La face inférieure est convexe. Le sommet est bifurqué. La base est percée d'un trou qui se porte de bas en haut. La suite de ces trous forme une espèce de canal dans lequel montent l'artère et la veine vertébrales. La direction de ces apophyses est horizontale.

Les apophyses articulaires supérieures sont ovales de haut en bas : leur surface articulaire est un peu concave. Elle est tournée en arrière et en haut.

Les apophyses articulaires inférieures sont aussi ovales de haut en bas : leur surface articulaire est un peu concave. Elle est tournée en avant et en bas.

Les échancrures n'ont rien de particulier : on observe seulement que la différence de grandeur entre les supérieures et les inférieures, est moins marquée que dans les autres classes des vertèbres.

Le trou est un peu plus grand que celui des vertèbres du dos et des lombes. Il a la forme d'un triangle dont les angles sont arrondis.

Les vertèbres du cou qui peuvent être distinguées des autres vertèbres de la même classe, sont la première, la seconde et la septième.

Tome I.   N

De la première Vertèbre du Cou.

La première vertèbre du cou ne ressemble presque en rien aux vertèbres en général, ni aux autres vertèbres du cou. Elle forme une espèce d'anneau irrégulier. On y considère un arc antérieur, un arc postérieur, deux masses latérales et un trou.

L'arc antérieur ne forme guère que la cinquième partie de la circonférence de cette vertèbre; il présente une face antérieure, une face postérieure, un bord supérieur, un bord inférieur et deux extrémités.

La face antérieure est convexe. On remarque à sa partie moyenne un tubercule qui donne attache au ligament cervical antérieur et à l'extrémité supérieure des muscles longs du cou. La face postérieure est concave. On voit à sa partie moyenne une facette articulaire concave, lisse, qui s'articule avec la face antérieure de l'apophyse odontoïde de la seconde vertèbre.

Le bord supérieur est inégal; il donne attache à un ligament qui unit cette vertèbre à l'occipital. Le bord inférieur est inégal aussi; il donne attache à des fibres ligamenteuses qui l'unissent à la seconde vertèbre. Les extrémités de l'arc antérieur n'existent point réellement elles sont confondues avec les masses latérales.

L'arc postérieur forme à-peu-près la moitié de la circonférence de cette vertèbre : il est plus épais que l'arc antérieur. On y considère une face postérieure, une face antérieure ; un bord supérieur, un bord inférieur et deux extrémités.

La face postérieure est convexe. On remarque

à sa partie moyenne un tubercule plus ou moins grand qui donne attache aux muscles petits droits postérieurs de la tête : ce tubercule est souvent remplacé par des inégalités. La face antérieure est concave et lisse.

Le bord supérieur est mince et inégal à sa partie moyenne où s'attache un ligament ; large à ses parties latérales qui sont creusées par une gouttière dans laquelle passent l'artère vertébrale et le nerf sous-occipital. Cette gouttière est quelquefois convertie en trou par une lame mince qui se continue avec les masses latérales. Le bord inférieur est plus épais que le précédent : sa partie moyenne est inégale et donne attache à un ligament ; ses parties latérales sont un peu plus larges, légèrement creusées, et concourent à la formation d'un trou de conjugaison qui donne passage à la seconde paire des nerfs cervicaux. Les extrémités de l'arc postérieur sont confondues avec les masses latérales.

Les masses latérales sont oblongues d'arrière en avant, et plus épaisses en dehors qu'en dedans. On les divise en face supérieure, face inférieure, face interne et face externe ; extrémité antérieure, et extrémité postérieure.

La face supérieure présente une cavité ovale d'arrière en avant, et de dehors en dedans, inclinée en dedans, lisse, encroûtée de cartilage dans l'état frais. Cette cavité reçoit le condyle de l'occipital.

La face inférieure présente une facette articulaire, arrondie, inclinée en dedans, un peu concave, encroûtée de cartilage dans l'état frais. Elle s'articule avec une facette analogue de la seconde vertèbre.

La face interne a très-peu de largeur. Elle est surmontée d'une éminence raboteuse qui donne attache au ligament transverse de cette vertèbre.

La face externe est large et convexe. Sa partie antérieure donne attache au muscle petit droit antérieur de la tête. On remarque à sa partie postérieure une éminence qui porte le nom d'apophyse transverse. Cette apophyse est beaucoup plus longue que les apophyses transverses des autres vertèbres du cou ; elle est applatie de haut en bas. Son sommet est tuberculeux et inégal. Sa base est percée d'un trou qui monte un peu obliquement d'avant en arrière. Ce trou donne passage à l'artère vertébrale.

Le trou de la première vertèbre du cou est très-grand. Dans l'état frais, il est divisé en deux parties par un ligament qui va d'une masse latérale à l'autre. La partie antérieure de ce trou reçoit l'apophyse odontoïde de la seconde vertèbre. La partie postérieure répond au trou occipital, et donne passage au commencement de la moëlle de l'épine.

La première vertèbre du cou se développe par cinq points d'ossification ; savoir, un pour l'arc antérieur, deux pour l'arc postérieur, et un pour chaque masse latérale. Elle s'articule avec l'occipital et la seconde vertèbre. Pour la mettre en position, il faut tourner l'arc le plus petit en avant, la face articulaire la plus grande, et la plus concave des masses latérales en haut.

De la seconde Vertèbre du Cou.

Cette vertèbre est plus grande que les autres vertèbres de la même classe, à l'exception de

la septième. Sa circonférence est presque triangulaire, son corps a plus d'étendue de haut
en bas, que dans aucune autre direction ; la
face antérieure présente dans sa moitié supérieure une crête longitudinale, qui sépare
deux enfoncemens dans lesquels s'attachent
les muscles longs du cou. La moitié inférieure
forme une surface saillante, triangulaire, à
laquelle s'attache le ligament vertébral commun antérieur. Sa face supérieure est surmontée d'une éminence qu'on appelle apophyse odontoïde. Cette apophyse est presque
cylindrique. On y considère une face antérieure, une face postérieure, deux faces
latérales et un sommet. La face antérieure
convexe et lisse s'articule avec l'arc antérieur
de la première vertèbre. La face postérieure
convexe et lisse est contigüe au ligament transverse de la première vertèbre. Les faces latérales
sont un peu concaves inférieurement. On
remarque à leur partie supérieure des inégalités
qui donnent attache aux ligamens latéraux de
cette apophyse. Le sommet est plus ou moins
pointu ; il donne attache aux fibres les plus
supérieures de ces ligamens.

L'apophyse épineuse est assez longue et
beaucoup plus grosse que celle des autres vertèbres de la même classe. Les lames qui
résultent de la bifurcation de sa base sont
plus épaisses que celles des vertèbres suivantes.

Les apophyses transverses sont très-courtes.
Elles ne sont ni creusées supérieurement, ni
bifurquées à leur sommet. Le trou pratiqué
à leur base est dirigé de bas en haut et de
dedans en dehors. Elles sont inclinées en bas.

Les apophyses articulaires supérieures sont très-larges et un peu convexes. Leur direction est presque horizontale, cependant un peu inclinée en dehors. Les apophyses articulaires inférieures n'ont rien de particulier. Les échancrures supérieures sont à peine marquées ; elles sont situées beaucoup plus en arrière que les inférieures.

Le trou de cette vertèbre ressemble assez bien à un cœur de carte à jouer, dont la base ne seroit point échancrée, ou mieux encore à un triangle, dont l'angle postérieur est aigu, et les angles latéraux mousses et arrondis.

De la septième Vertèbre du Cou.

La septième vertèbre du cou est beaucoup plus grande que les autres. Son corps est un peu moins concave supérieurement que celui des vertèbres précédentes. Son apophyse épineuse est très-grosse et très-longue, ce qui lui a mérité le nom de vertèbre saillante ou proéminente. Le sommet de cette apophyse est ordinairement tuberculeux, et lorsqu'il présente une bifurcation, elle est moins marquée que dans les autres vertèbres. Les apophyses transverses sont plus grosses, plus longues et moins creusées supérieurement que dans les vertèbres précédentes. Leur sommet n'est point bifurqué ; le trou de la base manque quelquefois ; souvent il est interrompu antérieurement et forme une échancrure ; dans d'autres cas il est double. Cette dernière variété se trouve aussi quelquefois dans la sixième et la cinquième vertèbre. Les apophyses articulaires sont plus grandes et moins obliques que celles des autres vertèbres du cou.

Des Vertèbres du Dos.

Les vertèbres du dos sont au nombre de douze. On les distingue par les noms numériques de première, seconde, etc. en comptant de haut en bas. Leur assemblage forme une pyramide dont la base est en bas et le sommet tronqué en haut. Ces vertèbres sont plus grandes que celles du col, et plus petites que celles des lombes.

Le corps des vertèbres du dos diminue de volume depuis la première jusqu'à la quatrième; ensuite il augmente jusqu'à la dernière inclusivement. Ce qui a fait dire à *Winslow* que la colonne dorsale vue antérieurement, paroissoit formée de deux pyramides dont l'une à sa base à la première vertèbre du dos, et son sommet à la quatrième; et la seconde à son sommet au même endroit que la première, et sa base à la dernière vertèbre dorsale.

Le corps des vertèbres du dos a plus d'étendue d'arrière en avant, que d'un côté à l'autre. Il est plus épais antérieurement que postérieurement. Ses faces supérieure et inférieure sont planes. Sa face postérieure est un peu concave. L'antérieure forme une convexité plus saillante à sa partie moyenne que sur les côtés. On remarque sur les parties latérales et postérieures de cette face, deux facettes articulaires, une supérieure plus grande, et l'autre inférieure plus petite. Ces facettes réunies avec celles des vertèbres voisines forment des cavités qui reçoivent l'extrémité postérieure des côtes.

L'apophyse épineuse des vertèbres du dos est fort longue, prismatique et triangulaire.

Son sommet est terminé en pointe. Elle est fort oblique d'avant en arrière, et de haut en bas. Les lames par lesquelles sa base est continue avec les apophyses transverses et articulaires, sont larges, courtes et épaisses.

Les apophyses transverses sont fort longues et fort grosses ; elles sont déjetées en arrière. Leur sommet forme une espèce de tête raboteuse qui est creusée à sa partie antérieure par une cavité qui s'articule avec la tubérosité des côtes. Dans les vertèbres supérieures, cette cavité est tournée directement en avant ; dans les inférieures, elle est inclinée en haut.

Les apophyses articulaires sont situées presque directement au-dessus et au-dessous de la base des apophyses transverses. Leur direction est verticale. La surface articulaire des supérieures est un peu convexe et tournée en arrière ; celle des inférieures est un peu concave et tournée en avant.

Les échancrures sont plus grandes que celles des vertèbres du cou. Les supérieures sont très-petites, et les inférieures très-grandes.

Le trou des vertèbres du dos est moins grand que celui des vertèbres cervicales. Sa figure est un peu ovale d'arrière en avant.

Les caractères communs aux vertèbres du dos, tels que nous venons de les exposer, ne sont bien marqués que dans les vertèbres moyennes de cette classe. Les supérieures ont de l'analogie avec celles du cou, et les dernières ressemblent beaucoup à celles des lombes. Les vertèbres du dos qu'on peut aisément distinguer des autres, sont la première, la dixième, la onzième et la douzième.

De la première Vertèbre du Dos.

On reconnoît la première vertèbre du dos aux caractères suivans. Son corps a plus d'étendue transversalement que d'avant en arrière ; sa face supérieure est un peu concave , comme celle du corps des vertèbres du cou. On remarque sur ses parties latérales une cavité articulaire entière supérieurement, et une demi-cavité inférieurement. La cavité supérieure s'articule avec l'extrémité postérieure de la première côte ; la demi-cavité inférieure , réunie avec la supérieure de la seconde vertèbre , forme une cavité entière qui reçoit l'extrémité postérieure de la seconde côte. L'apophyse épineuse est fort épaisse et fort longue ; son sommet est tuberculeux. Elle est dirigée presque horizontalement. Les apophyses articulaires sont obliques comme celles des vertèbres du cou.

De la dixième Vertèbre du Dos.

La dixième vertèbre du dos peut être distinguée, des autres par deux facettes articulaires entières, qu'on remarque sur les parties latérales et supérieures de son corps. Ces facettes sont quelquefois complétées par une petite facette inférieure de la neuvième vertèbre. Elles s'articulent avec l'extrémité postérieure des deux dixièmes côtes.

De la onzième et de la douzième Vertèbres du Dos.

La onzième et la douzième vertèbres du dos sont assez remarquables par leur volume ; mais on les distingue sur-tout aux caractères suivans. Leur corps est presque rond , et ressemble bien plus à celui des vertèbres lombaires qu'à celui des vertèbres moyennes du dos. On apperçoit sur ses parties latérales et postérieures , une facette entière , concave pour l'articulation des deux dernieres côtes. Cette facette appartient autant au pédicule des apophyses transverses et articulaires , qu'au corps. L'apophyse épineuse est fort courte , large , et terminée par un tubercule. Sa direction est horizontale. Les apophyses transverses sont très-courtes , et n'ont point de facettes articulaires à leur sommet , parce que les deux dernières côtes ne s'articulent point avec elles.

On distingue la douzième vertèbre du dos de la onzième, à sa grosseur , à la largeur de son apophyse épineuse, au peu de longueur de ses apophyses transverses , et enfin à ses apophyses articulaires inférieures , dont la surface est convexe et tournée en dehors , comme celle des vertèbres lombaires.

Des Vertèbres des Lombes.

Les vertèbres des lombes sont au .nombre de cinq. Il y en a quelquefois six, et cela vient tantôt de ce que le nombre des vertèbres excède celui qui est ordinaire , et d'autres fois de ce qu'il manque une vertèbre du dos. On les distingue par les noms numériques de première , seconde , etc. en comptant de haut en bas. Ces vertèbres sont beaucoup plus volumineuses que celles du dos. Leur grosseur augmente depuis la première jusqu'à la dernière inclusivement.

Le corps de ces vertèbres a plus d'étendue transversalement que d'avant en arrière. Il

est un peu plus épais antérieurement que postérieurement. Ses faces supérieure et inférieure
sont un peu concaves. Sa face antérieure est
concave de haut en bas, et convexe transversalement. Sa face postérieure est plane : on
remarque à sa partie moyenne un trou très-
grand, dans le fond duquel on en voit d'autres
plus petits.

L'apophyse épineuse est fort large, applatie
transversalement, et terminée par un bord
arrondi, inégal et très-épais, sur-tout inférieurement. La direction de cette apophyse est
horizontale. Les lames qui résultent de la bifurcation de sa base sont très-courtes et très-
épaisses.

Les apophyses transverses sont minces, fort
longues, applaties d'avant en arrière et horizontales. Les apophyses articulaires sont très-
grandes. Les supérieures sont fort éloignées
l'une de l'autre : leur surface articulaire est
concave, ovale de haut en bas, et tournée en
dedans. Les inférieures sont plus près l'une de
l'autre ; leur surface articulaire est convexe,
ovale et tournée en dehors.

Les échancrures sont très-grandes, sur-tout
les inférieures. Le trou est triangulaire et plus
grand que celui des vertèbres du dos. Il est
très-difficile, pour ne pas dire impossible, de
distinguer les quatre premières vertèbres des
lombes l'une de l'autre, en les considérant
séparément : mais lorsqu'on les compare dans
le même sujet, on les distingue par la grosseur
du corps qui augmente depuis la première
jusqu'à la quatrième, et par les apophyses
transverses, qui sont moins longues dans la
première que dans la seconde, et beaucoup

moins longues dans la seconde et la quatrième que dans la troisième. Quant à la cinquième, elle porte des caractères distinctifs auxquels on la reconnoît aisément.

De la cinquième Vertèbre des Lombes.

On reconnoît la cinquième vertèbre des lombes aux caractères suivans. La face inférieure de son corps est coupée fort obliquement d'avant en arrière, et de bas en haut. Le corps des autres vertèbres des lombes a bien quelque chose de semblable, mais cela est moins marqué. Son apophyse épineuse est fort courte et fort étroite, quelquefois elle manque presqu'entièrement. Ses apophyses transverses sont très-courtes et très-épaisses; ce qui les rend plus propres à soutenir l'effort des ligamens qui s'y attachent pour l'affermissement des pièces dont le bassin est composé. Enfin, ses apophyses articulaires inférieures ressemblent assez bien à celles des vertèbres du dos; c'est-à-dire, qu'au lieu d'être convexes et tournées en dehors, elles sont presque planes, et regardent en devant et en dehors.

De l'articulation de la Tête avec la colonne vertébrale.

Cette articulation est une double arthrodie. Elle résulte du contact des condyles de l'occipital, avec les masses latérales de la première vertèbre du cou.

Les condyles de l'occipital sont situés sur les parties latérales et antérieures de son grand trou. Ils sont oblongs d'avant en arrière, et de dehors en dedans, convexes et inclinés en dehors. Dans l'état frais, ces condyles sont recouverts d'une couche cartilagineuse. La face supérieure des masses laterales de la première vertèbre du cou présente une cavité oblongue d'arrière en avant et de dehors en dedans, recouverte, dans l'état frais, d'un cartilage articulaire. Les condyles de l'occipital sont logés presqu'entièrement dans ces cavités.

Les ligamens qui affermissent cette articulation, sont une capsule, un ligament postérieur, et un ligament antérieur.

La capsule qui environne l'articulation de chaque condyle de l'occipital avec la masse laterale correspondante de la première vertèbre du cou, est un per plus lâche antérieurement et postérieurement què sur les côtés. Elle s'attache d'une part à la circonférence du condyle, plus loin du cartilage articulaire antérieurement et postérieurement que sur les côtés ; et de l'autre autour de la cavité articulaire de la masse latérale. Ce ligament est d'une épaisseur médiocre ; il est composé de lames celluleuses, appliquées les unes aux autres, et fortifié par quelques fibres qui vont de l'occipital à la première vertèbre. Ces fibres sont plus nombreuses et plus marquées antérieurement que par-tout ailleurs.

Le ligament postérieur est situé entre l'arc postérieur de la première vertèbre du cou, et la partie postérieure du trou occipital. La face postérieure de ce ligament est recouverte par les muscles petits droits postérieurs de la tête. Sa face antérieure est fortement unie à la dure-mère. Son bord supérieur s'attache à la partie postérieure du trou occipital. Son bord inférieur est attaché au bord supérieur de l'arc postérieur de la première vertèbre. Ses parties latérales forment avec les échancrures supérieures de la vertèbre, deux trous dans lesquels passent les artères vertébrales et les nerfs sous-occipitaux. Ce ligament est formé de deux lames, l'une postérieure celluleuse, et l'autre antérieure plus épaisse, composée de fibres dont la plupart sont longitudinales. Cette dernière n'est point attachée inférieurement à l'arc postérieur de la première vertèbre du cou : elle se continue avec la dure-mère qui tapisse le canal vertébral.

Le ligament antérieur est situé entre l'arc antérieur de la première vertèbre du cou, et la partie antérieure du trou occipital. Il est composé de deux parties, l'une étroite, et l'autre large. La première a été nommée ligament cervical antérieur; c'est un trousseau ligamenteux, étroit et épais qui s'attache inférieurement au tubercule de la face antérieure de l'arc antérieur de la première vertèbre du cou, et supérieurement à la face inférieure de l'apophyse basilaire de l'occipital. Les fibres dont il est composé sont longitudinales. La seconde portion du ligament antérieur occupe l'espace compris entre les articulations des masses latérales de la première vertèbre avec les condyles de l'occipital; elle est continue de côté et d'autre avec la capsule qui entoure chacune de ces articulations. Sa face antérieure est recouverte par les muscles grands droits antérieurs de la tête, et par la première portion à laquelle elle est unie. Sa face postérieure recouvre les ligamens latéraux de l'apophyse odontoïde de la seconde vertèbre du cou, dont elle est séparée par une substance celluleuse et fibreuse. Son bord inférieur est attaché au bord supérieur de l'arc antérieur de la première vertèbre. Son bord supérieur s'attache à la partie antérieure du trou occipital entre les condyles. Son tissu est dense et serré. On distingue difficilement la direction des fibres qui la composent.

L'articulation de l'occipital avec la première vertèbre du cou est encore affermie par les ligamens latéraux de l'apophyse odontoïde de la seconde vertèbre, et par les muscles qui meuvent la tête sur le cou.

Les mouvemens de l'occipital sur la première vertèbre du cou, sont la flexion, l'extension et les mouvemens latéraux. Ces mouvemens sont très-bornés sur tout les latéraux. Les grands mouvemens de flexion et d'extension de la tête, et les mouvemens d'inclinaison à gauche et à droite, se passent dans l'articulation des vertèbres du cou entr'elles, comme nous le dirons dans la suite.

De l'articulation de la première Vertèbre du Cou avec la seconde.

La première vertèbre du cou s'articule par son arc antérieur avec l'apophyse odontoïde de la seconde ; et par ses masses latérales avec les apophyses articulaires supérieures de la même vertèbre.

L'articulation de l'arc antérieur avec l'apophyse odontoïde, est un ginglyme latéral simple. La face postérieure de l'arc antérieur de la première vertèbre présente une petite facette oblongue, concave, encroûtée de cartilage dans l'état frais. Cette facette touche à la partie antérieure de l'apophyse odontoïde, dont la surface convexe est recouverte de cartilage dans l'état frais, de même que sa face postérieure qui est aussi convexe.

L'articulation des masses latérales de la première vertèbre du cou avec les apophyses articulaires supérieures de la seconde , est une double arthrodie. La face inférieure des masses latérales de la première vertèbre présente une facette articulaire presque ronde , légèrement concave , inclinée en dedans , laquelle est enduite de cartilage dans l'état frais. Ces facettes sont contigües aux apophyses articulaires supérieures de la seconde vertèbre , lesquelles sont orbiculaires , légèrement convexes , horizontales , cependant un peu inclinées en dehors : dans l'état frais, elles sont recouvertes de cartilage articulaire d'une épaisseur médiocre. La surface de ces apophyses est un peu plus large que celle des facettes de la première vertèbre.

Des ligamens qui unissent la première vertèbre du cou à la seconde, les uns sont particuliers à ces deux vertèbres , les autres leur sont communs avec l'occipital auquel ils les unissent toutes deux. Les premiers sont les différentes capsules qui environnent les trois articulations de ces deux vertèbres , le ligament transverse de la première vertèbre du cou , et les ligamens placés entre les arcs de cette vertèbre et les parties correspondantes de la seconde.

La capsule qui entoure de chaque côté l'articulation de l'apophyse articulaire de la seconde vertèbre , avec la masse latérale correspondante de la première , est plus lâche antérieurement et postérieurement que sur les côtés. Son bord supérieur est attaché à la circonférence

circonférence des facettes articulaires inférieures des masses latérales de la première
vertèbre. Son bord inférieur s'attache autour
des apophyses articulaires supérieures de la
seconde. Cette capsule est formée de lames
celluleuses appliquées les unes aux autres, et
fortifiées extérieurement par des fibres accessoires.

La capsule qui entoure l'articulation de l'arc
antérieur de la première vertèbre avec l'apophyse odontoïde de la seconde, s'attache d'une
part à la circonférence de la facette articulaire
de l'arc antéricur de la première vertèbre, et
de l'autre à la circonférence de la facette articulaire de l'apophyse odontoïde de la seconde.
Elle est extrêmement mince et destinée uniquement à retenir la synovie. Une capsule plus
mince encore que celle dont nous venons de
parler, retient la synovie qui mouille la face
antérieure du ligament transverse de la première vertèbre et la face postérieure de l'apophyse odontoïde de la seconde. Cette capsule
est fixée d'un côté à la circonférence de la face
postérieure de l'apophyse odontoïde, et de
l'autre à la face antérieure du ligament transverse de la première vertèbre.

Le ligament transverse de la première vertèbre du cou est tendu entre les masses latérales de cette vertèbre, derrière l'apophyse
odontoïde de la seconde. On ne peut bien
l'appercevoir qu'après avoir enlevé une couche
ligamenteuse et fibreuse devant laquelle il est
situé. Cette couche s'étend depuis la partie
antérieure du trou occipital, jusqu'à la face
postérieure du corps de la seconde vertèbre.
Elle s'attache supérieurement au bord du trou

occipital ; inférieurement, elle se fixe à la face postérieure du corps de la seconde vertèbre, en se continuant avec le ligament vertébral commun postérieur. L'épaisseur de cette couche ligamenteuse est moindre à la partie moyenne que sur les côtés où elle remplit les enfoncemens qui se trouvent derrière les ligamens latéraux de l'apophyse odontoïde. Elle est composée de fibres longitudinales, dont la quantité est proportionnée à son épaisseur. Sa face postérieure est intimement unie à la dure-mère qui descend dans le canal vertébral.

On considère au ligament transverse de la première vertèbre du cou une face postérieure, une face antérieure, un bord supérieur, un bord inférieur et deux extrémités.

La face postérieure est convexe ; elle est recouverte par la couche ligamenteuse dont nous avons parlé plus haut, à laquelle elle est unie. La face antérieure est concave, lisse et contigüe à la face postérieure de l'apophyse odontoïde. Les bords supérieur et inférieur donnent attache à la capsule placée entre ce ligament et l'apophyse odontoïde. La partie moyenne du bord inférieur est unie à l'extrémité supérieure d'un ligament large d'environ une ligne qui s'attache par son autre extrémité à la face postérieure du corps de la seconde vertèbre. Les extrémités du ligament transverse s'implantent à la partie interne des masses latérales de la première vertèbre. Ce ligament est très-épais et très-dense, sur-tout à sa partie moyenne ; il est composé de fibres transversales, très-serrées les unes contre les autres. Son usage est de retenir l'apophyse odontoïde de la seconde vertèbre et d'empêcher qu'elle n'abandonne l'arc antérieur de la première. Il forme avec cet arc un anneau qui tourne autour de l'apophyse odontoïde , ou dans lequel cette apophyse tourne dans certaines circonstances.

Les ligamens latéraux de l'apophyse odontoïde s'etendent des côtés de cette apophyse aux condyles de l'occipital. Ils s'attachent, par leur extrémité interne, aux parties latérales et supérieures de l'apophyse odontoïde : delà ils se portent en dehors, en montant un peu, et vont s'attacher à la partie interne des condyles de l'occipital. Ces ligamens sont très-épais et très-forts : ils sont composés de fibres très-serrées les unes contre les autres. Leur usage n'est pas seulement d'unir fortement les deux premières vertèbres du cou à l'occipital ; ils servent encore à borner les mouvemens de rotation de la tête.

L'arc antérieur de la première vertèbre du cou est uni à la seconde par un ligament qui naît du bord inférieur de cet arc, et va s'attacher à la partie antérieure et supérieure du corps de la seconde vertèbre, au-dessous de la base de son apophyse odontoïde. Ce ligament est uni sur les côtés avec la capsule qui entoure l'articulation des masses latérales de la première vertèbre avec les apophyses articulaires supérieures de la seconde. Les fibres dont il est composé sont dirigées de haut en bas.

On trouve entre l'arc postérieur de la première vertèbre du cou et la lame de la seconde, une substance celluleuse et membraneuse qui s'attache au bord inférieur de l'arc postérieur de la première vertèbre, et au bord supérieur de la lame de la seconde.

Les mouvemens de la première vertèbre sur la seconde sont la rotation à droite et à gauche, et de très-petits mouvemens en avant et en arrière.

Les mouvemens de rotation s'exécutent de la manière suivante. Lorsqu'on tourne la tête à gauche par exemple, l'arc antérieur de la première vertèbre tourne de droite à gauche autour de l'apophyse odontoïde de la seconde : la facette articulaire inférieure de la masse latérale gauche de la première vertèbre, glisse d'avant en arrière sur l'apophyse articulaire gauche de la seconde ; pendant que la facette articulaire inférieure de la masse latérale droite de la première vertèbre, glisse d'arrière en avant, sur l'apophyse articulaire supérieure de la seconde. Lorsqu'on tourne la tête à droite, le contraire a lieu. La largeur des apophyses articulaires supérieures de la première vertèbre, fait que les masses latérales de la seconde ne manquent jamais d'appui dans ces mouvemens, qui sont d'ailleurs renfermés dans de justes bornes par les ligamens latéraux de l'apophyse odontoïde.

De l'articulation des Vertèbres entr'elles.

Chaque vertèbre, depuis la troisième du cou inclusivement, jusqu'à la dernière des lombes, s'articule par la face supérieure de son corps, et par ses apophyses articulaires supérieures avec la vertèbre qui est immédiatement au-dessus, et par la face inférieure de son corps, et ses apophyses articulaires inférieures avec la vertèbre qui est immédiatement au-dessous. L'articulation du corps est une diarthrose continue ou amphiarthrose, et celle des apophyses

articulaires est une arthrodie. Les facettes articulaires qui la forment sont recouvertes, dans
l'état frais, par un cartilage diarthrodial.

Les ligamens qui unissent les vertèbres entr'elles sont les ligamens inter-vertébraux, le
ligament vertébral commun antérieur, le ligament vertébral commun postérieur, le ligament sur-épineux, les ligamens jaunes, les
ligamens inter-épineux, et les capsules qui
entourent l'articulation des apophyses articulaires.

Les ligamens inter-vertébraux sont placés
entre les corps des vertèbres. Le premier est
situé entre la seconde et la troisième vertèbre
du cou, et le dernier entre la dernière vertèbre des lombes et le sacrum. Nous consi-
dérons à ces ligamens une face supérieure,
une face inférieure et une circonférence. La
face supérieure est unie à la face inférieure du
corps de la vertèbre qui est au-dessus ; la face
inférieure est adhérente à la face supérieure
du corps de la vertèbre qui est au-dessous. La
circonférence est recouverte antérieurement
par le ligament vertébral commun antérieur,
auquel elle est fortement unie ; postérieurement par le ligament vertébral commun postérieur, auquel elle adhère aussi fortement ;
latéralement elle fait partie du trou de conjugaison, et au dos elle concourt à la formation de la cavité qui reçoit l'extrémité postérieure des côtes. Les ligamens inter-vertébraux
des lombes et de la partie inférieure du dos,
sont beaucoup plus épais que ceux du cou et
de la partie supérieure du dos. Aux lombes,
ils ont jusqu'à six lignes d'épaisseur. Dans la
vieillesse, ces ligamens éprouvent une espèce

de dessèchement qui diminue leur épaisseur.
Dans tous les âges, ils sont susceptibles d'affaissement par le poids du corps et celui des
fardeaux dont il peut être chargé. Cet affaissement est une des causes de la diminution
de grandeur qui a lieu dans tous les hommes
du matin au soir. Ceux du dos sont plus
minces antérieurement que postérieurement,
et ceux des lombes et du cou sont plus épais
à leur partie antérieure qu'à la postérieure.
Ces ligamens sont composés d'une quantité
assez considérable de lames concentriques
posées verticalement. Ces lames sont unies
par une substance molle qu'on en distingue
aisément par sa couleur grisâtre, et dans laquelle on ne voit aucune apparence fibreuse.
Cette substance est plus épaisse entre les lames
superficielles qu'entre les profondes. Les lames
sont plus nombreuses et plus épaisses dans la
moitié antérieure que dans la moitié postérieure des ligamens. Elles sont composées de
fibres obliques, qui se croisent à angle très-
aigu. Les unes descendent de droite à gauche,
et les autres de gauche à droite. Ces fibres
et les lames qu'elles forment s'attachent immédiatement à la substance osseuse des vertèbres dans les adultes : mais dans les jeunes
sujets, elles s'attachent à la couche cartilagineuse qui recouvre les faces supérieure et
inférieure du corps des vertèbres. Les lames
les plus extérieures des ligamens inter-vertébraux sont fort épaisses ; celles qui suivent
deviennent plus minces, et à mesure qu'elles
approchent du centre des ligamens, elles dé-
génèrent en une substance blanchâtre, molle
et comme muqueuse, dans laquelle on ne

distingue aucune espèce de fibres ni de lames. Cette substance est, dans les enfans, d'une mollesse qui approche de la fluidité. Les ligamens inter-vertébraux sont abreuvés d'une humeur synoviale qui entretient leur souplesse. La structure de ces ligamens leur donne tout à-la-fois la flexibilité nécessaire aux différens mouvemens de la colonne vertébrale, et la solidité convenable pour unir fortement les vertèbres entr'elles.

Le ligament vertébral commun antérieur est situé sur la partie antérieure de la colonne vertébrale, depuis le corps de la seconde vertèbre du cou jusqu'à la partie antérieure et supérieure du sacrum. Sa largeur est différente dans les trois régions de la colonne vertébrale. Au cou, il recouvre le tiers moyen de la face antérieure du corps des vertèbres ; au dos, il recouvre toute la largeur de la face antérieure du corps ; aux lombes, il n'en recouvre que le tiers moyen. La face antérieure de ce ligament est recouverte au cou par le pharynx et l'œsophage ; au dos, par l'aorte descendante pectorale et la veine azigos ; et aux lombes, par l'aorte ventrale et la veine cave inférieure. Elle est unie à ces parties par du tissu cellulaire très-lâche. La face postérieure recouvre le corps des vertèbres, et les ligamens inter-vertébraux auxquels elle adhère fortement. Elle adhère aussi au corps des vertèbres ; mais cette union est moins forte à la partie moyenne du corps, qu'au bord supérieur et au bord inférieur. Ce ligament est très-mince au cou, fort épais au dos, et plus mince aux lombes. Il est beaucoup plus épais à sa partie moyenne qu'à ses parties latérales. Sa couleur est resplendissante comme celle des aponévroses. Il est composé de fibres longitudinales qui n'ont pas toute la même longueur. Les superficielles sont très-longues : celles qui suivent ont beaucoup moins de longueur ; elles naissent de quelques-unes des vertèbres supérieures, se portent à celles qui sont au-dessous et s'y terminent. Enfin, les plus profondes qui sont les plus courtes, vont d'une vertèbre à celle qui est immédiatement au-dessous. On remarque entre les fibres superficielles et les profondes, des intervalles par lesquels passent les vaisseaux qui pénètrent dans le corps des vertèbres. La portion lombaire de ce ligament est singulièrement fortifiée par l'expansion des fibres tendineuses, des piliers, du diaphragme. Au cou, ce ligament est fortifié sur les côtés par de petits ligamens accessoires, placés derrière les muscles longs du cou. Ces derniers ligamens s'étendent des parties latérales du bord inférieur du corps de la vertèbre qui est au-dessus, au bord supérieur du corps de la vertèbre qui est au-dessous. Ils sont composés de fibres dont la direction est oblique de haut en bas, et de dedans en dehors.

Le ligament vertébral commun postérieur est situé derrière le corps des vertèbres, depuis la face postérieure du corps de la seconde jusqu'au sacrum. Ce ligament est plus large aux lombes et au col qu'à la partie moyenne du dos. Sa face postérieure est recouverte par la dure-mère qui tapisse le canal vertébral : elle est unie à cette membrane par du tissu cellulaire extrêmement lâche. Sa face antérieure recouvre la face postérieure du corps des vertèbres, et la partie postérieure de la circonférence des ligamens inter-vertébraux, auxquels elle est fortement unie : elle est séparée de la partie moyenne du corps des vertèbres, par les sinus vertébraux transverses. Ce ligament est composé de fibres longitudinales, dont la longueur diminue à mesure qu'elles deviennent plus profondes.

Le ligament sur-épineux est situé derrière le sommet des apophyses épineuses des vertèbres : il commence à l'apophyse épineuse de la septième vertèbre du cou, et finit aux apophyses épineuses des premières fausses vertèbres du sacrum. La portion dorsale de ce ligament est très-étroite ; elle est bien distincte des aponévroses des muscles trapèzes. La portion lombaire est plus large ; elle est fortement unie avec les aponévroses des muscles qui s'attachent à ces apophyses. Les fibres de ce ligament ont une direction longitudinale ; les superficielles sont très-longues : les plus profondes s'étendent de l'apophyse épineuse d'une vertèbre, à celle de la vertèbre qui est immédiatement au-dessous.

Les ligamens inter-épineux sont placés entre les apophyses épineuses des vertèbres du dos et des lombes : on ne voit aucune trace de ces ligamens entre les apophyses épineuses des vertèbres du cou. Ils présentent deux faces et quatre bords ; un supérieur, un inférieur, un postérieur et un antérieur. Les faces sont recouvertes par les muscles long-dorsal et transversaire épineux. Le bord supérieur est attaché au bord inférieur de l'apophyse épineuse de la vertèbre supérieure. Le bord inférieur est attaché au bord supérieur de l'apophyse épineuse de la vertèbre inférieure. Le bord antérieur est uni aux ligamens jaunes. Le bord postérieur est confondu avec le ligament sur-épineux et avec les aponévroses des muscles qui s'attachent aux apophyses épineuses. Les ligamens inter-épineux du dos sont très-minces : ceux des lombes ont une épaisseur et une force considérable. Ces ligamens sont composés de fibres qui affectent différentes directions, mais dont la plupart se portent obliquement du ligament sur-épineux et de l'apophyse épineuse de la vertèbre supérieure, à l'apophyse épineuse de la vertèbre inférieure.

Les ligamens jaunes remplissent les espaces compris entre les lames des vertèbres. Le premier est placé entre la seconde et la troisième vertèbre du cou, et le dernier est situé entre la dernière vertèbre des lombes et le sacrum. Ces ligamens sont plus apparens à l'intérieur qu'à l'extérieur du canal vertébral. On considère à chacun d'eux une face antérieure, une face postérieure, un bord supérieur, un bord inférieur et deux extrémités. La face antérieure est recouverte par la dure-mère qui tapisse le canal vertébral; la face postérieure est recouverte par la lame de la vertèbre supérieure et par le muscle transversaire-épineux. Le bord supérieur est attaché à la lèvre interne du bord inférieur de la lame de la vertèbre supérieure. Le bord inférieur s'attache à la lèvre externe du bord supérieur de la lame de la vertèbre inférieure. Les extrémités sont unies avec les capsules qui entourent les articulations des apophyses articulaires. Ces ligamens sont fort épais; leur couleur est jaunâtre; les fibres qui la composent sont parallèles, et se dirigent de haut en bas.

La capsule qui environne l'articulation des

apophyses articulaires des vertèbres, s'attache
à la circonférence des facettes articulaires de
ces apophyses. Celle des vertèbres du cou et
du dos est mince et celluleuse; celle des vertèbres des lombes est beaucoup plus épaisse,
et fortifiée par des fibres extérieures qui forment une espèce de ligament orbiculaire, dans
lequel elle est renfermée.

L'union des vertèbres est singulièrement fortifiée par les muscles couchés sur la colonne
vertébrale, et sur-tout par ceux qui en recouvrent la partie postérieure.

Les vertèbres exécutent des mouvemens de
flexion, d'extension, d'inclinaison latérale à
droite et à gauche, et des mouvemens de rotation. Les vertèbres du cou sont plus mobiles
que celles des lombes, et celles-ci jouissent
d'une plus grande mobilité que celles du dos.

Dans la flexion des vertèbres, la partie antérieure des ligamens inter-vertébraux est
comprimée; elle diminue d'épaisseur et forme
une espèce de bourrelet; la partie postérieure
de ces ligamens est tendue, et augmente un
peu d'épaisseur; les apophyses épineuses se
redressent et s'écartent les unes des autres;
les apophyses articulaires inférieures de la vertèbre supérieure glissent un peu de bas en haut
sur les apophyses articulaires supérieures de
la vertèbre inférieure; le ligament vertébral
commun antérieur est relâché, et tous les
autres ligamens sont tendus. Dans l'extension,
le contraire a lieu; mais ce mouvement est singulièrement borné dans les vertèbres moyennes
du dos par l'obliquité des apophyses épineuses
qui sont couchées les unes sur les autres.

Dans l'inclinaison à droite, le côté droit des

ligamens inter - vertébraux est comprimé , et le côté gauche est tendu ; les apophyses transverses du côté droit se rapprochent les unes des autres, et celles du côté gauche s'éloignent. Le contraire a lieu lorsque la colonne vertébrale s'incline à gauche.

Les mouvemens de chaque vertèbre en particulier sont excessivement bornés ; mais comme toutes les vertèbres peuvent se mouvoir en même temps , il résulte de leurs mouvemens particuliers réunis , un mouvement total très - grand de flexion , d'extension ou d'inclinaison latérale. A la faveur de ce mécanisme , la colonne vertébrale peut décrire de grands arcs de cercle, sans que la moëlle épinière qu'elle renferme soit comprimée, comme elle le seroit par le changement de direction du canal vertébral dépendant du grand mouvement d'une seule vertèbre. Les mouvemens de rotation des vertèbres sont extrêmement bornés , sur - tout aux lombes et au dos. La rotation du tronc dépend bien plus des mouvemens du bassin sur l'extrémité supérieure des fémurs , que des mouvemens de rotation des vertèbres.

Les usages des vertèbres sont de former la colonne vertébrale. Cette colonne est le soutien de la tête, des extrémités supérieures de la poitrine, et de toutes les autres parties du tronc. C'est de ses mouvemens que dépendent les différentes attitudes du corps. De plus, elle loge dans son canal la moëlle épinière, de laquelle naissent les nerfs du tronc et des extrémités, tant supérieures qu'inférieures.

La colonne vertébrale est construite de la manière la plus conforme aux usages pour lesquels elle est destinée. En effet, on remarque dans la conformation et les connexions des os qui la forment, tout à-la-fois une solidité qui la rend propre à résister aux efforts qu'elle supporte, et à protéger la moëlle épinière ; et une mobilité qui, sans rien diminuer de sa solidité, fait prendre au tronc les différentes attitudes qu'exigent les conditions de la vie humaine.

La solidité de la colonne vertébrale résulte de la largeur des surfaces, par lesquelles les corps des vertèbres sont articulés ; de la gros·seur, de la longueur et de la direction des apophyses articulaires, transverses et épineuses, du nombre et de la force des ligamens qui unissent les vertèbres, et des muscles destinés aux mouvemens de ces os.

La mobilité de la colonne vertébrale dépend du grand nombre d'os dont elle est composée. A la vérité, chacun de ces os en particulier est très-peu mobile : mais comme ils sont placés les uns au-dessus des autres, et qu'ils peuvent tous se mouvoir en même temps ; de ces mouvemens partiels, il résulte un mouvement total très-grand.

Les trois courbures de la colonne vertébrale ont cet avantage, que la ligne de gravité de toute la masse qu'elle supporte, ne passe point au centre de chaque vertèbre en particulier : elle traverse les vertèbres moyennes du cou et les moyennes du dos, passe derrière le centre des vertèbres lombaires, et tombe enfin sur la base du sacrum. En conséquence, elle peut se porter en avant et en arrière, sans tomber hors du plan des vertèbres. Sans cette mécanique, nous nous tiendrions difficilément debout. La longueur des apophyses épineuses et transverses des vertèbres augmente la force efficace des muscles auxquels elles donnent insertion.

Du Bassin.

Le bassin est situé à la partie inférieure du tronc, entre la colonne vertébrale qui appuie sur sa partie moyenne et postérieure, et les fémurs qui s'articulent avec ses parties latérales moyennes et antérieures. La grandeur et la forme du bassin varient suivant l'âge et suivant le sexe. Dans les enfans, il est proportionnellement plus petit que chez les adultes ; le bassin de la femme est plus large et plus évasé que celui de l'homme.

Nous divisons le bassin en deux faces, l'une externe et l'autre interne ; en base et en sommet.

La face externe présente des éminences et des cavités dont nous parlerons dans la description particulière des os dont le bassin est composé : nous observerons seulement ici que les cavités profondes qui se remarquent à ses parties latérales, et qu'on nomme cavités cotyloïdes, sont plus éloignées l'une de l'autre dans la femme que dans l'homme, ce qui rend chez elles le mouvement latéral du bassin dans la progression, plus aparent que chez l'homme.

La face interne du bassin est partagée en partie supérieure et en partie inférieure, par un retrécissement qu'on nomme détroit supérieur du bassin. La partie supérieure s'appelle grand bassin, bassin supérieur, ou marge du bassin : la partie inférieure se nomme petit bassin, bassin inférieur, ou excavation du bassin.

Le grand bassin présente une partie postérieure et deux parties latérales. La partie postérieure est formée par le corps des deux dernières vertèbres des lombes : elle présente
une saillie proportionnée au volume et à la
convexité de ce corps. Les parties latérales
sont concaves, et portent le nom de fosses
iliaques : ces fosses sont plus larges et moins
profondes dans la femme que dans l'homme.

Le bassin inférieur forme une espèce de
canal , plus large à sa partie moyenne qu'à
ses extrémités supérieure et inférieure. La profondeur de ce canal est plus grande en arrière
que sur les côtés , et encore moindre antérieurement. La partie postérieure du petit
bassin est concave ; les latérales et l'antérieure sont presque droites. Les éminences
et les trous qui se remarquent dans l'excavation du bassin , seront décrits dans l'exposition
particulière des os qui composent cette
partie.

Le détroit supérieur du bassin est un rebord
formé postérieurement , par l'union du sacrum
avec la dernière vertèbre des lombes , latéralement par la partie inférieure des os des îles,
et antérieurement par la portion horizontale
des os pubis. Ce détroit est presque ovale
transversalement : il est incliné d'arrière en
avant d'environ trente-cinq à quarante degrés.

Pour déterminer plus exactement son étendue
dans la femme, on y a distingué plusieurs diamètres ; savoir, un antéro - postérieur, qui
s'étend du milieu de l'union du sacrum avec la
dernière vertèbre des lombes , à la symphyse
des os pubis ; un transversal qui va d'un côté
à l'autre, en coupant le premier à angle droit ;

et deux obliques qui s'étendent d'une symphyse sacro-iliaque au bord supérieur de la cavité cotyloïde du côté opposé. Dans une femme dont le bassin est bien conformé, l'étendue du diamètre antéro-postérieur est de quatre pouces, celle du diamètre transversal est de cinq pouces, et les diamètres obliques ont un peu moins d'étendue que le transversal.

La base du bassin est tournée en haut et en avant. Elle présente sur ses parties latérales, deux bords contournés en manière d'*S* italique, auxquels on donne le nom de crête des os des îles. Ces crêtes sont plus longues et beaucoup plus inclinées en dehors dans la femme que dans l'homme. Entre la partie postérieure de ces crêtes et les côtés de la colonne vertébrale, on remarque une échancrure qui est remplie par les muscles des lombes. La partie antérieure de cette base présente une vaste échancrure qui est remplie par les muscles du bas-ventre : cette échancrure est plus grande dans la femme que dans l'homme.

Le sommet du bassin est tourné en bas et en arrière. On y apperçoit trois éminences et trois échancrures. Des trois éminences, l'une est postérieure et les deux autres latérales ; la postérieure descend moins bas que les latérales ; elle est formée par la pointe du coccix : les deux latérales sont formées par les tubérosités des ischions. C'est sur ces dernières que porte tout le poids du corps lorsqu'on est assis. Dans la femme, ces tubérosités sont plus écartées que dans l'homme.

Des trois échancrures qu'on remarque au sommet du bassin, l'une est antérieure et les deux autres sont postérieures et latérales. L'antérieure

L'antérieure porte le nom d'arcade du pubis : cette arcade présente des différences très-marquées selon le sexe. Dans la femme, elle est arrondie supérieurement et large de quinze à vingt lignes ; elle augmente insensiblement, et ses côtés s'écartent de manière qu'inférieurement ils sont éloignés d'environ trois pouces et demi ou quatre pouces. Dans l'homme, elle est aigüe supérieurement, et ses côtés sont beaucoup plus rapprochés dans le reste de leur étendue. Les échancrures latérales et postérieures portent le nom d'échancrures sacro-sciatiques. Dans l'état frais, ces échancrures sont fermées en partie par deux ligamens qu'on nomme sacro-sciatiques, et qu'on distingue en grand et petit.

L'ouverture inférieure du bassin, a été nommée aussi détroit inférieur. On distingue à ce détroit les mêmes diamètres qu'au supérieur. Le diamètre antéro-postérieur s'étend de la partie inférieure de la symphyse des pubis au sommet du coccix ; le transversal va de la tubérosité sciatique d'un côté, à celle du côté opposé, et les diamètres obliques vont de la tubérosité sciatique d'un côté, au milieu du grand ligament sacro-sciatique du côté opposé. L'étendue commune de ces diamètres est de quatre pouces : mais comme le coccix est mobile et susceptible de se porter en arrière, l'étendue du diamètre antéro-postérieur peut augmenter par-là de beaucoup. Le bassin est formé postérieurement et supérieurement par le sacrum ; postérieurement et inférieurement par le coccix, et latéralement et antérieurement par les os innominés.

Tome I.   P

Du Sacrum.

Le sacrum est un os impair situé à la partie postérieure du bassin. Il est applati, recourbé en avant et triangulaire, plus large, plus recourbé et plus court dans la femme que dans l'homme. On le divise en deux faces, l'une postérieure et l'autre antérieure ; en deux bords latéraux ; en base et en sommet.

La face postérieure est convexe. On remarque à sa partie moyenne des éminences dont le nombre est de quatre ordinairement. Les Anatomistes qui ont regardé le sacrum comme la réunion de plusieurs fausses vertèbres, ont appellé ces éminences les apophyses épineuses des fausses vertèbres de cet os. Ces éminences sont quelquefois continues par leurs bords voisins, et forment ainsi une crête longitudinale. Elles donnent attache aux aponévroses de différens muscles. A la partie moyenne et inférieure de cette face, on remarque une large gouttière longitudinale, qui est la terminaison du canal qui règne dans toute la longueur de cet os. Les bords de cette gouttière se réunissent supérieurement à la dernière des éminences dont nous venons de parler ; ils se terminent inférieurement par un petit tubercule, sous lequel se remarque une échancrure qui donne passage à la cinquième paire des nerfs sacrés. Ce tubercule qu'on appelle corne du sacrum, s'unit quelquefois avec une éminence qui s'élève de la base du coccix. Sur les côtés de la rangée d'éminences dont il a été parlé plus haut, on remarque deux gouttières larges et peu profondes qui font suite aux gout-

tières vertébrales. Ces gouttières sont percées
de quatre trous placés de haut en bas sur la même
ligne, auxquels on donne le nom de trous sacrés
postérieurs. La grandeur de ces trous diminue
à mesure qu'ils deviennent inférieurs. La partie interne de leur circonférence est inégale,
plus ou moins saillante, et donne attache aux
ligamens sacro-iliaques. Les trous sacrés postérieurs communiquent avec le canal sacré et
avec les trous sacrés antérieurs ; ils donnent
passage aux branches postérieures des nerfs
sacrés. Au côté externe des trous sacrés postérieurs, on remarque des éminences qu'on
a regardées comme les apophyses transverses
des fausses vertèbres du sacrum. Enfin, à la
partie supérieure de cette face, on remarque
de chaque côté deux enfoncemens, dont la
surface est raboteuse et donne attache à des
trousseaux ligamenteux, qui unissent fortement le sacrum à l'os innominé.

La face antérieure est concave ; sa concavité
varie suivant les sujets : elle est plus grande
en général dans la femme que dans l'homme.
Cette face est traversée par quatre lignes saillantes qui sont la trace de la soudure des différentes pièces dont le sacrum est composé dans
l'enfance. Entre ces lignes, on remarque des
surfaces concaves qui correspondent à la partie
antérieure du corps des fausses vertèbres de
cet os. Cette face présente aussi deux rangees
de trous qu'on nomme sacres anterieurs Ces
trous sont beaucoup plus grands que les postérieurs vis-à-vis lesquels ils sont places : ils
communiquent, comme ces derniers, dans le
canal sacre. Les trois premiers trous sacres
antérieurs sont très-grands. Leur partie ex-

terne forme une espèce de gouttière , dans laquelle s'attache le muscle pyramidal de la cuisse. Ces trous donnent passage aux branches antérieures des nerfs sacrés.

Les bords du sacrum sont beaucoup plus épais supérieurement qu'inférieurement. Leur moitié supérieure présente une facette articulaire, figurée à-peu-près comme une oreille d'homme, et qui s'articule avec l'os innominé. La moitié inférieure de ce bord est inégale et donne attache aux ligamens sacro-sciatiques : elle se termine inférieurement par une échancrure dans laquelle passe la cinquième paire des nerfs sacrés.

La base du sacrum est tournée en haut et un peu en avant. On apperçoit à sa partie moyenne une facette ovalaire transversalement, qui s'articule avec la face inférieure du corps de la dernière vertèbre des lombes. Sur les côtés de cette facette, on voit une surface concave transversalement, un peu convexe d'avant en arrière, qui fait partie de la fosse iliaque. Derrière la facette articulaire, on remarque un grand trou triangulaire, qui forme le commencement d'un canal qu'on nomme sacré, et qui règne dans toute la longueur du sacrum. Ce canal est large et triangulaire supérieurement, étroit et applati inférieurement : il contient les nerfs sacrés. Sur les côtés du trou dont nous venons de parler, on remarque deux éminences qu'on nomme apophyses articulaires supérieures de la première fausse vertèbre du sacrum. Ces apophyses sont concaves, tournées en dedans et en arrière. Elles s'articulent avec les apophyses articulaires inférieures de la dernière vertèbre des lombes. Devant ces apophyses, on voit une échancrure qui forme, avec la dernière vertèbre des lombes, le trou de conjugaison, par lequel passe la cinquième paire des nerfs lombaires. La partie du trou comprise entre ces apophyses est mince, inégale, et donne attache au dernier des ligamens jaunes.

Le sommet du sacrum est tourné en bas et un peu en arrière : il présente une facette ovale transversalement qui s'articule avec la base du coccix.

Le sacrum est composé de substance compacte et de substance celluleuse. La substance compacte forme une lame mince qui recouvre la substance celluleuse. Le développement de cet os a la plus grande analogie avec celui des vertèbres : il commence par n'être qu'un seul cartilage. Les premiers points osseux qui se forment dans ce cartilage, paroissent à sa partie antérieure, et correspondent au germe osseux du corps des vertèbres. Autour des trois points supérieurs, il se développe de chaque côté du canal sacré, deux points osseux, l'un antérieur et l'autre postérieur. Autour des deux points inférieurs il ne se développe en arrière que deux germes osseux, un de chaque côté. Ces différens points se rapprochent peu-à-peu, et finissent par se souder. Les points osseux postérieurs et latéraux s'unissent entr'eux, et avec les points du milieu, bien long-temps avant la soudure de ces derniers, qui arrive quelquefois très-tard. Le sacrum s'articule par sa base avec la dernière vertèbre des lombes, par son sommet avec le coccix, et par ses bords avec les os innominés. Pour le mettre en position, il faut tourner sa face concave en avant, sa base en haut et un peu en avant.

Du Coccix.

Cet os est situé à la partie postérieure et inférieure du bassin, au dessous du sacrum. Sa figure est triangulaire. On y considère une face antérieure, une face postérieure, deux bords, une base et un sommet.

La face postérieure est convexe et inégale : elle donne attache aux aponévroses des muscles grands fessiers. La face antérieure est concave ; elle est recouverte par l'intestin rectum. Ces deux faces présentent des lignes transversales qui indiquent l'union des pièces dont cet os est composé dans les jeunes sujets.

Les bords présentent des inégalités qui donnent attache aux muscles ischio-coccigiens.

La base est tournée en haut. On y voit une facette concave, ovalaire transversalement, qui s'articule avec le sommet du sacrum. Derrière cette facette on remarque de chaque côté une petite éminence qui se porte de bas en haut, et à laquelle on a donné le nom de corne du coccix. Cette éminence se continue quelquefois jusqu'à la corne du sacrum avec laquelle elle se joint. On voit souvent sur les parties latérales de la base une petite éminence transversale dont la partie supérieure est échancrée et loge la cinquième paire des nerfs sacres.

Le sommet du coccix est tuberculeux et donne attache aux muscles releveurs de l'anus ; il est quelquefois singulièrement contourné. Le coccix est presque tout spongieux ; il est recouvert par une lame de substance compacte très-mince. Cet os se développe par quatre points d'ossification, qui forment le noyau des quatre portions dont il est composé originairement, et qui se soudent constamment avec l'âge. La première et la seconde portion se soudent plus tard que les autres. La première se soude souvent avec le sacrum, et la dernière s'identifie de très-bonne heure avec la troisième. C'est sans doute ce qui a fait dire à la plupart des Anatomistes, que le coccix n'étoit composé que de trois pièces. Cet os s'articule avec le sacrum. Pour mettre le coccix en position, il faut tourner sa face convexe en arrière, et sa base en haut.

De l'Os Innominé.

L'os innominé ou l'os des hanches est pair, situé à la partie latérale et antérieure du bassin.

Cet os est formé de trois pièces dans les jeunes sujets. Une supérieure qu'on appelle ilion, une antérieure qui porte le nom de pubis, et une inférieure qu'on nomme ischion. Ces trois pièces se soudent tellement avec l'âge, qu'on voit à peine les traces de leur séparation. Cependant les Anatomistes ont décrit ces trois pièces, comme si elles étoient distinctes et séparées : cette manière de décrire comme distinctes, des pièces osseuses qui sont confondues, embarrasse beaucoup les commencans. Il nous paroît plus convenable de décrire l'os des hanches tel qu'il est dans les adultes et les vieillards, c'est-à-dire comme un seul et même os. Néanmoins, pour ne pas trop nous éloigner du langage reçu, après l'avoir ainsi considéré, nous décrirons en particulier chacune des trois pièces dont il est composé dans les enfans.

L'os innominé est large, contourné en sens-contraire dans sa moitié supérieure et dans l'inférieure, rétréci à sa partie moyenne, et quadrilatère. Il est plus large dans la femme que dans l'homme. On y considère une face externe et une face interne; quatre bords, un supérieur, l'autre inférieur, le troisième antérieur et le quatrième postérieur.

La face externe est inclinée en bas dans sa moitié supérieure, et en avant et en bas dans sa moitié inférieure. On remarque à sa partie postérieure et supérieure, une surface convexe, inégale, large d'environ deux travers de doigt, laquelle donne attache au muscle grand fessier. Cette surface se termine inférieurement par une ligne saillante, courbe, qu'on nomme ligne demi-circulaire supérieure. Plus bas on remarque une autre ligne courbe, beaucoup plus longue que la précédente : c'est la ligne demi-circulaire inférieure, à laquelle s'attache une aponévrose du muscle moyen fessier. L'espace compris entre cette ligne, le bord supérieur et la ligne courbe supérieure, est concave, et donne attache aux fibres du muscle moyen fessier. Au-dessous de la ligne courbe inférieure, on remarque l'orifice d'un conduit nourricier. L'espace compris entre la ligne demi-circulaire inférieure et le bord de la cavité cotyloïde, donne attache au muscle petit fessier. Cette partie de la face externe est concave de haut en bas, et convexe d'avant en arrière. On voit à sa partie antérieure et inférieure, une empreinte à laquelle s'attache le tendon courbe du muscle droit antérieur de la cuisse.

La portion de la face externe qui est inclinée en bas et en avant, présente à sa partie supérieure une grande cavité qu'on nomme cotyloïde. Cette cavité est plus près de la partie inférieure de l'os, que de la supérieure; elle forme à peu-près la moitié d'une sphère d'environ deux pouces de diamètre. Sa direction est oblique de manière qu'elle regarde en dehors, en avant et en bas. Les deux tiers supérieurs de sa surface sont encroûtés de cartilages dans l'état frais. Le tiers inférieur et antérieur a un peu plus de profondeur que le reste ; il est dépourvu de cartilage, et loge un de ces paquets de tissu cellulaire qu'on regarde comme des glandes synoviales. Le bord de la cavité cotyloïde est plus saillant à sa partie supérieure que dans le reste de son étendue. On remarque sur ce bord trois échancrures, une supérieure, l'autre postérieure, et la troisième interne et inférieure. Les deux premières sont très-petites, sur-tout la postérieure ; la troisième est très-grande. Dans l'état frais, elle est couverte par un ligament qui en forme un trou, dans lequel passent les vaisseaux qui pénètrent dans l'articulation. La cavité cotyloïde s'articule avec la tête du fémur. Derrière cette cavité, on remarque une surface convexe qui n'a rien de particulier. Au-dessous et au côté interne de cette cavité, on remarque un grand trou qu'on nomme obturateur. Ce trou a la forme d'un ovale, dont le grand diamètre est dirigé de haut en bas, et de dedans en dehors. Sa circonférence est mince et inégale. On remarque à sa partie supérieure une espèce de gouttière oblique d'arrière en avant, et de dehors en dedans, par laquelle passent les vaisseaux et le nerf obturateur. Le bord postérieur de cette gouttière se continue avec la partie interne de la circonférence du trou, et le bord antérieur se continue avec la partie externe de cette circonférence. Le trou ovale est bouché, dans l'état frais, par un ligament qu'on nomme obturateur. Dans la femme, ce trou est triangulaire et plus petit que dans l'homme. Au côté interne du trou obturateur, on voit une surface concave, plus large supérieurement et inférieurement qu'à sa partie moyenne. Cette surface est inégale, et donne attache aux muscles adducteurs de la cuisse, et à l'obturateur externe.

La face interne de l'os innominé est inclinée en avant et en haut dans sa moitié supérieure, et en arrière et en haut dans sa moitié inférieure. La partie supérieure et antérieure de cette face présente une fosse large, peu profonde, qu'on appelle fosse iliaque. On remarque dans cette fosse l'orifice d'un conduit nourricier et de légères empreintes qui donnent attache au muscle iliaque. Derrière la fosse iliaque est une surface inégale sur laquelle se remarquent des éminences et des enfoncemens. Cette surface est divisée en deux parties, l'une antérieure et l'autre postérieure. La partie antérieure a été comparée à une oreille d'homme : elle s'articule avec le sacrum. La partie postérieure, convexe et très-raboteuse, porte le nom de tubérosité de la crête de l'os des îles. Elle donne attache à des trousseaux ligamenteux qui unissent l'os innominé au sacrum. Au-dessous de la fosse iliaque, on apperçoit une ligne saillante, concave, large et mousse, qui fait partie du détroit supérieur du bassin. La partie antérieure de cette ligne se continue avec une crête dont il sera parlé à l'occasion du bord antérieur. Le reste de la face interne de l'os innominé est légèrement concave, et fait partie de l'excavation du bassin. On y voit l'orifice du trou ovale ou obturateur.

Le bord supérieur porte le nom de crête de l'os des îles. Il est plus long dans la femme que dans l'homme, convexe, plus mince à sa partie moyenne qu'à ses extrémités, contourné comme une *S* italique, et incliné en dehors. On y considère une lèvre externe, une lèvre interne et un interstice. La lèvre externe donne attache à l'aponévrose *fascia lata*, au muscle grand dorsal, et à l'oblique externe du bas - ventre. La lèvre interne donne attache au muscle transverse du bas-ventre et au quarré des lombes. L'interstice donne attache au muscle oblique interne.

Le bord inférieur est le plus court. Il est incliné en dedans : on y considère deux parties, l'une antérieure, et l'autre postérieure. La partie antérieure est dirigée de haut en bas, et d'avant en arrière. Elle présente une empreinte cartilagineuse, longue d'environ dix-huit lignes, et large de six, qui donne attache à la substance ligamento cartilagineuse qui unit cet os avec son semblable. La partie postérieure est oblique d'avant en arrière, de dedans en dehors et de haut en bas : son obliquité est plus grande dans la femme que dans l'homme. Elle est recourbée en dehors ; on la divise en lèvre externe et lèvre interne. La lèvre externe donne attache au muscle droit interne de la cuisse et aux abducteurs. La lèvre interne donne attache au corps caverneux, au muscle transverse du périné, et à l'ischio-caverneux.

Le bord antérieur est concave ; sa moitié externe est oblique de haut en bas et de dehors en dedans ; sa moitié interne est presque horizontale. La réunion de l'extrémité externe de ce bord avec l'extrémité antérieure du bord supérieur, forme une éminence qu'on appelle épine antérieure et supérieure de l'os des îles. La lèvre externe de cette éminence donne attache au muscle du *fascia lata* ; la lèvre interne donne attache au muscle iliaque, et l'interstice au ligament de Fallope et au muscle couturier. Au-dessous de cette éminence on remarque une échancrure qui n'a rien de particulier ; plus bas est une éminence qu'on nomme épine antérieure et inférieure de l'os des îles, à laquelle s'attache le muscle droit antérieur de la cuisse. Au-dessous de cette éminence on remarque une large coulisse sur laquelle glisse le tendon commun aux muscles psoas et iliaque. Au côté interne de cette échancrure on voit une éminence qui porte le nom d'ilio-pectiné ; et au côté interne de cette éminence, une surface, oblique de haut en bas et d'avant en arrière, concave et triangulaire, dont la base est en dehors et le sommet en dedans. Cette surface est terminée par deux bords, l'un antérieur et l'autre postérieur. L'antérieur se continue avec la partie externe du trou obturateur : le postérieur est saillant, mince et inégal ; il donne attache au muscle pectiné. Ce bord fait partie du détroit supérieur du bassin. Le bord antérieur de l'os innominé se termine en dedans, en s'unissant à angle droit avec le bord inférieur : cette réunion porte le nom d'angle du pubis. Un peu avant sa terminaison, ce bord est surmonté par une éminence qu'on nomme épine du pubis. Cette éminence donne attache au pilier externe du muscle grand oblique de l'abdomen, et aux autres muscles abdominaux.

Le bord postérieur de l'os innominé est d'une forme très-irrégulière. Il est oblique de haut en bas et de dehors en dedans. La rencontre de son extrémité supérieure avec l'extrémité postérieure du bord supérieur, forme un angle très-épais, qu'on nomme épine postérieure et supérieure de l'os des îles. Au-dessous de cette éminence on remarque une petite échancrure qui n'a rien de particulier. Plus bas est une autre éminence formée par la partie postérieure de la facette qui s'articule avec le sacrum. Cette éminence est médiocrement saillante, arrondie, tranchante, et porte le nom d'épine postérieure et inférieure de l'os des îles. Au-dessous de cette éminence on voit une échancrure considérable qui fait partie de l'échancrure sacro-sciatique. Au bas de cette échancrure est une éminence mince et pointue, plus ou moins alongée suivant les sujets, nommée épine sciatique. La partie externe de son sommet donne attache au muscle jumeau supérieur ; sa partie interne, au muscle ischio-coccigien ; et sa partie moyenne, au petit ligament sacro-sciatique. Au-dessous de l'épine sciatique on remarque une échancrure dans laquelle glisse le tendon du muscle obturateur interne. Dans l'état frais, cette échancrure est recouverte par une substance cartilagineuse, sur laquelle on voit de petites coulisses particulières qui correspondent aux portions dont le tendon de l'obturateur interne est composé.

Le bord postérieur de l'os innominé se termine en bas et en dedans, à une éminence qui le sépare du bord inférieur. Cette éminence porte le nom de tubérosité sciatique; elle est large et arrondie. On y considère une lèvre externe, une lèvre interne, et une partie moyenne. La lèvre externe donne attache au muscle quarré et au grand adducteur de la cuisse; la lèvre interne donne attache au grand ligament sacro-sciatique et au muscle jumeau supérieur; la partie moyenne donne attache au biceps fémoral, au demi-tendineux, et au demi-membraneux.

Après avoir décrit l'os innominé comme un seul et même os, nous allons décrire en particulier chacune des trois pièces dont il est composé dans les jeunes sujets.

De l'Os des îles ou ilion.

Cet os forme la partie large et supérieure de l'os innominé. Sa figure est triangulaire. On y considère deux faces, trois bords et trois angles. Des faces, l'une est externe et l'autre interne. Des bords, l'un est supérieur, l'autre postérieur, et le troisième antérieur. Des trois angles, l'un est antérieur, l'autre postérieur, et le troisième inférieur.

La face externe présente les deux lignes courbes, et les empreintes auxquelles s'attachent les trois muscles fessiers.

La face interne présente supérieurement et antérieurement la fosse iliaque ; derrière cette fosse, une surface inégale dont la partie antérieure s'articule avec le sacrum. Au-dessous de la fosse iliaque on voit une ligne saillante qui fait partie du détroit supérieur du bassin : le reste de cette face est un peu concave et fait partie de l'excavation du bassin.

Le bord supérieur porte le nom de crête de l'os des îles. Il est courbé en dedans à sa partie antérieure, et en dehors à sa partie postérieure. On le divise en lèvre externe, lèvre interne et interstice.

Le bord antérieur présente deux échancrures, l'une supérieure qui n'a rien de remarquable, et l'autre inférieure, sur laquelle glisse le tendon commun au muscle psoas et à l'iliaque : ces deux échancrures sont séparées par une éminence qu'on nomme épine antérieure et inférieure de l'os des îles.

Le bord postérieur présente aussi deux échancrures, une supérieure très-petite, et l'autre inférieure très-grande, laquelle fait partie de l'échancrure sacro-sciatique. Ces deux échancrures sont séparées par une éminence qu'on nomme épine postérieure et inférieure de l'os des îles.

L'angle antérieur porte le nom d'épine antérieure et supérieure de l'os des îles. L'angle postérieur, beaucoup plus épais que le précédent, porte le nom d'épine postérieure et supérieure ; l'angle inférieur est fort épais ; ce qui lui a fait donner le nom de base de cet os. Ce dernier angle présente trois faces, une externe, large et concave, qui fait partie de la cavité cotyloïde ; une antérieure, qui est

unie au pubis par une lame cartilagineuse ;
et une postérieure, qui est unie avec l'ischion.

Du Pubis.

Le pubis forme la partie antérieure et interne
de l'os innominé. On le divise en deux portions, une supérieure ou horizontale, qu'on
nomme le corps de cet os, et l'autre inférieure
ou verticale, qu'on appelle sa branche.

Le corps est prismatique et triangulaire. On
le divise en trois faces, trois bords et deux
extrémités. Des faces, l'une est supérieure,
l'autre antérieure, et la troisième postérieure ;
des bords, deux sont supérieurs, l'un antérieur
et l'autre postérieur, le troisième est inférieur ;
des extrémités, l'une est externe et l'autre
interne.

La face supérieure est un peu concave, plus
large en dehors qu'en dedans. Les faces antérieure et postérieure sont plus larges en dedans
qu'en dehors ; elles sont un peu concaves. La
postérieure est lisse, et l'antérieure inégale.

Des deux bords supérieurs, l'antérieur est
mousse, le postérieur est mince, inégal et fait
partie du détroit supérieur du bassin : il donne
attache au muscle pectiné. Le bord inférieur
fait partie du trou ovale ; il est creusé pour le
passage des vaisseau et du nerf obturateurs.

L'extrémité externe est plus large et plus
épaisse que l'interne. Elle présente trois faces,
l'une antérieure concave, qui fait partie de la
fosse cotyloïde, l'autre inférieure qui est unie
à l'ischion par une lame cartilagineuse, et la
troisième qui est unie à l'ilion.

L'extrémité interne présente une facette
oblongue

oblongue qui s'articule avec le pubis opposé : la partie supérieure de cette extrémité présente une éminence appellée épine de cet os ; la partie inférieure est continue avec la branche.

La branche du pubis est très-courte : elle descend en dehors et en arrière. On y considère une face antérieure, une face postérieure, un bord interne, un bord externe et une extrémité ou sommet.

La face antérieure est concave et inégale ; la face postérieure est convexe et lisse. Le bord interne fait partie de l'arcade du pubis ; le bord externe fait partie du trou ovale. L'extrémité est unie par un cartilage à la branche de l'ischion.

De l'Ischion.

L'ischion forme la partie inférieure et postérieure de l'os innominé. On le divise en partie postérieure ou corps, et en partie antérieure ou branche. Le corps présente deux faces, l'une interne et l'autre externe ; deux bords, l'un antérieur et l'autre postérieur ; deux extrémités, l'une supérieure et l'autre inférieure.

La face externe présente divers enfoncemens, dont il a déja été parlé à l'occasion de l'os innominé.

La face interne est un peu concave ; elle fait partie de l'excavation du bassin.

Le bord antérieur fait partie du trou ovale ; le bord postérieur est divisé en deux parties, par l'éminence qu'on nomme épine sciatique. La partie supérieure droite et mince fait partie de la grande échancrure sacro-sciatique :

la partie inférieure présente une échancrure, sur laquelle glisse le tendon de l'obturateur interne.

L'extrémité supérieure du corps de l'ischion présente trois facettes, une externe concave qui fait partie de la cavité cotyloïde, une supérieure qui est unie à l'ilion, et une antérieure qui est unie au pubis.

L'extrémité inférieure est arrondie et inégale : elle porte le nom de tubérosité sciatique. C'est de la partie antérieure de cette extrémité que naît la branche de l'ischion.

Cette branche monte d'arrière en avant, et de dehors en dedans : on la divise en face antérieure, face postérieure ; bord externe, bord interne et sommet. Les faces antérieure et postérieure n'offrent rien de particulier. Le bord externe fait partie du trou ovale ; le bord interne concourt à la formation de l'arcade du pubis. Le sommet est uni avec l'extrémité de la branche du pubis.

On voit, par ce que nous venons de dire, que les trois portions dont l'os innominé est composé dans l'enfance, forment, par leur réunion, plusieurs des parties qu'on remarque sur cet os. Ces parties sont la cavité cotyloïde, le trou ovale, l'éminence ilio-pectiné, l'échancrure sciatique, et la ligne qui fait partie du détroit supérieur du bassin. La cavité cotyloïde est formée supérieurement par l'ilion, antérieurement par le pubis, postérieurement et inférieurement par l'ischion ; le trou ovale supérieurement par le pubis, inférieurement par l'ischion ; l'éminence ilio-pectiné par l'ilion et le pubis ; l'échancrure sciatique supérieurement par l'ilion, et inférieurement par l'is-

chion ; la ligne qui fait partie du détroit supérieur du bassin est formée postérieurement
par l'ilion, et antérieurement par le pubis.

L'os innominé est composé de substance
compacte et de substance celluleuse. La substance compacte forme deux tables, entre lesquelles est placée la substance celluleuse. Ces
deux tables sont confondues au milieu de la
fosse iliaque, et au milieu de l'enfoncement
inégal de la cavité cotyloïde, endroits où l'os
innominé est extrêmement mince et transparent. Cet os se développe par trois points
d'ossification, un pour l'ilion, un pour le
pubis, et un troisième pour l'ischion. Dans
les enfans, la crête de l'os des îles et la tubérosité de l'ischion, sont encore cartilagineuses.
Ces cartilages s'ossifient séparément, et deviennent des épiphyses, qui ne se réunissent
au reste de l'os que bien long-temps après que
les trois pièces principales sont soudées. Dans
les os frais, la crête de l'os des îles paroît
recouverte de cartilages ; mais on n'y trouve
que les fibres aponévrotiques des muscles qui
s'y attachent. L'os innominé s'articule avec le
sacrum, avec son semblable, et avec le fémur.
Pour mettre cet os en position, il faut tourner
la cavité cotyloïde en dehors, en bas et en
avant, et la tubérosité sciatique en arrière,
en bas et en dedans.

De l'articulation du Sacrum avec la dernière Vertèbre des Lombes.

Le sacrum s'articule par trois endroits avec
la dernière vertèbre des lombes ; savoir, par
la facette ovale qu'on remarque à la partie

moyenne de sa base, avec la face inférieure du corps de cette vertèbre, et par ses apophyses articulaires supérieures avec les inférieures de cette même vertèbre : la première de ces articulations est une diarthrose de continuité ou amphiarthrose, et la seconde une double arthrodie.

Les ligamens qui unissent le sacrum à la dernière vertèbre des lombes, sont un ligament inter-vertébral, la fin du ligament vertébral commun antérieur, celle du ligament vertébral commun postérieur, la fin du ligament sur-épineux, un ligament inter-épineux, nn ligament jaune, et les capsules qui entourent l'articulation des apophyses articulaires. Ces ligamens étant semblables à ceux qui unissent les vertèbres entr'elles, il seroit inutile de les décrire en particulier. Outre ces ligamens, il y en a encore un qui est commun au sacrum et à l'os innominé ; c'est le ligament ilio-lombaire dont nous parlerons plus bas : les mouvemens de la dernière vertèbre des lombes sur le sacrum, sont les mêmes que ceux des vertèbres des lombes les unes sur les autres.

De l'articulation du Sacrum avec le Coccix.

Le sommet du sacrum s'articule par amphiarthrose avec la base du coccix. Cette articulation est affermie par un ligament semblable à ceux qui sont placés entre les corps des vertèbres, et par un ligament postérieur qu'on peut appeller sacro-coccigien. Le premier ne diffère des ligamens inter-vertébraux que parce qu'il est plus mince, et que sa partie moyenne est un peu plus dense que celle de ces ligamens.

Le ligament sacro-coccigien naît des bords de l'échancrure qui se remarque à la partie postérieure et inférieure du sacrum. Confondu avec l'aponévrose qui remplit cette échancrure, il descend derrière le coccix et s'attache à sa face postérieure. Ce ligament est composé de fibres longitudinales, resplendissantes comme celles des aponévroses. Toutes ces fibres n'ont pas la même longueur : les superficielles sont les plus longues, et les profondes les plus courtes. L'articulation du coccix avec le sacrum est fortifiée antérieurement par le périoste qui passe de l'un à l'autre de ces os.

Les différentes pièces dont le coccix est composé, sont unies par une substance ligamento-cartilagineuse, semblable à celle qui se trouve entre cet os et le sommet du sacrum : cette union est fortifiée par l'expansion du ligament sacro-coccigien. Avec le temps, la substance ligamento-cartilagineuse, placée entre les différentes pièces dont le coccix est composé, s'ossifie, et ces pièces se soudent.

Les mouvemens du coccix sur le sacrum, et ceux des différentes pièces de cet os les unes sur les autres, se font en arrière et en avant. Ces mouvemens sont très-bornés, sur-tout dans les sujets avancés en âge.

Des connexions du Sacrum avec les Os Innominés.

L'articulation du sacrum avec chaque os innominé, est une synarthrose. Les facettes qui forment cette articulation ont été comparées à une oreille d'homme. Elles sont larges supérieurement, et étroites inférieurement.

On a cru qu'un seul cartilage, uni fortement à l'un et à l'autre os, étoit le plus fort moyen d'union entr'eux : mais un examen attentif démontre que chacun de ces os est revêtu d'une lame cartilagineuse mince. Celle du sacrum est ordinairement plus épaisse que celle de l'os innominé. Ces deux lames ne se touchent pas immédiatement : on trouve entr'elles une substance molle, jaunâtre, dont la nature est peu connue, et qui ne leur adhère presque point. Lorsqu'on a enlevé cette substance, on voit que la surface de ces cartilages est un peu inégale. Les véritables moyens d'union sont donc, 1.º une substance ligamenteuse qui remplit l'interstice qui se trouve entre le sacrum et l'os innominé, derrière leur contact cartilagineux. Cette substance est composée de trousseaux très-courts et très-forts qui vont de l'un à l'autre de ces os, et ces trousseaux sont entre-mêlés d'une substance celluleuse et graisseuse ; 2.º les ligamens ilio-lombaires, les ligamens sacro-sciatiques distingués en grand et en petit, et les ligamens sacro-iliaques.

Le ligament ilio-lombaire s'étend de l'apophyse transverse de la dernière vertèbre des lombes, à la crête de l'os des îles. Ce ligament est large et épais en dedans, mince et étroit en dehors. Sa face antérieure est recouverte par le muscle grand psoas, et sa face postérieure par le muscle sacro-lombaire. Son extrémité interne s'attache au sommet de l'apophyse transverse de la dernière vertèbre des lombes ; delà il se porte en dehors en se rétrécissant, et va s'attacher à la crête de l'os des îles. Ce ligament est fibreux : ses fibres supérieures sont plus longues que les inférieures ; elles laissent souvent entr'elles des interstices qui le font paroître composé de plusieurs parties.

Le grand ligament sacro-sciatique est situé à la partie postérieure et inférieure du bassin. Il s'étend des parties latérales et inférieures du sacrum et de la partie postérieure de la crête de l'os des îles, à la tubérosité sciatique. Il est large, applati et triangulaire. On y considère une face postérieure, une face antérieure, une base et un sommet. La face postérieure est recouverte par le muscle grand fessier, auquel elle donne attache. La face antérieure recouvre du côté interne le petit ligament sacro-sciatique auquel elle est unie : en dehors, elle est séparée de ce ligament par un intervalle qui donne passage au muscle obturateur interne, aux vaisseaux honteux et au nerf du même nom. La base est large et mince ; elle s'attache à la partie postérieure de la crête de l'os des îles, à la partie latérale inférieure du sacrum, et à la partie supérieure et latérale du coccix ; delà ce ligament se porte en dehors, en bas et en avant, vers la tubérosité de l'ischion, en devenant plus étroit et plus épais : ensuite il s'élargit un peu et s'attache au bord interne de cette tubérosité, en se confondant avec les fibres tendineuses des muscles biceps fémoral et demi-tendineux. Les fibres dont le grand ligament sacro-sciatique est composé, convergent de sa base vers son sommet : elles forment plusieurs plans entre lesquels passent des branches considérables de l'artère sciatique. Du sommet de ce ligament, il se détache un prolongement qui monte le long de la branche de l'ischion, en recouvrant le muscle obturateur interne. Ce prolongement ressemble à une petite faux ; son bord convexe est tourné en bas et s'attache à la branche de l'ischion.

Le petit ligament sacro-sciatique s'étend des parties latérales inférieures du sacrum à l'épine de l'ischion. Ce ligament est beaucoup moins large que le précédent. Il est applati et triangulaire. Sa face antérieure est unie au muscle ischio-coccigien ; sa face postérieure est recouverte par le grand ligament sacro-sciatique et par les vaisseaux et le nerf honteux. Sa base est attachée à la partie latérale et inférieure du sacrum ; elle est confondue avec le grand ligament sacro-sciatique. Son sommet est attaché à l'épine sciatique. La direction de ce ligament est un peu oblique de dedans en dehors, et de haut en bas : les fibres dont il est composé convergent du sacrum vers l'épine sciatique.

Les deux ligamens sacro-sciatiques convertissent l'échancrure sacro-sciatique en deux trous, un supérieur plus grand, et l'autre inférieur plus petit. Le premier est rempli, dans l'etat frais, par le muscle pyramidal, les vaisseaux et le nerf fessiers, les vaisseaux et nerfs sciatiques, et les vaisseaux et le nerf honteux. Le second est rempli par le muscle obturateur interne, et par les vaisseaux et le nerf honteux.

Les ligamens sacro-sciatiques ne servent pas seulement à unir le sacrum à l'os innominé ; ils concourent encore à la formation du bassin, et à rendre cette partie plus légère que si elle eût été entièrement osseuse.

Les ligamens sacro-iliaques sont situés dans

l'enfoncement qui se remarque en arrière,
entre le sacrum et l'os innominé, devant la
masse charnue commune aux muscles sacro-
lombaire et long dorsal. Ces ligamens sont au
nombre de trois. Les deux supérieurs naissent
des éminences qu'on a nommées apophyses
articulaires des deux premières fausses vertèbres du sacrum ; delà ils s'avancent vers la
partie postérieure de la face interne de l'os
innominé, à laquelle ils s'attachent. L'inférieur est placé sous la portion du grand ligament sacro-sciatique qui vient de la crête de
l'os des îles : il s'attache à la partie latérale et
postérieure du sacrum, vis-à-vis le troisième
trou sacré postérieur et à son côté externe ;
delà il monte, en s'élargissant, vers l'épine postérieure et supérieure de l'os des îles, à laquelle
il s'attache. Ces ligamens sont composés de
plusieurs trousseaux de fibres, séparés par
du tissu cellulaire graisseux. Ces fibres n'ont
pas toutes la même longueur : les superficielles
sont plus longues que les profondes.

Les os innominés n'exécutent aucun mouvement sur le sacrum, excepté, dans certains
cas, contre nature, où les liens dont nous
venons de parler sont extrêmement relâchés
ou détruits en partie.

Des connexions des Os Innominés entr'eux.

Les os innominés s'articulent entr'eux par
synarthrose. L'union de ces os porte le nom
de symphyse du pubis. On a cru pendant
long-temps que cette union dépendoit d'un
cartilage commun, uni fortement à ces deux
os : mais un examen attentif démontre que

la substance qui forme la symphyse du pubis, est cartilagineuse et ligamenteuse.

Chaque os pubis est recouvert d'une lame cartilagineuse dont la partie antérieure est plus épaisse que la postérieure. Ces lames cartilagineuses sont unies entr'elles par un tissu ligamenteux très-serré, dont les fibres sont transversales et forment des lames concentriques. La disposition de ces lames est telle, que les superficielles paroissent environner toute la circonférence de la symphyse, tandis que les suivantes sont bornées, les unes à la moitié supérieure, les autres à la moitié inférieure de cette symphyse. Celles qui occupent la moitié supérieure, ont la convexité de leur courbure tournée en haut, et la concavité en bas : celles qui occupent la moitié inférieure, ont au contraire leur convexité en bas, et leur concavité en haut ; ces dernières se continuent un peu au-dessous des surfaces articulaires des deux os, et forment une couche ligamenteuse épaisse, terminée par un bord un peu concave, à laquelle on a donné le nom de ligament triangulaire. On ne doit pas confondre cette couche ligamenteuse qui forme le haut de l'arcade du pubis, avec une substance membraneuse épaisse, que quelques Anatomistes ont aussi nommée ligament triangulaire, à travers lequel passent la grande veine honteuse et les artères dorsales de la verge. Les lames ligamenteuses qui unissent les os pubis, sont d'autant plus larges et plus épaisses, qu'elles sont plus près de la partie supérieure et de la partie inférieure de la symphyse. A mesure qu'elles approchent du centre, leur largeur et leur épaisseur diminuent, et elles deviennent moins apparentes.

Les cartilages qui recouvrent la surface articulaire des os pubis, ne sont pas unis dans toute leur étendue par les lames ligamenteuses dont nous avons parlé. Ces cartilages se touchent en arrière dans une étendue plus ou moins considérable suivant les sujets, par des surfaces lisses et humides qui constituent une véritable arthrodie. Pour s'assurer de cette disposition, il faut scier en travers la symphyse un peu au-dessus de sa partie moyenne : on voit alors la contiguité des deux cartilages, et en coupant les couches ligamenteuses minces qui se trouvent derrière cette contiguité, on écarte aisément les pubis, et l'on peut mesurer l'étendue des facettes par lesquelles leurs cartilages se touchent immédiatement. Dans la femme, ces facettes comprennent quelquefois presque toute la largeur des cartilages : le plus souvent elles ne comprennent que le tiers de la longueur de la symphyse et la moitié postérieure de son épaisseur. Dans l'homme, la substance ligamenteuse et fibreuse qui unit les os pubis, est beaucoup plus dense et plus serrée que dans la femme : d'ailleurs elle occupe le plus communément toute l'épaisseur de la symphyse, et la contiguité des cartilages, lorsqu'elle existe, a beaucoup moins d'étendue que dans la femme. La substance ligamenteuse qui unit les os pubis, a beaucoup plus d'épaisseur antérieurement que postérieurement, où elle forme une espèce de bourrelet plus ou moins saillant selon les sujets, mais qui l'est toujours plus dans la femme que dans l'homme. Ce bourrelet n'occupe que le milieu de la symphyse. Il s'efface insensiblement à la partie supérieure et à l'inférieure.

La partie antérieure de la symphyse du pubis est fortifiée par une substance tendineuse très-serrée, dont les fibres s'entre-croisent de diverses manières, et se continuent avec les fibres tendineuses et aponévrotiques des muscles droit interne et adducteurs de la cuisse. Les fibres aponévrotiques des piliers internes des anneaux inguinaux, qui s'entre-croisent devant cette symphyse, contribuent à son affermissement.

La symphyse du pubis ne permet aucun mouvement, si les os innominés sont mobiles l'un sur l'autre dans quelques femmes après l'accouchement : on doit regarder cette mobilité plutôt comme un état morbifique, que comme un moyen employé par la nature pour rendre l'accouchement plus facile.

Le bassin est une base solide qui supporte le poids du tronc, de la tête et des extrémités supérieures. Le sacrum, engagé comme un coin entre les os innominés, décompose le poids du corps, et le transmet également sur ces deux os, qui sont eux-mêmes soutenus par les extrémités inférieures. Le bassin soutient le poids des viscères abdominaux ; il loge la vessie, le rectum et les principaux organes de la génération : il sert de point fixe aux muscles de l'abdomen et à ceux qui meuvent la cuisse. Le coccix soutient le poids des viscères contenus dans le petit bassin, et principalement celui de l'intestin rectum.

De la Poitrine.

La poitrine ou le thorax est une espèce de cage osseuse et cartilagineuse dans laquelle sónt renfermés les principaux organes de la circulation et de la respiration.

La poitrine est située à la partie supérieure du tronc : la grandeur de cette cavité varie suivant les sujets. Elle est en général plus ample et plus évasée dans l'homme que dans la femme. La figure de la poitrine est celle d'un cône applati d'avant en arrière, dont la base est en bas et le sommet en haut. Cette figure varie beaucoup dans les différens sujets. La plupart des femmes ont la base de la poitrine très-étroite; ce qui donne à cette cavité la forme d'un ovale dont la grosse extrémité est en bas. Cette déformation de la poitrine vient de l'usage où l'on est de renfermer les petites filles dans des corps de baleine, qui compriment la partie inférieure de la poitrine, et empêchent les côtes de prendre leur direction naturelle.

On divise la poitrine en face externe, face interne, base et sommet.

La face externe de la poitrine peut être divisée en quatre régions, une antérieure, une postérieure et deux latérales. La région antérieure est un peu oblique de haut en bas et d'avant en arrière. Dans la femme, elle est un peu plus élevée que dans l'homme. Le milieu de cette région descend moins bas que les parties latérales.

La région postérieure présente une large gouttière longitudinale, qui est partagée en deux par la suite des apophyses épineuses des vertèbres du dos : cette gouttière se termine de chaque côté par une ligne qui résulte de la suite des angles des côtes. Ces deux lignes se rapprochent supérieurement et s'écartent inférieurement.

Les régions latérales sont convexes en général ; mais leur convexité est beaucoup plus grande postérieurement qu'antérieurement.

La face interne de la poitrine présente aussi quatre régions, une antérieure, une postérieure et deux latérales. La région antérieure est un peu concave, et n'offre d'ailleurs rien de particulier.

La région postérieure est partagée en deux parties par le corps des vertèbres dorsales, dont la forme applatie sur les côtés donne à la portion dorsale de la colonne vertébrale, la forme d'une cloison incomplette qui partage en deux la cavité de la poitrine. Les parties latérales de la région postérieure se prolongeant beaucoup plus en arrière que le corps des vertèbres, forment une excavation qui augmente singulièrement l'espace dans lequel le poumon est contenu. Les régions latérales de la face interne de la poitrine sont concaves, et n'offrent rien de remarquable.

La base de la poitrine présente une grande ouverture qui a plus d'étendue transversalement que d'avant en arrière. La circonférence de cette ouverture est formée par deux bords cartilagineux et osseux, dont une extrémité appuie sur la partie latérale et inférieure du sternum, et l'autre sur les côtés de la colonne vertébrale. Ces bords commencent sur les côtés de la base de l'appendice du sternum ; delà ils descendent en dehors et en arrière, en décrivant une courbe qui augmente à mesure qu'ils deviennent inférieurs. Ces bords sont interrompus entre le cartilage de la troisième fausse côte et celui de la quatrième, et entre le cartilage de la quatrième et celui de la cinquième : ensuite ils sont formés par le bord inférieur de la dernière côte qui monte en arrière et en dedans jusqu'à la colonne vertébrale. Il résulte delà que la base de la poitrine descend beaucoup moins bas antérieurement que sur les côtés et postérieurement, et qu'à sa partie antérieure il y a une grande échancrure au milieu de laquelle on voit l'appendice xyphoïde du sternum.

Le sommet de la poitrine est tourné en haut. Il présente une ouverture ovalaire transversalement, oblique de haut en bas, et d'arrière en avant. Cette ouverture est formée par le bord interne des deux premières côtes, et par le bord supérieur du sternum. C'est par cette ouverture que passent la trachée-artère, l'œsophage, les artères, les veines et les nerfs qui vont de la poitrine aux extrémités supérieures et au cou, ou qui descendent de ces parties dans la poitrine.

La poitrine est formée antérieurement par le sternum, postérieurement par les vertèbres du dos et latéralement par les côtes.

Du Sternum.

Le sternum est un os impair situé à la partie antérieure et moyenne de la poitrine. Cet os a beaucoup plus d'étendue en longueur qu'en largeur. Sa partie supérieure a environ trois travers de doigts de largeur. Il est un peu plus étroit à sa partie moyenne, au-dessous de laquelle il augmente de largeur ; ensuite il se rétrécit et se termine en pointe inférieurement. Le sternum est un peu moins long dans la femme que dans l'homme. On y considère une face antérieure, une face postérieure; deux bords latéraux, un bord supérieur, et une extrémité inférieure.

La face antérieure est traversée par quatre lignes plus ou moins saillantes, qui sont la trace de l'union des différentes pièces dont cet os est composé dans les jeunes sujets. De ces quatre lignes, les deux supérieures sont plus apparentes que les inférieures; celles-ci sont à peine marquées dans la plupart des sujets. La partie de cette face qui est au-dessus de la ligne supérieure, est concave de haut en bas, et convexe transversalement : les portions comprises entre ces lignes sont un peu concaves de haut en bas, et droites transversalement. La partie supérieure de cette face donne attache aux muscles sterno-cléido-mastoïdiens; sa partie moyenne donne attache dans toute sa longueur aux muscles grands pectoraux.

La face postérieure est un peu concave. On y voit la trace des quatre lignes dont il a été parlé à l'occasion de la face externe. Sa partie supérieure donne attache aux muscles sterno-hyoïdien et sterno-thyroïdien. Sa partie moyenne donne attache au médiastin, et ses parties latérales aux muscles triangulaires du sternum.

Les bords latéraux du sternum présentent sept cavités articulaires, dans lesquelles sont reçus les cartilages des vraies côtes. La première de ces cavités, en comptant de haut en bas, est peu profonde, triangulaire, et se soude de bonne heure avec le cartilage de la première côte : les autres sont moins larges et plus profondes. Dans les jeunes sujets, leur

partie

partie moyenne est anguleuse, parce qu'elles sont formées par la réunion de deux facettes articulaires ; mais à mesure que les différentes pièces du sternum se soudent, le fond de ces cavités s'arrondit ; cependant la seconde, la septième, et quelquefois la troisième, conservent, même dans l'âge le plus avancé, leur forme primitive. Ces cavités sont séparées par des espaces concaves, dont les supérieurs sont plus grands que les inférieurs.

Le bord supérieur du sternum est plus épais qu'aucune autre partie de cet os. La partie moyenne de ce bord présente une échancrure qu'on appelle la fourchette du sternum. Sur les côtés de cette échancrure, on remarque une cavité articulaire inclinée en dehors et en arrière, concave de dedans en dehors, et convexe d'arrière en avant, dans laquelle est reçue l'extrémité interne de la clavicule.

L'extrémité inférieure du sternum porte le nom d'appendice xyphoïde ; elle reste cartilagineuse jusqu'à un âge fort avancé. Sa longueur, sa largeur, sa forme et sa direction varient singulièrement suivant les individus. Quelquefois elle est bifurquée ; dans quelques sujets, elle est percée d'un trou plus ou moins grand.

Le sternum est composé, dans l'âge adulte, de trois pièces que nous allons décrire en particulier. On distingue ces trois pièces en première ou supérieure, en seconde ou moyenne, et en troisième ou inférieure.

La première pièce du sternum a la figure d'un quarré irregulier : on y considère une face antérieure, une face postérieure, un bord supérieur, un bord inférieur et deux bords latéraux.

Tome I.   R

La face antérieure est concave de haut en bas, et convexe transversalement. La face postérieure est un peu concave. Le bord supérieur est échancré à sa partie moyenne, et creusé latéralement par les cavités qui reçoivent les clavicules. Le bord inférieur est le plus court; il présente une facette oblongue transversalement, qui est unie au bord supérieur de la seconde pièce, par une lame cartilagineuse qui s'ossifie avec l'âge. Les bords latéraux présentent supérieurement une cavité qui reçoit le cartilage de la première côte, et inférieurement une facette qui forme, avec une facette semblable de la seconde pièce, la cavité dans laquelle est reçu le cartilage de la seconde côte.

La seconde pièce du sternum est plus longue que la première : elle a la forme d'un quarré alongé. On y considère une face antérieure, une face postérieure, deux bords latéraux, un bord supérieur et un bord inférieur.

La face antérieure présente deux ou trois lignes transversales; la face postérieure présente la trace des mêmes lignes; les bords latéraux présentent quatre cavités articulaires et deux demi-cavités, une supérieure et l'autre inférieure. Les quatre cavités entières reçoivent les cartilages de la troisième, quatrième, cinquième et sixième côte. La demi-cavité supérieure contribue à la formation de la cavité qui reçoit le cartilage de la seconde côte ; et la demi-cavité inférieure concourt à la formation de la cavité qui reçoit le cartilage de la septième côte. Le bord supérieur présente une facette oblongue transversalement, qui est unie à la première pièce ; le bord infé-

rieur. présente aussi une facette qui est unie
à la troisième pièce. La seconde pièce du sternum est quelquefois percée d'un trou, dont
la situation, la grandeur et la forme varient
singulièrement. Dans l'état frais, il est bouché
par une substance cartilagineuse. On a cru
anciennement que ce trou etoit destiné à transmettre des rameaux des vaisseaux mammaires;
mais on sait aujourd'hui qu'il est, comme les
fontanelles du crâne, le résultat de la manière
dont procède l'ossification.

La troisième pièce du sternum a été appellée
appendice xyphoïde. La grandeur et la figure
de cette pièce varient singulièrement. Elle présente une face antérieure, une face postérieure,
deux bords latéraux, une base et un sommet.

La face antérieure, ainsi que la postérieure,
n'ont rien de particulier. Les bords présentent
supérieurement une petite facette qui contribue
à la formation de la cavité, dans laquelle est
reçu le cartilage de la septième côte : le reste
de ces bords donne attache aux muscles transverses de l'abdomen. La base de cette portion
présente une facette qui est unie au bord inférieur de la seconde pièce. Le sommet donne
attache à l'extrémite supérieure de la ligne
blanche.

Le sternum est composé de substance spongieuse, enveloppee par une couche très-mince
de substance compacte Cet os se développe par
huit ou neuf points d'ossification, qui forment
autant de pièces osseuses separées par des cartilages. Ces pièces se réunissent avec l'âge, et
dans les adultes, elles se réduisent à trois. A
mesure qu'on avance en âge, ces trois pièces
se réunissent, et finissent par se souder dans

les vieillards. L'appendice xyphoïde reste plus
long - temps cartilagineuse ; cependant, à la
longue, elle s'ossifie entièrement.

Le sternum s'articule avec les clavicules et
les cartilages des côtes. Pour mettre cet os dans
sa situation naturelle, il faut tourner la face
convexe en avant, et le bord le plus épais en
haut et un peu en arrière.

Des Côtes.

Les côtes sont des arcs osseux qui forment
les parties latérales de la poïtrine. Leur nombre est de douze de chaque côté : ce nombre
varie peu ; quelquefois cependant on n'en
trouve que onze, et d'autres fois il y en a
treize.

On divise les côtes en vraies ou vertébro-
sternales, et en fausses ou vertébrales. Les
premières sont celles dont les cartilages s'étendent jusqu'au sternum ; les secondes sont celles
dont les cartilages ne vont pas jusqu'à cet os.
Les vraies côtes sont au nombre de sept. On
les distingue entr'elles par les noms numériques de première, seconde, troisième, etc.
en comptant de haut en bas. Les fausses côtes
sont au nombre de cinq; on les distingue aussi
par les noms numériques, en comptant de haut
en bas. Les deux dernières côtes ont été appellées aussi côtes flottantes.

Les côtes sont situées obliquement sur les
côtés de la colonne vertébrale avec laquelle
elles forment un angle obtus supérieurement,
et un angle aigu inférieurement. L'obliquité
des côtes est d'autant plus grande qu'elles sont
plus inférieures. Elles sont situées l'une au-

dessous de l'autre sans se toucher ; de manière qu'il reste entr'elles des espaces qu'on nomme intercostaux ſLa longueur de ces espaces est relative à celle des côtes : leur largeur est plus considérable antérieurement que postérieurement, et sur-tout entre les côtes supérieures.

La figure conique de la poitrine fait que la première côte est beaucoup plus près de l'axe de cette cavité que la seconde ; la seconde en est plus près que la troisième, et ainsi de suite jusqu'aux dernières qui en sont plus éloignées, excepté néanmoins dans les personnes dont la base de la poitrine est resserrée, comme dans la plupart des femmes.

La longueur des côtes n'est pas la même pour toutes. La première est très-courte par rapport à la seconde ; la seconde est beaucoup plus longue par rapport à la troisième : la longueur des côtes suivantes augmente jusqu'à la huitième inclusivement ; ensuite elle diminue jusqu'à la douzième, qui est beaucoup plus courte que les autres.

Les côtes sont étroites et presque rondes dans leur cinquième partie postérieure : dans les quatre cinquièmes antérieures, elles sont plus larges et plus minces ; elles sont recourbées de dehors en dedans en manière d'arc, et contournées de haut en bas et de dehors en dedans. La courbure des côtes n'est point régulière ; elle est d'abord très-grande postérieurement : elle diminue à la partie moyenne, et augmente ensuite antérieurement. On distingue aux côtes en général, une face externe, une face interne, un bord supérieur, un bord inférieur et deux extrémités, dont l'une postérieure et l'autre antérieure.

La face externe des côtes est tournée en
arrière, depuis l'extrémité postérieure jusqu'à
une ligne saillante dont nous parlerons bientôt. Cette face est convexe. On remarque à sa
partie postérieure, une surface longue d'environ un pouce, un peu concave, inégale, à
laquelle les Anatomistes ont donné le nom
de col des côtes : cette surface répond à la
face anterieure des apophyses transverses des
vertèbres du dos, à laquelle elle est unie par
une substance celluleuse et ligamenteuse. Plus
en dehors que cette surface, on remarque une
éminence qui porte le nom de tubérosité des
côtes. Cette éminence est divisée en deux portions, l'une interne, convexe et lisse, qui
s'articule avec l'apophyse transverse des vertèbres du dos, et l'autre externe et supérieure,
inégale, qui donne attache à un ligament. A
quelque distance de la tubérosité, se remarque
une ligne saillante qu'on appelle angle des
côtes. Cette ligne descend obliquement de
dedans en dehors ; elle donne attache au
muscle sacro-lombaire. L'angle des côtes est
plus près de la tubérosité dans les côtes supérieures, que dans les inferieures. Cet angle
semble être le resultat de la torsion à laquelle
les côtes auroient été exposées, si, lorsqu'étant
encore tendres, on eût porté l'extrémité antérieure en dehors et en bas avec une main,
tandis qu'avec l'autre, on eût porte l'extrémité
postérieure en haut et en dehors. Aussi les
côtes dont l'angle est très-marqué, sont-elles
torses de manière que si on les pose sur un
plan horizontal par leur bord inférieur, leur
extrémité antérieure touche ce plan, tandis
que la posterieure s'en éloigne. La portion de

la face externe comprise entre l'angle et la tubérosité est arrondie, inégale et donne attache au muscle long dorsal. Depuis l'angle jusqu'à l'extrémité antérieure, la face externe des côtes est convexe, lisse et tournée un peu en haut. Sa convexité est plus grande près l'angle, que vers le milieu ; elle augmente ensuite un peu antérieurement. Dans plusieurs côtes, elle donne attache à divers muscles, tels que le grand dentelé, l'oblique externe du bas-ventre, le petit pectoral et le dentelé postérieur et supérieur.

La face interne des côtes est concave. Sa concavité est beaucoup plus grande postérieurement et antérieurement, qu'à sa partie moyenne. Depuis l'extrémité postérieure jusqu'au niveau de l'angle, elle est tournée en avant et un peu en haut ; mais dans le reste de son étendue, elle est un peu inclinée en bas. On remarque sur cette face, près du bord inférieur, une gouttière qui commence à la tubérosité et finit à la réunion des trois quarts postérieurs de la côte avec son quart antérieur ; elle correspond aux vaisseaux intercostaux et à la branche antérieure des nerfs dorsaux. Cette gouttière est creusée en arrière sur le bord inférieur, mais bientôt elle gagne la face interne. Sa lèvre supérieure est arrondie et donne attache au muscle intercostal interne. Sa lèvre inférieure est formée par le bord inférieur de la côte.

Le bord supérieur des côtes est épais et arrondi. Il est tourné directement en haut depuis l'extrémité postérieure jusqu'à l'angle ; mais dans le reste de sa longueur, il est un peu incliné en dedans. On le divise en lèvre externe et en lèvre interne. La première donne attache au muscle intercostal externe, et la seconde à l'intercostal interne.

Le bord inférieur est tourné directement en bas, depuis l'extrémité postérieure jusqu'à l'angle. Dans le reste de son étendue, il est un peu incliné en dehors. Ce bord est mince, inegal et donne attache au muscle intercostal externe.

L'extrémité postérieure des côtes est beaucoup plus élevée que l'extrémité antérieure. Les Anatomistes lui ont donné le nom de tête. Elle présente une surface articulaire composée de deux facettes, dont l'une est supérieure plus petite, et l'autre inférieure plus grande. Ces facettes s'articulent avec les cavités formées par la réunion des facettes articulaires du corps des vertèbres dorsales.

L'extrémité antérieure des côtes est plus large, mais moins épaisse que la postérieure. Elle est creusée pour recevoir l'extrémité externe du cartilage qui termine la côte antérieurement, avec lequel elle est intimement unie.

La conformation des côtes, telle que nous venons de l'exposer, est commune à toutes; il y en a cependant quelques-unes qui sont différemment conformées que les autres, et qui méritent par conséquent une description particulière. Ces côtes sont la première, la seconde, la onzième et la douzième.

De la première Côte.

La première côte est beaucoup plus courte et plus large que les autres; elle est courbée de dehors en dedans suivant sa largeur, et placée presque transversalement; de sorte qu'une de ses faces est supérieure et l'autre inférieure. Un de ses bords est externe et l'autre interne.

La face supérieure est un peu inclinée en dehors ; elle est traversée par deux enfoncemens qui correspondent à l'artère et à la veine sous-clavière. Ces enfoncemens sont séparés près du bord interne, par une empreinte qui donne attache au muscle scalène.

La face inférieure est inclinée en dedans ; elle est légèrement convexe, lisse, et n'a pas de gouttière comme celle des autres côtes.

Le bord interne est un peu incliné en haut ; il est concave, mince et tranchant. Le bord externe est incliné en bas ; il est convexe plus épais que l'interne et arrondi ; c'est sur ce bord que se remarque la tubérosité. La première côte n'a point d'angle ; aussi n'est-elle point torse comme les autres, de sorte qu'elle touche par ses deux extrémités le plan horizontal sur lequel on la place.

L'extrémité postérieure a peu de volume ; elle est arrondie et ne présente qu'une seule facette qui s'articule avec le corps de la première vertèbre du dos. La portion de cette côte, comprise entre l'extrémité postérieure et la tubérosité, est presque ronde et beaucoup plus mince, et l'extrémité antérieure plus large et plus épaisse que dans les autres côtes.

De la seconde Côte.

La seconde côte est beaucoup plus longue que la première, à laquelle elle ressemble assez bien d'ailleurs par rapport à la courbure et à la direction.

Sa face externe est autant supérieure qu'externe ; elle est un peu convexe : la portion inégale de la tubérosité est peu marquée. L'angle existe à peine et est très-près de la tubérosité ; aussi cette côte n'est presque point torse, et si on la met sur un plan horizontal, elle touche ce plan par les deux extrémités. Vers le milieu de sa face externe on appercoit une surface raboteuse, assez saillante, à laquelle s'attache le muscle grand dentelé.

La face interne de la seconde côte est tournée presque directement en bas ; elle est concave et lisse. La gouttière qu'on remarque sur la face interne des autres côtes près le bord inférieur, n'occupe sur la seconde qu'une petite portion de son étendue postérieurement. Des deux bords de cette côte, l'un est supérieur et interne, l'autre inférieur et externe : le premier est concave, mince et tranchant ; le second est convexe, plus épais et arrondi. L'extrémité postérieure est moins volumineuse que celle des côtes suivantes, mais elle est anguleuse comme elle.

De la onzième Côte.

La onzième côte est moins longue que celles qui la précèdent, et beaucoup plus que la douzième. Elle n'a point de tubérosité ; aussi ne s'articule-t-elle point avec l'apophyse transverse de la onzième vertèbre du dos. Son angle est peu marqué et très-éloigné de l'extrémité postérieure. La face interne n'a point de gouttière comme celle des autres côtes ; ou si cette gouttière existe, elle est très-peu marquée. L'extrémité postérieure ne présente qu'une seule facette, qui s'articule avec la onzième vertèbre du dos. L'extrémité antérieure est plus mince que celles des autres côtes.

De la douzième Côte.

La douzième côte est moins longue que la onzième, à laquelle elle ressemble d'ailleurs beaucoup. Sa face externe est un peu inclinée en bas, sur-tout à sa partie postérieure; elle n'a ni tubérosité ni angle. Sa face interne est un peu inclinée en haut; elle n'a point de gouttière. Son extrémité postérieure est semblable à celle de la onzième, c'est-à-dire qu'elle ne présente qu'une facette articulaire qui s'articule avec le corps de la douzième vertèbre du dos. Son extrémité antérieure est mince et pointue.

Les côtes sont composées de substance compacte et de substance spongieuse; elles se développent par un seul point d'ossification. Ce point occupe toute la longueur de la côte dans les enfans nouveau-nés; mais, par la suite, il se forme à leur extrémité postérieure une couche osseuse mince, qui se réunit bientôt avec le reste de l'os. Les côtes s'articulent par leur extrémité postérieure avec les vertèbres du dos. Les sept premières s'articulent avec le sternum, au moyen de leur cartilage.

Pour mettre les côtes en situation et distinguer les droites des gauches, il faut tourner leur face convexe en dehors, et un peu en haut, le bord arrondi en haut et un peu en dedans, et l'extrémité qui porte deux facettes articulaires, en arrière, en dedans, et un peu plus haut que l'extrémité opposée.

Des Cartilages des Côtes.

Les côtes sont terminées antérieurement par des cartilages dont la longueur et la direction varient dans chacune d'elles. Les cartilages des vraies côtes occupent l'espace compris entre l'extrémité de ces os, et les parties latérales du sternum : ceux des trois premières fausses occupent l'espace compris entre l'extrémité antérieure de ces côtes, et le milieu du bord inférieur du cartilage précédent ; enfin, les cartilages des deux dernières fausses côtes s'étendent de l'extrémité antérieure de ces côtes aux muscles abdominaux. Le cartilage de la première côte est large et épais, mais un peu moins long que celui de la seconde ; celui de la seconde est moins long que celui de la troisième : la longueur des cartilages des côtes augmente par degrés jusqu'à la septième vraie ; ensuite elle diminue jusqu'aux deux dernières fausses, dont les cartilages sont extrêmement courts, sur-tout celui de la dernière qui n'a souvent que quelques lignes de longueur. Le cartilage de la première côte et celui de la seconde ont une largeur et une épaisseur égale dans toute leur longueur : celui des autres côtes est plus large vers la côte que dans le reste de son étendue. Le cartilage de la première côte a la même direction que cette côte ; il descend un peu, et fait avec le sternum un angle obtus en bas et un angle aigu en haut. Le cartilage de la seconde côte est droit et perpendiculaire à la longueur du sternum. Le cartilage de la troisième est un peu recourbé de bas en haut, et monte un peu vers le sternum, en formant avec lui un angle très-obtus supérieurement. Le cartilage des quatrième, cinquième, sixième et septième côte est courbé de bas en haut : cette courbure très-grande près des côtes, diminue à mesure que les cartilages montent vers le sternum, avec lequel ils forment un angle très-aigu inférieurement et un angle obtus supérieurement. L'obliquité de ces quatre cartilages, par rapport au sternum, est d'autant plus grande qu'ils sont plus inférieurs. Les cartilages des trois premières fausses côtes sont d'abord très-courbés de bas en haut près des côtes; ensuite leur courbure diminue, et ils montent très-obliquement de dehors en dedans, couchés sur le bord inférieur du cartilage qui est immédiatement au-dessus. Les cartilages des deux dernières fausses côtes en suivent la direction. Il résulte de la direction des cartilages des côtes, que le premier et le second sont séparés par un intervalle très-grand ; que l'espace qui sépare le second du troisième est aussi fort considérable ; que celui qui se trouve entre le troisième et le quatrième est un peu moindre ; que l'espace compris entre les autres est d'abord considérable, mais qu'il diminue tellement à mesure que ces cartilages approchent du sternum, qu'ils se touchent par leurs bords voisins ; qu'enfin, l'intervalle compris entre le cartilage de la troisième fausse côte et celui de la quatrième, et l'intervalle entre le cartilage de la quatrième et celui de la cinquième, sont presque égaux à l'espace par lequel ces côtes sont séparées. Nous divisons les cartilages des côtes en face antérieure, face postérieure, bord supérieur, bord inférieur, et en deux extrémités, l'une interne et l'autre externe.

La face antérieure du premier est inclinée en haut; elle donne attache au ligament costo-claviculaire : celle du second, troisième, quatrième, cinquième et sixième est recouverte par le muscle grand pectoral, auquel elle donne attache près du sternum seulement. Dans les autres, cette face est recouverte par les muscles grand oblique et droit du bas-ventre.

La face postérieure des cartilages est concave; elle donne attache, dans les six ou sept derniers, au muscle transverse du bas-ventre et au diaphragme.

Le bord supérieur est concave dans la plupart des cartilages. Le bord inférieur est convexe. Ces bords donnent attache aux muscles intercostaux. Le bord supérieur du sixième donne aussi attache au muscle grand pectoral. Son bord inférieur présente, non loin de la côte, une élévation terminée par une surface oblongue, lisse, qui s'articule avec le bord supérieur du cartilage de la septième vraie côte. On observe une disposition semblable sur le bord inférieur du cartilage de la septième vraie côte, pour son articulation avec le cartilage de la première fausse côte. Le bord supérieur du cartilage de la première fausse côte est uni au bord inférieur du cartilage de la septième vraie, dans la moitié interne de son étendue, par une substance celluleuse. Le bord supérieur du cartilage de la seconde fausse est uni au bord inférieur du cartilage de la première, et le bord supérieur du cartilage de la troisième adhère au cartilage de la seconde.

L'extrémité interne des cartilages des vraies

côtes est terminée par une facette articulaire, dont la figure est analogue à celle de la cavité articulaire du sternum, dans laquelle cette extrémité est reçue. L'extrémité antérieure des cartilages des trois premières fausses côtes, est mince et pointue. Elle est unie au bord inférieur du cartilage qui se trouve immédiatement au-dessus; savoir, celle du premier au cartilage de la septième vraie côte, celle du second au cartilage de la première fausse, et celle du troisième au cartilage de la seconde. L'extrémité antérieure des cartilages des deux dernières fausses côtes, est aussi pointue et mince: elle est unie aux muscles abdominaux.

Les cartilages des côtes sont blancs, souples et très-élastiques dans les jeunes sujets: ceux des fausses côtes sont plus pliaus que ceux des vraies. Avec l'âge, ces cartilages deviennent un peu jaunâtres, plus fermes et cassans. Dans la vieillesse, ils s'ossifient en partie ou en totalité. Celui de la première côte s'ossifie le premier: l'ossification des autres arrive plus tard. Tant qu'ils restent cartilagineux, on ne voit dans leur contexture aucun arrangement de parties: mais lorsqu'ils sont ossifiés, on y découvre de la substance compacte à l'extérieur et de la substance spongieuse intérieurement.

De l'articulation des Côtes avec la Colonne vertébrale.

Les côtes s'articulent aevc les vertèbres du dos. Les dix premières s'articulent avec le corps de deux vertèbres, par leur extrémité postérieure, et avec les apophyses transverses de la vertèbre inferieure, par leur tubérosité.

La première côte ne s'articule qu'avec une seule vertèbre, qui est la première du dos.

Les deux dernières côtes ne s'articulent qu'avec le corps des deux dernières vertèbres du dos.

L'articulation de l'extrémité postérieure des côtes est un ginglyme angulaire : celle de leur tubérosité avec l'apophyse transverse des vertèbres, est une arthrodie. Les cavités dans lesquelles les extrémités postérieures des côtes sont reçues, résultent de la réunion des facettes articulaires qu'on remarque sur les parties latérales du corps des vertèbres du dos, dont chacune a son cartilage particulier. Le fond anguleux de ces cavités est formé par le ligament inter-vertébral. La cavité qui reçoit l'extrémité postérieure de la première côte, est pratiquée entièrement sur le corps de la première vertèbre du dos ; elle est recouverte par un cartilage unique. Les cavités qui reçoivent l'extrémité postérieure des deux dernières côtes, sont pratiquées sur le corps des deux dernières vertèbres dorsales. L'extrémité postérieure des côtes est recouverte, dans l'état frais, par un cartilage articulaire dont la surface est moins polie que celle des cartilages de cette espèce en général.

La facette articulaire creusée sur la partie antérieure du sommet des apophyses transverses des vertèbres du dos, et la partie articulaire de la tubérosité des côtes, sont aussi recouvertes de cartilage articulaire dans l'état frais.

Les ligamens qui unissent l'extrémité postérieure des côtes à la colonne vertébrale, sont une capsule, un ligament rayonné, un ligament

ment costo-transversaire, et un ligament interne.

La capsule qui entoure l'articulation de l'extrémité postérieure des côtes avec le corps des
vertèbres du dos, s'attache d'une part à la
circonférence de l'extrémité postérieure de la
côte, et de l'autre à tout le contour de la cavité
articulaire, formée par la réunion du corps des
vertèbres. Cette capsule est extrêmement mince
et fortement unie au ligament rayonné.

Le ligament rayonné est situé à la partie
antérieure de l'articulation. Il s'étend de l'extrémité postérieure de la côte, au corps des
vertèbres avec lesquelles cette extrémité s'articule. Ce ligament s'attache, par son extrémité externe, à la partie antérieure de l'extrémité de la côte ; delà il se porte en dedans
au corps des vertèbres. Il est composé de fibres
qui ont différentes directions. Les supérieures
montent un peu et s'attachent au corps de la
vertèbre supérieure ; les inférieures descendent
et s'attachent au corps de la vertèbre inférieure ;
les moyennes marchent horizontalement, et se
confondent avec le ligament inter - vertébral.
Ces fibres laissent entr'elles des interstices qui
donnent passage à des vaisseaux. Les fibres
supérieures du ligament rayonné de la première
côte, s'attachent au corps de la dernière vertèbre du cou. Quoique les deux dernières côtes
ne soient articulées qu'avec le corps d'une seule
vertèbre, néanmoins le ligament rayonné a
quelques fibres qui vont s'attacher au corps de
la vertèbre qui est immédiatement au-dessus.

Le ligament costo - transversaire est situé
entre l'apophyse tranverse de la vertèbre qui
est au-dessus, et le bord supérieur de la côte

qui est au-dessous. Ce ligament est applati et rhomboïde. On y considère une face antérieure, une face postérieure, un bord interne, un bord externe, un bord supérieur et un bord inférieur.

La face antérieure est recouverte par les vaisseaux intercostaux et la branche antérieure des nerfs dorsaux. La face postérieure est recouverte par le muscle très-long du dos : le bord interne est séparé des apophyses articulaires des vertèbres, par un intervalle que remplit la branche postérieure des nerfs dorsaux, et celle des vaisseaux intercostaux. Le bord externe est continu avec une aponévrosé mince qui recouvre la partie postérieure du muscle intercostal externe. Le bord supérieur est attaché au bord inférieur de l'apophyse, transverse de la vertèbre qui est au-dessus. Le bord inférieur s'attache à la partie postérieur du bord supérieur de la côte, à l'endroit qu'on appelle le col. Les fibres dont ce ligament est composé, sont obliques de haut en bas, et de dehors en dedans : les antérieures sont plus longues que les postérieures. Le ligament costo-transversaire est plus long et plus mince dans les côtes inférieures que dans les supérieures. La première et la dernière en sont dépourvues.

Dans l'intérieur même de l'articulation de la seconde côte et des côtes suivantes, jusqu'à la dixième inclusivement, on trouve un ligament très-court que nous nommons interne, parce qu'il est véritablement situé dans l'intérieur de l'articulation. Ce ligament s'attache d'une part à l'angle qui sépare les deux facettes de l'extrémité postérieure des côtes ; et de l'autre, il se confond avec la partie de la cir-

conférence du ligament inter - vertébral , qui
fait partie de la cavité dans laquelle l'extrémité
postérieure de la côte est reçue. Ce ligament
est d'un tissu serré. Il partage l'articulation
des côtes en deux parties qui n'ont entr'elles
aucune communication. Pour bien voir ce ligament, il faut scier de haut en bas, avec une
scie très-mince, l'extrémité postérieure d'une
côte , et le corps des deux vertèbres avec lesquelles elle est articulée.

Les ligamens qui unissent les côtes aux apophyses transverses des vertèbres , sont une
capsule et un ligament transverse. La capsule
s'attache à la circonférence des facettes articulaires. Elle est très mince et destinée uniquement à contenir la synovie. Le ligament
transverse est situé derrière l'articulation. Sa
largeur est d'environ deux lignes. Il s'attache,
par son extrémité interne, au sommet de l'apophyse transverse ; delà il se porte en dehors en
montant un peu , et va s'attacher à la partie
externe de la tubérosité de la côte. Les fibres
de ce ligament n'ont pas toutes la même longueur : les superficielles sont plus longues que
les profondes. Dans les côtes supérieures , ce
ligament est plus court et plus oblique que
dans les inférieures. On trouve entre la face
antérieure des apophyses transverses des vertèbres du dos , et la partie correspondante des
côtes , une substance celluleuse qui contribue
à leur union : dans les deux dernières côtes,
cette substance est entre-mêlée de quelques
trousseaux de fibres qui tiennent lieu de ligament transverse.

Les cartilages des vraies côtes s'articulent
par arthrodie avec les cavités articulaires creu-

sées sur les bords du sternum. Ces cavités sont recouvertes d'une lame cartilagineuse dont la surface est moins lisse que celle des autres cartilages de la même espèce. La cavité qui reçoit le cartilage de la première côte, est large, peu profonde et triangulaire : celle qui reçoit le cartilage de la seconde côte, est anguleuse, parce qu'elle résulte de l'union des deux premières pièces du sternum. Les autres, jusqu'à la sixième inclusivement, sont arrondies. La septième, qui est formée par l'union de la seconde avec la troisième pièce du sternum, est anguleuse.

L'extrémité interne du cartilage des vraies côtes est terminé par une facette articulaire, dont la figure est conforme à celle de la cavité dans laquelle elle est reçue.

Les ligamens qui unissent les cartilages des vraies côtes au sternum, sont une capsule, un ligament antérieur et un ligament postérieur.

La capsule s'attache d'une part autour de la cavité du sternum, et de l'autre à la circonférence de l'extrémité interne du cartilage de la côte. Cette capsule est extrêmement mince. Elle est confondue avec les ligamens antérieur et postérieur. Supérieurement et inférieurement elle est fortifiée par quelques fibres accessoires très-courtes, qui vont du cartilage de la côte au sternum. Ces fibres sont plus nombreuses et plus apparentes à l'articulation du cartilage des seconde, troisième et quatrième côtes, qu'à celle des cartilages qui suivent : elles sont plus nombreuses à la partie supérieure de l'articulation qu'à la partie inférieure.

Le ligament antérieur s'étend de l'extrémité interne du cartilage à la partie antérieure du sternum. Ce ligament est composé
de fibres qui vont, en divergeant, du cartilage
de la côte à la partie antérieure du sternum.
La direction de ces fibres est telle, que les
supérieures se portent obliquement de bas
en haut et de dehors en dedans ; les inférieures de haut en bas et les moyennes horizontalement : elles n'ont pas toutes la même
longueur. Les superficielles sont les plus
longues, elles se continuent avec le périoste
fibreux et comme aponévrotique, de la face
antérieure du sternum, et avec les aponévroses des muscles grands pectoraux. Cette
continuité est plus marquée dans le ligament
antérieur des cartilages des dernières vraies
côtes que dans celui des premières. Les fibres
profondes deviennent d'autant plus courtes,
qu'elles approchent davantage de l'articulation.

Le ligament postérieur est moins fort et
beaucoup moins apparent que l'antérieur : il
est composé de fibres qui naissent de la partie
postérieure de l'extrémité interne du cartilage,
et se portent, en divergeant, à la face postérieure du sternum, où elles s'attachent en
se confondant avec le périoste de cet os.

On trouve dans l'articulation du cartilage
de la seconde côte, une substance ligamenteuse semblable à celle qui se voit dans l'articulation de l'extrémité postérieure des côtes
avec le corps des vertèbres du dos : cette
substance s'attache au bord qui sépare les
deux facettes articulaires du cartilage de la
seconde côte, et au cartilage qui unit la pre-

mière pièce du sternum avec la seconde. Le cartilage de la septième vraie côte est uni à l'appendice xyphoïde, par un ligament dont la longueur et la largeur varient suivant les sujets. Ce ligament s'attache au bord inférieur du cartilage de la septième vraie côte : delà il descend en dedans et va se fixer à la partie antérieure de l'appendice xyphoïde. L'articulation du cartilage de la première côte disparoît de bonne heure par la soudure de ce cartilage avec le sternum ; celle des côtes suivantes devient de plus en plus serrée avec l'âge, et en même temps les surfaces qui la composent perdent de leur poli. Dans les vieillards, la plupart de ces articulations disparoissent, et les cartilages des côtes se soudent au sternum. L'articulation des cartilages des côtes permet des mouvemens d'élévation et d'abaissement ; mais ces mouvemens sont très-bornés.

Une partie du bord inférieur du cartilage de la première fausse côte et l'extrémité de ce cartilage sont unies au bord inférieur du cartilage de la septième vraie côte , par une substance celluleuse et ligamenteuse. L'extrémité du cartilage de la seconde fausse côte est unie au bord inférieur du cartilage de la première , par une substance semblable , mais plus lâche. L'extrémité du cartilage de la troisième est unie de la même manière , au bord inférieur du cartilage de la seconde. Enfin , l'extrémité du cartilage des deux dernières fausses côtes tient seulement aux muscles de l'abdomen.

Le bord inférieur du cartilage de la sixième vraie côte est articulé par une facette oblongue, lisse, avec le bord supérieur du cartilage de la septième. Le bord inférieur de la septième est articulé de la même manière avec le bord supérieur du cartilage de la première fausse côte. Les surfaces qui forment ces articulations varient beaucoup, par rapport à l'étendue et à la figure. On remarque quelquefois une articulation semblable entre le cartilage de la sixième vraie côte, et celui de la cinquième : on en voit plus rarement une pareille, entre le cartilage de la première fausse et celui la seconde.

Ces articulations sont entourées par une capsule mince et celluleuse : elles sont fortifiées antérieurement et postérieurement par des fibres qui vont d'un cartilage à l'autre, et se continuent avec leur périchondre. Quelquefois au lieu d'articulation, on trouve entre ces cartilages une véritable continuité.

Les côtes sont susceptibles de s'élever et de s'abaisser ; mais elles ne sont pas toutes également mobiles. La première côte paroît immobile, et si elle se meut, ce n'est que dans les fortes et violentes inspirations, où toute la charpente de la poitrine est élevée. La seconde côte est peu mobile ; la mobilité des autres augmente successivement, jusqu'aux deux dernières, qui sont les plus mobiles de toutes. Chez les femmes, les côtes sont en général plus mobiles que chez les hommes.

Lorsque les côtes s'élèvent, elles tendent à devenir perpendiculaires sur la colonne vertébrale : elles s'écartent l'une de l'autre, et la largeur des espaces intercostaux est augmentée. Les côtes, d'un côté, s'écartent de celles du côté opposé ; leur extrémité sternale s'éloigne de la colonne vertébrale ; et le sternum est poussé en avant et en haut. Mais comme les dernières vraies côtes parcourent, en s'élevant, un espace plus grand que les premières, il résulte delà que la partie inférieure du sternum est poussée beaucoup plus en avant que la supérieure ; qu'en conséquence, outre le mouvement de la totalité de cet os en haut, il exécute un mouvement de bascule, en vertu duquel son extrémité inférieure est portée en avant. En même temps que les côtes s'élèvent, elles exécutent un mouvement de rotation qui porte leur bord inférieur en dehors, et leur bord supérieur en dedans. Ce mouvement qui est le résultat nécessaire de leur obliquité, les expose à une torsion qui se passe dans leurs portions cartilagineuses, et dans l'articulation de ces portions avec le sternum. L'élévation des côtes augmente l'étendue du diamètre transversal de la poitrine, et celle du diamètre qui va de la colonne vertébrale au sternum. Il est difficile de déterminer la mesure de cette augmentation : on l'a estimée à deux lignes. Si à l'élévation des côtes on ajoute l'abaissement du diaphragme, qui forme la base de la poitrine, on aura toutes les causes d'agrandissement de cette cavité, et par conséquent de l'inspiration ; mouvement pendant lequel l'air s'introduit dans les poumons.

Le mouvement d'abaissement des côtes s'exécute par un mécanisme contraire à celui d'élévation. Dans ce mouvement, les côtes reprennent leur direction oblique sur la colonne vertébrale ; elles se rapprochent l'une de l'autre et la largeur des espaces intercostaux diminue. Les droites se rapprochent des gauches ; leur extrémité antérieure se rapproche de la colonne vertébrale ; la totalité du sternum est portée en bas, et son extrémité inférieure est portée en arrière. Le diamètre transversal de la poitrine et celui qui va du sternum à la colonne vertébrale diminuent ; la poitrine est resserrée, et l'expiration a lieu.

Les usages des côtes et du sternum ne sont point obscurs. Ces os forment, par leur assemblage, une espèce de cage, que la mobilité des pièces dont elle est composée, rend susceptible d'augmentation et de diminution, pendant que sa solidité la rend propre à protéger les principaux organes de la circulation et de la respiration, contre les injures des corps extérieurs.

DES EXTRÉMITÉS SUPÉRIEURES.

Les extrémités supérieures du squelette sont au nombre de deux : elles tiennent aux parties latérales et supérieures du tronc, sur les côtés duquel elles descendent jusqu'au-dessous de sa partie inférieure.

On divise les extrémités supérieures, en épaule, en bras, en avant-bras et en main.

De l'Épaule.

L'épaule est la partie de l'extrémité supérieure qui tient immédiatement aux parties latérales et supérieures du tronc ; elle est formée de deux os, l'un antérieur et supérieur nommé clavicule, et l'autre postérieur et inférieur appellé omoplate.

De la Clavicule.

La clavicule est située presque transversalement à la partie interne et antérieure de l'épaule, sur la partie latérale et supérieure de la poitrine, entre le sternum et l'omoplate. Cet os est alongé, mince, prismatique et triangulaire dans ses deux tiers internes, large et plat dans son tiers externe, et courbé en manière d'*S* italique. La clavicule est plus grêle et moins courbée en général dans la femme que dans l'homme.

On divise la clavicule en deux faces, deux bords et deux extrémités. Des faces, l'une est supérieure et l'autre inférieure; des bords, l'un est antérieur et l'autre postérieur; et des extrémités, l'une est interne et l'autre externe.

La face supérieure est plus large à sa partie externe qu'à l'interne, où s'attache le muscle sterno-cleïdo-mastoïdien.

La face inférieure est aussi plus large en dehors qu'en dedans. On remarque à sa partie interne une surface raboteuse, à laquelle s'attache le ligament costo-claviculaire. Au milieu de cette face, est une gouttière longitudinale dans laquelle s'attache le muscle sous-clavier. A la partie externe se trouve une éminence raboteuse oblique d'arrière en avant et de dedans en dehors, qui donne attache aux ligamens costo-claviculaires. C'est sur cette face vers sa partie moyenne qu'on voit l'orifice du conduit nourricier de cet os.

Le bord antérieur est large et convexe dans sa moitié interne, qui donne attache au muscle grand pectoral; étroit et concave dans sa moitié externe, à laquelle s'attache le deltoïde.

Le bord postérieur est large, arrondi, lisse et concave dans ses deux tiers internes ; inégal et convexe dans son tiers externe auquel s'attache le muscle trapèze.

L'extrémité interne de la clavicule est inclinée en bas et en avant. Elle présente une facette articulaire, triangulaire, concave d'arrière en avant, convexe de haut en bas, qui s'articule avec le sternum. Des trois angles du contour triangulaire de cette extrémité, l'inférieur et postérieur est le plus saillant, le supérieur vient après, et l'inférieur et antérieur est le moins saillant.

L'extrémité externe est inclinée en arrière et en haut ; elle présente une facette articulaire, oblongue d'arrière en avant, inclinée un peu en bas, laquelle s'articule avec l'acromion.

La clavicule est composée, comme tous les os longs, de substance compacte à l'extérieur, de substance spongieuse à ses extrémités, et de substance réticulaire dans le milieu. Son conduit médullaire est très-étroit. Cet os se développe par un seul point d'ossification ; mais lorsqu'il a pris presque tout son accroissement, il se forme à chaque extrémité une croûte osseuse qui se réunit par la suite avec le reste de l'os. La clavicule s'articule avec le sternum par son extrémité interne, et avec l'omoplate par son extrémité externe.

Pour mettre cet os en position et distinguer le gauche du droit, il faut tourner celle des faces qui est lisse et plus large en haut, le bord, dont les deux tiers sont concaves, en arrière, l'extrémité la plus épaisse en dedans, et un peu en bas et en avant.

De l'Omoplate.

L'omoplate est située à la partie postérieure de l'épaule, et sur les parties latérales supérieures et postérieures de la poitrine, depuis la première côte jusqu'aux environs de la septième. Cet os est large, mince et triangulaire : on y considère deux faces, trois bords et trois angles. Des faces, l'une est postérieure et l'autre antérieure ; des bords, l'un est supérieur, l'autre externe et le troisième interne ; des trois angles, l'un est supérieur, l'autre inférieur et le troisième antérieur.

La face postérieure est inclinée en dehors ; elle est partagée en deux portions, par une éminence qu'on nomme épine de cet os. Cette éminence commence au bord interne ; delà elle s'avance vers l'angle antérieur, et lorsqu'elle y est parvenue, elle se contourne en haut et en devant, et se termine par une large apophyse à laquelle on donne le nom d'acromion. L'épine de l'omoplate est mince, applatie et triangulaire : on y considère une face supérieure, une face inférieure, un bord externe, un bord antérieur et un bord postérieur.

La face supérieure est concave ; elle fait partie de la fosse sus-épineuse, et donne attache au muscle sus-épineux. La face inférieure est concave aussi, et fait partie de la fosse sous-épineuse ; elle donne attache au muscle sous-épineux. On voit sur l'une et l'autre de ces faces, les orifices des conduits nourriciers qui pénètrent dans cette éminence. Le bord externe est épais, concave et arrondi ; il se continue avec la face interne de l'acromion : le bord antérieur est confondu avec le reste de l'os.

Le bord postérieur est large et épais. On le divise en lèvre supérieure, lèvre inférieure et interstice. La lèvre supérieure donne attache au muscle trapèze; la lèvre inférieure sert à l'insertion du deltoïde ; l'interstice présente vers le bord interne de l'os, à l'origine de l'épine, une facette triangulaire, lisse, sur laquelle glisse l'aponévrose du muscle trapèze; ensuite cet interstice devient raboteux et donne attache au trapèze; enfin, après s'être rétréci, il se continue avec la face externe de l'acromion.

L'apophyse acromion est applatie en sens contraire de l'épine dont elle est la terminaison. On distingue à cette éminence une face externe, une face interne, un bord supérieur, un bord inférieur et un sommet. La face externe est inclinée en haut et un peu en arrière ; elle est convexe, inégale et recouverte par la peau. La face interne est concave, inclinée en bas et un peu en avant; elle est lisse. Le bord supérieur est incliné en dedans ; il est continu avec la lèvre supérieure du bord postérieur de l'épine. Sa partie antérieure, plus épaisse que la postérieure, présente une facette ovale, qui s'articule avec l'extrémité externe de la clavicule. Le reste de ce bord donne attache au muscle trapèze. Le bord inférieur est incliné en dehors ; il se continue avec la lèvre inférieure du bord postérieur de l'épine ; il est convexe et inégal, et donne attache au muscle deltoïde. Le sommet de l'acromion est arrondi, inégal, et donne attache à un ligament qui vient de l'apophyse coracoïde.

La portion de la face externe de l'omoplate, comprise au-dessus de l'épine, porte le nom de fosse sus-épineuse. Cette fosse est plus large en dedans qu'en dehors ; elle est remplie par le muscle sus-épineux qui s'attache à ses deux tiers internes. La portion de la même face, comprise au-dessous de l'épine, porte le nom de fosse sous-épineuse. Cette partie, dont le milieu est convexe, ne mérite le nom de fosse qu'au-dessous de l'épine, et près du bord externe où elle est creusée par un large enfoncement qui suit la direction de ce bord. Devant cet enfoncement, on remarque une crête qui se continue jusqu'à l'angle inférieur ; elle donne attache à une aponévrose commune au muscle sous-épineux et aux muscles petit et grand ronds. L'espace compris entre cette crête et le bord externe de l'omoplate, est partagé en deux parties, par une autre crête qui descend du bord externe et se joint à la première à angle très-aigu. La partie supérieure de cet espace, plus étroite et plus longue que l'inférieure, donne attache au muscle petit rond ; la partie inférieure donne attache au grand rond. La fosse sous-épineuse est recouverte par le muscle sous-épineux, qui s'attache à ses trois quarts internes.

La face antérieure de l'omoplate est inclinée en dedans ; elle est concave et porte le nom de fosse sous-scapulaire. Des crêtes plus ou moins saillantes se portant du bord interne vers l'angle antérieur, partagent cette fosse en plusieurs portions qui sont autant de gouttières larges et peu profondes, dans lesquelles sont logés les faisceaux du muscle sous-scapulaire. Ces crêtes donnent attache aux aponévroses de ce muscle. Vers l'angle supérieur, on remarque sur la face interne, une surface inégale, à laquelle s'attache le muscle grand dentelé : près de l'angle inférieur, on voit aussi une surface inégale qui donne attache au même muscle. La fosse sous - scapulaire est remplie par le muscle sous-scapulaire qui s'attache à ses deux tiers internes.

Le bord supérieur est le plus court et le plus mince des trois bords de l'omoplate. On le divise en lèvre postérieure, lèvre antérieure et interstice. La lèvre postérieure donne attache au muscle sus-épineux, la lèvre antérieure au sous - scapulaire, et l'interstice au muscle angulaire et à l'omoplat-hyoïdien. A la partie externe et antérieure de ce bord, on remarque une échancrure profonde, couverte, dans l'état frais, par un ligament qui la transforme en un trou, dans lequel passe le nerf sus-scapulaire, et quelquefois l'artère et la veine scapulaires supérieures. Devant cette échancrure, on voit une éminence qu'on nomme apophyse coracoïde. Dans son origine, cette éminence se porte de bas en haut; mais bientôt elle se courbe d'arrière en avant et de haut en bas, ce qui lui donne quelque ressemblance à un doigt légèrement fléchi, ou au bec d'un corbeau. L'apophyse coracoïde est un peu applatie; on y considère une face supérieure, une face inférieure, un bord interne, un bord externe, une base et un sommet. La face supérieure est un peu inclinée en dedans; elle est convexe et inégale. Sa partie postérieure est recouverte par la clavicule, et donne attache aux ligamens coraco-claviculaires. La face inférieure est légèrement inclinée en dehors; elle est concave et lisse. Le bord interne est incliné en bas; il donne attache antérieurement au muscle petit pectoral. Le bord externe est incliné en haut; il donne attache, dans toute sa longueur, à un ligament triangulaire, qui se porte delà au sommet de l'acromion. La base est continue au reste de l'os. Le sommet donne attache aux muscles biceps et coraco-brachial réunis.

Le bord externe de l'omoplate est incliné en bas et en avant; ce qui l'a fait nommer, par la plupart des Anatomistes, bord antérieur : on l'appelle aussi côte de l'omoplate. Ce bord est beaucoup plus épais que les autres : on y considère une lèvre postérieure, une lèvre antérieure et un interstice. La lèvre postérieure est saillante, raboteuse, et donne attache au muscle petit rond. La lèvre antérieure est moins saillante et arrondie; elle donne attache au muscle sous-scapulaire. L'interstice est large et creusé en manière de gouttière; il donne attache au muscle sous-scapulaire. Supérieurement, ce bord présente une empreinte tendineuse à laquelle s'attache la longue portion du muscle triceps-brachial. La partie inférieure de ce bord est moins épaisse que le reste; elle est convexe, raboteuse, et donne attache au muscle grand rond.

Le bord interne de l'omoplate est un peu incliné en arrière; ce qui l'a fait nommer bord postérieur : on l'appelle aussi base de l'omoplate. Ce bord est plus près de l'épine du dos supérieurement qu'inférieurement. Il est ordinairement comme partagé en deux parties, par un angle très-obtus qui répond au commencement de l'épine, et distingue le quart supérieur des trois quarts inférieurs. On considère à ce bord une lèvre postérieure, une lèvre antérieure et un interstice. La lèvre postérieure

térieure

térieure donne attache aux muscles sus-épineux et sous-épineux ; la lèvre antérieure donne attache au muscle grand dentelé, et l'interstice au muscle angulaire supérieurement, et au rhomboïde dans le reste de son étendue.

L'angle supérieur est formé par la rencontre des bords supérieur et interne. Cet angle est un peu aigu ; il donne attache au muscle angulaire..

L'angle inférieur est formé par la réunion du bord interne avec le bord externe : cet angle est arrondi et plus épais que le supérieur. Il donne attache au muscle grand rond, et quelquefois à un faisceau du grand dorsal.

L'angle antérieur sépare le bord supérieur du bord externe ; il est fort épais et creusé par une cavité articulaire qu'on nomme glénoïde. Cette cavité est inclinée en bas et en dehors ; sa figure est semblable à celle d'un ovale dont la grosse extrémité est inférieure. Dans l'état frais, la cavité glénoïde est tapissée de cartilage, et sa circonférence est entourée par un bourrelet fibreux qui en augmente un peu la profondeur. Son extrémité supérieure donne attache au tendon de la portion externe du muscle biceps. Cette cavité est terminée par un bord assez mince, au-delà duquel on remarque un retrécissement qui porte le nom de col de l'omoplate. Ce rétrécissement est plus marqué en dehors que partout ailleurs. La cavité glénoïde s'articule avec la tête de l'humérus.

L'omoplate est composée de substance compacte et de substance celluleuse. Cette dernière manque presqu'entièrement dans les fosses sus-épineuse et sous-épineuse, ainsi qu'au milieu de l'épine, endroits où cet os est très-mince et transparent. L'omoplate s'ossifie, comme tous les os larges, par un germe osseux qui s'étend du centre à la circonférence. Dans le fœtus, l'angle antérieur, l'apophyse coracoïde, l'acromion, le bord postérieur de l'épine et toute la base sont cartilagineuses : par la suite, ces parties s'ossifient, et deviennent autant d'épiphyses qui, avec l'âge, se réunissent au reste de l'os.

L'omoplate s'articule avec la clavicule et l'humérus. Pour la mettre en position, il faut tourner la face partagée en deux par l'épine, en arrière et un peu en dehors ; l'angle le plus épais et sur lequel est pratiquée la cavité glénoïde, en haut, en dehors et en avant, et un peu plus bas que l'angle supérieur.

De l'articulation de la Clavicule avec le Sternum.

La clavicule s'articule par arthrodie avec la partie supérieure du sternum. L'extrémité interne de la clavicule présente une surface articulaire, concave d'avant en arrière, et convexe de haut en bas. Cette surface est recouverte, dans l'état frais, par un cartilage articulaire dont l'épaisseur est considérable. La partie supérieure et latérale du sternum présente une cavité articulaire, inclinée en dehors et en arrière : elle est tapissée, dans l'état frais, par un cartilage articulaire fort épais. L'étendue de la cavité est moins considérable que celle de la surface articulaire de l'extrémité interne de la clavicule ; en sorte

que cette extrémité dépasse de beaucoup le
sternum, supérieurement et postérieurement.
On trouve entre la clavicule et le sternum,
une lame ligamenteuse intermédiaire, à laquelle on distingue deux faces et une circonférence. Des faces, l'une est contiguë au cartilage de la clavicule, et l'autre au cartilage
du sternum. La circonférence est unie à la
capsule ; elle est aussi unie très-fortement à
la circonférence de la surface articulaire de la
clavicule et à celle du sternum, au moyen
d'une substance épaisse, tenace et fibreuse.
Ce ligament est fort épais à sa partie supérieure, et très-mince inférieurement vers le
cartilage de la première côte, au périchondre
duquel il est souvent continu. La consistance
de ce ligament est moyenne entre celle des
cartilages et celle des ligamens. Il est manifestement fibreux ; mais les fibres qui le composent sont moins apparentes à sa partie
moyenne qu'à sa circonférence.

Les ligamens qui unissent la clavicule au
sternum, sont une capsule, un ligament antérieur, un ligament postérieur, le ligament
inter-claviculaire et le ligament costo-claviculaire.

La capsule environne toute l'articulation.
On y considère une face externe, une face
interne et deux bords, l'un claviculaire et
l'autre sternal. La face externe est recouverte
par les ligamens antérieur, postérieur, inter-
claviculaire et costo-claviculaire avec lesquels
elle est unie. La face interne est adhérente,
par sa partie moyenne, au ligament inter-articulaire : dans le reste de son étendue, elle
est lisse et mouillée par la synovie. Le bord

claviculaire est attaché à la circonférence de l'extrémité interne de la clavicule, très-près du cartilage qui l'encroûte. Le bord sternal s'attache à la circonférence de la facette articulaire du sternum : ce ligament est extrêmement mince et formé par du tissu cellulaire.

Le ligament antérieur couvre toute la partie antérieure de l'articulation. Ce ligament est recouvert par la portion sternale du muscle sterno-cléido-mastoïdien et par la peau. Il recouvre la capsule à laquelle il est uni. Son extrémité supérieure s'attache à la partie antérieure et supérieure de l'extrémité interne de la clavicule. Son extrémité inférieure est attachée à la partie antérieure et supérieure du sternum. Ce ligament est composé de fibres qui descendent obliquement de dehors en dedans en divergeant : ces fibres laissent entr'elles quelques intervalles qui sont remplis par du tissu cellulaire et des vaisseaux.

Le ligament postérieur est moins large et moins fort que l'antérieur. Sa face postérieure est recouverte par les muscles sterno-hyoïdien et sterno-thyroïdien. Sa face antérieure recouvre la capsule à laquelle elle est unie. Son extrémité supérieure s'attache à la partie postérieure de l'extrémité interne de la clavicule. Son extrémité inférieure est attachée à la partie postérieure et supérieure du sternum. Ce ligament est composé de fibres qui vont de haut en bas et de dehors en dedans, en divergeant un peu.

Le ligament inter-claviculaire est situé entre les deux clavicules, au-dessus de l'échancrure du bord supérieur du sternum. La largeur et l'épaisseur de ce ligament varient beaucoup. Il est applati. On y considère une face antérieure, une face postérieure, un bord supérieur, un bord inférieur et deux extrémités. La face antérieure est recouverte par la peau. La face postérieure recouvre les muscles sterno-hyoïdiens et sterno-thyroïdiens. Le bord supérieur n'a rien de remarquable; le bord inférieur recouvre la fourchette du sternum, et laisse entre lui et cette échancrure, un intervalle par lequel passent des rameaux des vaisseaux mammaires internes. Les extrémités s'attachent à la partie supérieure de l'extrémité interne des clavicules. Le ligament inter-claviculaire est composé de fibres transversales, dont les supérieures sont plus longues que les inférieures. Ces fibres sont quelquefois séparées en plusieurs paquets qui font paroître ce ligament comme double ou même triple.

Le ligament costo-claviculaire est situé entre le cartilage de la première côte, et la partie interne de la face inférieure de la clavicule. Ce ligament est applati et rhomboïde. Une de ses faces est tournée en avant et en haut; elle est recouverte en grande partie par le muscle sous-clavier; l'autre est tournée en arrière et en bas, et touche à la veine sous-clavière. De ses bords, l'un est supérieur et postérieur, et s'attache à la partie interne de la face inférieure de la clavicule : l'autre est inférieur et antérieur, et s'attache à la face supérieure du cartilage de la première côte, près de son union avec le sternum. Des deux autres bords, l'un est interne et l'autre externe. Le premier est uni à la capsule, et le second est libre. Le tissu de ce ligament est dense, serré et composé de fibres dont la direction n'est pas à beaucoup près aussi apparente que celle des fibres qui composent les ligamens précédens. L'articulation de la clavicule avec le sternum exécute des mouvemens dont nous parlerons, après avoir exposé l'articulation de la clavicule avec l'omoplate.

De l'articulation de la Clavicule avec l'Omoplate.

L'extrémité externe de la clavicule s'articule par arthrodie avec le bord supérieur de l'acromion. L'extrémité externe de la clavicule présente une facette articulaire oblongue, légèrement convexe, et inclinée en bas. Cette facette est recouverte, dans l'état frais, par un cartilage articulaire, mince, moins dur, moins blanc et moins lisse que les autres cartilages de cette espèce. Le bord supérieur de l'acromion présente une facette articulaire oblongue, un peu concave, inclinée en dedans, recouverte, dans l'état frais, par un cartilage semblable à celui de la clavicule. On trouve communément dans cette articulation un ligament inter-articulaire très-mince, dont la largeur est tantôt égale à celle des surfaces articulaires, et d'autres fois moindre. Les deux faces de ce ligament sont contiguës et mouillées par la synovie. Sa circonférence adhère à la capsule. Cette circonférence est plus épaisse supérieurement qu'inférieurement, où elle est quelquefois échancrée.

Les ligamens qui unissent la clavicule à l'omoplate, sont une capsule, un ligament supérieur et deux ligamens placés entre l'apophyse coracoïde et la clavicule.

La capsule environne toute l'articulation. Elle est recouverte supérieurement par le ligament supérieur auquel elle est unie ; dans le reste de son étendue, elle n'est recouverte que par du tissu cellulaire. Sa face interne adhère à la circonférence du ligament inter-articulaire par sa partie moyenne : dans le reste de son étendue, elle est libre et mouillée par la synovie. Des deux bords de ce ligament, l'un s'attache autour de la facette articulaire de la clavicule, et l'autre à la circonférence de la facette articulaire de l'acromion. Ce ligament est très-mince supérieurement ; il est plus épais et plus fort inférieurement.

Le ligament supérieur forme une couche large et épaisse qui recouvre toute la partie supérieure de l'articulation, et qui est recouverte à son tour immédiatement par la peau. Ce ligament est composé de fibres qui s'attachent, d'une part, à la partie supérieure de l'extrémité externe de la clavicule, et de l'autre, à la partie supérieure de l'acromion. Ces fibres sont obliques de dedans en dehors, et d'arrière en avant. Elles n'ont pas toutes la même longueur ; les antérieures sont plus courtes que les postérieures. On remarque aussi que la longueur de ces fibres diminue à mesure qu'elles deviennent plus profondes. Ce ligament est fortifié en arrière par les aponévroses du trapèze.

Les ligamens placés entre l'apophyse coracoïde et la clavicule, ont été considérés par plusieurs Anatomistes comme un seul et même ligament. Mais ils sont très-distincts par rapport à leur figure et à la direction de leurs fibres : l'un est interne ou postérieur ; l'autre est externe ou antérieur.

T 4

Le. postérieur peut être nommé conoïde parce qu'il a la figure d'un cône, dont la base est tournée en haut, et le sommet en bas. La face postérieure de ce ligament est recouverte par le muscle trapèze ; sa face antérieure répond au muscle sous-clavier : sa base est attachée à la partie postérieure de la tubérosité oblique qui se remarque sur la partie inférieure et externe de la clavicule ; son sommet est attaché à la base de l'apophyse coracoïde. Ce ligament est composé de fibres qui montent en divergeant. Les plus externes sont parallèles à celles du ligament antérieur et leur sont unies. Quelques-unes de ces fibres se continuent intérieurement avec celles du ligament qui couvre l'échancrure du bord supérieur de l'omoplate.

Le ligament antérieur peut être nommé trapézoïde, parce qu'il ressemble assez bien à un trapèze ; il est placé obliquement entre l'acromion et la clavicule. Une de ses faces est tournée en haut et en avant, et l'autre en bas et en arrière. De ses bords, l'un est antérieur, l'autre postérieur, le troisième est interne et le quatrième externe. Son bord antérieur est libre ; son bord postérieur est uni avec le ligament conoïde. Son bord interne est incliné en bas ; il s'attache à la partie interne et postérieure de la face supérieure de l'apophyse coracoïde. Son bord externe est incliné en haut ; il s'attache à la tubérosité oblique qui se voit à la partie externe de la face inférieure de la clavicule. Ce ligament est composé de fibres dont les antérieures sont plus longues que les postérieures. Quoique les deux ligamens conoïde et trapézoïde soient placés à une certaine distance de l'articulation ; ils contribuent singulièrement à l'affermir.

L'omoplate est garnie, dans l'état frais, de deux ligamens, dont nous ferons ici l'exposition, quoiqu'ils n'aient aucun rapport à l'articulation de cet os avec la clavicule.

L'un de ces ligamens ferme l'échancrure du bord supérieur de cet os, et l'autre est placé entre l'acromion et l'apophyse coracoïde.

Le ligament qui ferme l'échancrure du bord supérieur de l'omoplate est mince et plat, plus large postérieurement qu'antérieurement. Une de ses extrémités est attachée à la partie postérieure de l'échancrure ; l'autre s'attache à la base de l'apophyse coracoïde. Les fibres qui composent ce ligament sont dirigées suivant sa longueur, et sont resplendissantes comme celles des aponévroses. Le nerf sus-scapulaire passe presque toujours au-dessous de ce ligament, et les vaisseaux qui l'accompagnent passent ordinairement au-dessus.

Le ligament placé entre l'acromion et l'apophyse coracoïde, a une forme triangulaire. On y considère une face supérieure, une face inférieure, un bord antérieur, un bord postérieur, une base et un sommet. La face supérieure est recouverte par la clavicule et le muscle deltoïde. La face inférieure recouvre le muscle sus-épineux. Le bord antérieur est continu avec une lame épaisse de tissu cellulaire qui descend au-dessous du deltoïde, sur les tendons des muscles sus-épineux et sous-épineux. Le bord postérieur est libre. La base est attachée à toute l'étendue du bord externe de l'apophyse coracoïde : elle est percée d'une ouverture par laquelle passent des vaisseaux et du tissu cellulaire. Le sommet est attaché au sommet de l'acromion, devant l'articulation de cette éminence avec la clavicule. Les fibres de ce ligament forment deux bandes, l'une postérieure, plus étroite et plus épaisse, et l'autre antérieure, plus large et plus mince. La première marche obliquement d'arrière en avant et de dedans en dehors ; la seconde est dirigée transversalement. L'intervalle de ces deux bandes est rempli par une lame mince, dont la plupart des fibres vont de l'antérieure à la postérieure. Ce ligament complette la voûte que l'acromion et l'apophyse coracoïde forment au-dessus de la tête de l'humérus.

L'omoplate est unie au tronc par le moyen d'un grand nombre de muscles qui la soutiennent et lui servent comme de sangle dans ses mouvemens variés et dans les différentes attitudes dont elle est susceptible. Elle tient au sternum par l'intermède de la clavicule.

Les mouvemens de l'épaule sont très-grands et très-variés ; ces mouvemens dépendent essentiellement de l'omoplate. La clavicule ne fait qu'obéir aux impulsions que lui communique l'omoplate, dont elle règle et borne les mouvemens dans certaines circonstances.

L'omoplate peut s'élever, s'abaisser, se porter en avant et en arrière ; elle peut aussi exécuter des mouvemens de rotation sur une ligne qui en traverse la partie moyenne d'une face à l'autre.

Lorsque l'omoplate s'élève, l'angle inférieur se porte en avant et se rapproche du tronc ; le bord supérieur s'en éloigne, et l'angle supérieur s'approche de l'épine du dos. L'ex-

trémité externe de la clavicule est élevée ;
l'angle formé par cet os et l'omoplate diminue,
et son extrémité interne s'abaisse et s'enfonce
de plus en plus dans la cavité articulaire du
sternum.

Lorsque l'omoplate s'abaisse, son angle inférieur s'éloigne un peu des parties latérales
et postérieures de la poitrine, et se porte en
arrière. Son bord supérieur se rapproche des
parois de cette cavité, et son angle supérieur s'éloigne de la colonne vertébrale :
l'extrémité externe de la clavicule descend ;
l'angle formé par cet os avec l'omoplate
augmente ; l'extrémité interne de la clavicule est un peu élevée ; la face inférieure de
cet os s'approche de la première côte ; et si
l'abaissement est considérable et dure long-
temps, la compression que la clavicule exerce
sur l'artère axillaire et le plexus brachial, se
manifeste bientôt par l'engourdissement de
toute l'extrémité supérieure. Le mouvement
d'abaissement de l'épaule est renfermé dans
des bornes très-étroites, à cause de la résistance de la première côte et de celle des ligamens qui unissent la clavicule au sternum.

Lorsque l'omoplate est portée en avant, la
totalité de cet os s'élève un peu. Son bord
externe et son angle antérieur s'éloignent de
la poitrine, et son bord interne s'en approche.
L'extrémité externe de la clavicule est portée
en avant, et son extrémité interne est portée
en arrière.

Lorsque l'omoplate est portée en arrière,
elle descend aussi un peu ; son bord externe
et son angle antérieur se rapprochent de la
poitrine, tandis que sa base s'en éloigne con-

sidérablement : l'extrémité externe de la clavicule est portée en arrière , et son extrémité interne en avant. Comme la clavicule est naturellement dirigée de dehors en dedans et d'arrière en avant, que d'ailleurs le mouvement de l'épaule en arrière est très-grand , on conçoit aisément que si ce mouvement est subit et violent, le ligament antérieur de l'articulation de la clavicule avec le sternum , pourra se rompre , et la clavicule abandonner la cavité articulaire du sternum et se luxer en avant.

L'omoplate peut aussi se mouvoir entre les quatre points principaux dont nous venons de parler : ainsi elle peut être élevée et portée en arrière, élevée et portée en avant, etc. Dans tous ces mouvemens , l'omoplate et la clavicule doivent être considérées comme un levier composé de deux parties , l'une horizontale et l'autre verticale : l'extrémité interne de la clavicule est le point d'appui ou le centre des mouvemens de ce levier.

Les mouvemens de rotation de l'omoplate se font d'arrière en avant, et de haut en bas ; d'avant en arrière , et de bas en haut. Dans le premier de ces mouvemens, l'angle antérieur de cet os est abaissé , l'inférieur est porté en arrière , et le supérieur en avant. Dans le second, l'angle antérieur est élevé , l'inférieur est porté en avant et le supérieur en arrière. Dans ces mouvemens , toutes les parties de l'omoplate tournent autour d'une ligne qui traverseroit l'épaisseur de cet os dans sa partie moyenne. Il est à remarquer que le bras suit tous les mouvemens de l'omoplate. Dans l'abaissement et l'élévation de l'épaule, l'humérus exécute des mouvemens de totalité de bas en haut et de haut en bas ; mais dans les mouvemens en avant et en arrière , et sur-tout dans ceux de rotation , le coude se meut alternativement d'arrière en avant et d'avant en arrière , et décrit des arcs de cercle plus ou moins grands , suivant l'étendue de ces mouvemens. Dans tous les mouvemens de l'omoplate , son articulation avec la clavicule cède un peu , et facilite l'augmentation ou la diminution de l'angle que forment ces deux os.

L'omoplate a plusieurs usages ; elle sert essentiellement à former l'épaule ; la clavicule n'est, pour ainsi dire, qu'accessoire dans l'homme et dans les animaux , qui peuvent tourner leurs pattes de devant, à-peu-près comme nous tournons nos mains, par les mouvemens de pronation et de supination, et porter par leur secours les alimens à la bouche. L'omoplate sert de base à l'humérus dont elle amplifie les mouvemens ; de plus , elle protège les parties de la poitrine auxquelles elle répond.

La clavicule est un arc-boutant qui empêche l'épaule et le bras de se porter en avant, et de s'appliquer sur la partie antérieure et latérale de la poitrine par leur poids, ou par l'action des muscles qui les meuvent. Sans cet os, nous ne pourrions faire exécuter au bras et à l'avant-bras, le mouvement d'arc de cercle, au moyen duquel nous portons la main sur la partie antérieure de la tête.

Du Bras.

Le bras est la partie de l'extrémité supérieure comprise entre l'épaule et le coude : il est formé d'un seul os qu'on appelle l'humérus.

De l'Humérus.

L'humérus est situé entre l'omoplate et les os de l'avant-bras. Cet os est un des plus longs du corps humain. On le divise en extrémité supérieure, en partie moyenne ou corps, et en extrémité inférieure.

L'extrémité supérieure de l'humérus est la partie la plus grosse de cet os ; elle est, en général, arrondie. On y distingue trois éminences, dont l'une porte le nom de tête de cet os ; les autres sont nommées tubérosités, et se distinguent en grande et petite.

La tête de l'humérus est inclinée en dedans et en arrière ; elle forme un peu moins de la moitié d'une sphère, dont la surface est lisse et s'articule avec la cavité glénoïde de l'omoplate. La tête de l'humérus est supportée par une partie moins grosse à laquelle on donne le nom de col. Ce col est plus long et plus marqué antérieurement, postérieurement et du côté interne, qu'en haut et en dehors, où il présente un enfoncement qui sépare la tête de l'os de ses tubérosités. Le col de l'humérus est oblique, de manière que son axe forme avec celui du corps de l'os un angle fort obtus, saillant en dehors et rentrant en dedans.

La grosse tubérosité de l'extrémité supérieure de l'humérus est tournée en dehors et un peu en avant. Sa surface est arrondie et présente trois empreintes tendineuses, qu'on distingue en antérieure, en moyenne et en postérieure. La première donne attache au tendon du muscle sus-épineux ; la seconde sert à l'insertion du muscle sous-épineux, et la troisième à celle du petit rond.

La petite tubérosité est tournée en dedans
et en avant ; elle est beaucoup moins large que
l'externe, mais elle est un peu plus saillante.
Sa surface est raboteuse et donne attache au
muscle sous-scapulaire. Les deux tubérosités de
l'humérus sont séparées l'une de l'autre par une
coulisse qu'on nomme bicipitale, parce qu'elle
loge le tendon de la portion externe du muscle
biceps. Cette coulisse est un peu oblique de
haut en bas, et de dehors en dedans.

La partie moyenne de l'humérus qu'on appelle
aussi le corps de cet os, commence immédiatement au-dessous de la base du col et des
tubérosités ; elle finit au-dessus des tubérosités
qu'on remarque à l'extrémité inférieure. Dans
sa moitié supérieure, le corps de l'humérus
est presque cylindrique ; dans sa moitié inférieure, il est prismatique et triangulaire ; on
le divise en trois faces et trois bords. Des faces,
l'une est externe, la seconde est interne, et
la troisième est postérieure : des bords, l'un
est externe, l'autre est interne, et le troisième
antérieur.

La face externe est inclinée en avant dans sa
moitié inférieure. Le tiers supérieur de cette
face n'offre rien de remarquable ; il est recouvert par le muscle deltoïde. Au-dessous de ce
tiers, on voit une empreinte tendineuse à
laquelle ce muscle s'attache : au-dessous de
cette empreinte, on remarque un enfoncement large et superficiel, oblique de haut en
bas, et d'arrière en avant ; cet enfoncement
semble être le résultat de la torsion à laquelle
l'humérus eût été exposé, si dans le temps où
il n'étoit pas encore ossifié, on eût tourné
son extrémité supérieure de dedans en dehors,

et l'inférieure de dehors en dedans. Le nerf
radial descend dans cet enfoncement. Le reste
de cette face est un peu concave de haut en
bas, et donne attache au muscle brachial
antérieur.

La face interne de l'humérus est moins large
que l'externe. On remarque à sa partie supérieure la suite de la coulisse bicipitale qui,
en descendant, augmente de largeur et disparoît insensiblement. Le bord postérieur de
cette coulisse se continue supérieurement avec
la petite tubérosité. Ce bord est inégal, et
donne attache aux muscles grand dorsal et
grand rond. La partie moyenne de cette face
est plane ; elle donne attache au muscle coraco-
brachial : le reste est arrondi, un peu incliné
en avant, et donne attache au muscle brachial antérieur.

La face postérieure est contournée, de manière que sa partie supérieure regarde un peu
en dedans, et l'inférieure en dehors. Cette
face est recouverte, dans toute son étendue,
par le muscle triceps brachial, auquel elle
donne attache, excepté à l'endroit où passent
le nerf radial et les vaisseaux collatéraux externes.

Le bord externe est peu marqué dans sa
moitié supérieure à laquelle s'attache le muscle
triceps brachial. Le milieu de ce bord est
traversé par l'enfoncement oblique dont il a
été parlé à l'occasion de la face externe. Sa
moitié inférieure est assez saillante : elle est un
peu courbée d'arrière en avant. On y considère
une lèvre antérieure, une lèvre postérieure et
un interstice. La lèvre antérieure donne attache au muscle brachial antérieur et au long
supinateur ;

supinateur ; la lèvre postérieure au triceps brachial ; l'interstice donne attache à l'aponévrose inter-musculaire externe. Ce bord se termine inférieurement à une tubérosité dont nous parlerons plus bas.

Le bord interne est peu marqué, sur-tout supérieurement. Sa moitié supérieure donne attache au triceps brachial ; sa partie moyenne donne attache au coraco-brachial. Sa moitié inférieure peut être divisée en lèvre antérieure, lèvre postérieure et interstice. La lèvre antérieure donne attache au muscle brachial antérieur ; la lèvre postérieure au triceps brachial, et l'interstice donne attache à l'aponévrose inter-musculaire interne. On remarque sur ce bord, vers la partie moyenne, un ou deux conduits nourriciers qui se dirigent de haut en bas.

Le bord antérieur forme supérieurement la lèvre antérieure ou externe de la coulisse bicipitale : cette lèvre est plus saillante et plus raboteuse que l'interne ; elle donne attache au tendon du muscle grand pectoral. La partie moyenne du bord antérieur est confondue avec l'empreinte deltoïdienne : le reste de son étendue est large, arrondi et donne attache au muscle brachial antérieur.

L'extrémité inférieure de l'humérus est applatie d'arrière en avant, et recourbée dans le même sens. Chacune de ses extrémités est surmontée d'une éminence raboteuse, qu'on appelle condyle, mais improprement ; car ces éminences ne sont point articulaires. Le nom de tubérosité leur convient mieux. On distingue ces tubérosités en externe et en interne. La tubérosité externe descend un peu plus bas que l'interne, mais elle est moins saillante. Elle est tournée un peu en avant; sa surface est raboteuse et donne attache aux muscles second radial externe, extenseur commun des doigts, extenseur propre du petit doigt, cubital externe, anconé et court supinateur : elle donne aussi attache au ligament latéral externe de l'articulation de l'avant-bras. La tubérosité interne est un peu tournée en arrière. Elle est fort saillante et applatie : elle donne attache aux muscles rond pronateur, radial antérieur, palmaire grêle, cubital antérieur et fléchisseur sublime ; elle donne aussi attache au ligament latéral interne de l'articulation de l'avant-bras.

Entre les tubérosités, on remarque une surface articulaire qui descend un peu plus bas que ces éminences, et qui est tournée vers la partie antérieure de l'os. Cette surface est composée d'éminences et d'enfoncemens : on remarque à sa partie externe une éminence arrondie qui porte le nom de petite tête de l'humérus; cette éminence est reçue dans la cavité de l'extrémité supérieure du radius. Au côté interne de cette éminence on voit une espèce de coulisse ou enfoncement dans lequel est reçue la partie interne du bord arrondi de la cavité du radius. Le reste de cette surface est ce qu'on appelle la poulie articulaire de l'humérus. Cette poulie a deux bords séparés par un enfoncement..

Le bord externe est beaucoup moins saillant que l'interne, qui est évasé et terminé par une espèce de tranchant. La direction de cette poulie est oblique d'arrière en avant et de dehors en dedans ; en sorte que si elle étoit continuée en avant et en haut, elle tomberoit au côté interne de l'os, tandis qu'en arrière elle tomberoit à son côté externe. Au-dessus de la partie postérieure de cette poulie, on remarque une cavité profonde, ovale transversalement, dans laquelle est reçu le sommet de l'olécrâne, lors de l'extension de l'avant-bras : au-dessus de sa partie antérieure, on remarque une petite cavité qui reçoit l'apophyse coronoïde du cubitus dans la flexion de l'avant-bras. On voit aussi un petit enfoncement au-dessus de la partie antérieure de la petite tête articulaire, lequel loge le bord de la cavité du radius, quand l'avant-bras est fortement fléchi.

L'humérus est composé de substance compacte, de substance spongieuse et de substance réticulaire. Il se développe par trois points d'ossification, un pour le milieu, et un pour chaque extrémité. Cet os s'articule par son extrémité supérieure avec l'omoplate, et par l'inférieure avec le radius et le cubitus. Pour le mettre en position, il faut placer en haut sa grosse extrémité, tourner en arrière et en dedans la tête qu'on remarque à cette extrémité, et mettre en avant la coulisse bicipitale. Dans cet état, qui est la position naturelle de l'humérus, la tubérosité interne de l'extrémité inférieure est tournée un peu en arrière, et répond à la tête de l'extrémité supérieure. La tubérosité externe est un peu tournée en avant, et répond à la grosse tubérosité de l'extrémité supérieure.

De l'articulation de l'Humérus avec l'Omoplate.

L'humérus s'articule par arthrodie avec l'omoplate. L'extrémité supérieure de l'humérus présente une éminence arrondie qu'on nomme tête de cet os. Cette éminence est inclinée en arrière et en dedans ; elle forme un peu plus de la moitié d'une sphère. Dans l'état frais, elle est couverte d'un cartilage articulaire, dont le milieu est beaucoup plus épais que la circonférence.

L'angle antérieur de l'omoplate est creusé par une cavité ovale de haut en bas. Dans l'état frais, elle est tapissée par un cartilage articulaire, dont le milieu est plus mince que la circonférence. Le bord de cette cavité est garni d'un bourrelet fibreux, qui vient en grande partie du tendon de la portion externe du muscle biceps. Au-dessus de la cavité glénoïde de l'omoplate, on remarque une espèce de voûte ou d'auvent formée par les apophyses coracoïde et acromiale, et par le ligament triangulaire qui va de l'une à l'autre de ces apophyses. La tête de l'humérus est reçue dans la cavité glénoïde de l'omoplate. Mais comme cette cavité est moins grande que la tête de l'humérus, une portion de cette éminence est toujours hors de la cavité, et touche la face interne du ligament orbiculaire.

Les ligamens qui unissent l'humérus à l'omoplate, sont un ligament orbiculaire et un ligament accessoire.

Le ligament orbiculaire entoure toute l'articulation. On y considère une face externe, une face interne, un bord supérieur et un bord inférieur. La face externe est recouverte supérieurement, et du côté interne, par le ligament accessoire auquel elle est unie ; un peu plus en dehors, elle est recouverte par le muscle sus-épineux, au tendon duquel elle adhère fortement ; plus en arrière, par les muscles sous-épineux et petit rond, dont les tendons lui sont fortement unis, sur-tout celui du sous-épineux ; en bas, elle est recouverte par la longue portion du muscle triceps brachial, auquel elle n'est unie que par du tissu cellulaire assez lâche ; du côté interne, elle est recouverte par le muscle sous-scapulaire, dont le tendon lui est tellement uni, sur-tout en haut, qu'il semble que la portion supérieure de ce tendon soit contenue dans l'articulation.

La face interne est lisse et contiguë au cartilage de l'humérus, et au tendon de la portion externe du biceps brachial qui est renfermé dans l'articulation.

Le bord supérieur s'attache autour de la cavité glénoïde de l'omoplate, au-delà du bourrelet fibreux qui l'environne : une lame mince de ce ligament se réfléchit sur ce bourrelet qu'elle recouvre, et se confond ensuite avec le cartilage articulaire qui tapisse la cavité.

Le bord inférieur est attaché à la base du col de l'humérus. Cette attache est plus près du cartilage articulaire supérieurement, que dans le reste de son étendue : une lame assez épaisse de ce ligament se réfléchit autour du col, et se continue jusqu'au bord du cartilage articulaire avec lequel elle se confond. L'at-

taché de ce bord est interrompue entre les
deux tubérosités par le passage du tendon du
muscle biceps brachial ; là , le ligament s'attache aux bords de la coulisse bicipitale , et
sert de ligament annullaire au tendon du biceps , sur lequel il dégénère bientôt en tissu
cellulaire.

Le ligament orbiculaire a peu d'épaisseur,
sur-tout aux endroits où il est recouvert par
les tendons des muscles sus - épineux , sous-
épineux , petit rond et sous-scapulaire. Il est
formé de fibres qui ont des directions très-
variées , et de tissu cellulaire dont les lames
sont très-rapprochées. Ce ligament a le double
usage d'unir l'humérus à l'omoplate et de contenir la synovie.

Le ligament accessoire est situé à la partie
supérieure et un peu interne de l'articulation.
Il naît du bord externe de l'apophyse coracoïde, se porte delà en avant et en dehors ,
et va s'attacher à la partie antérieure de la
grosse tuberosité de l'humérus , en s'unissant
avec le tendon du muscle sus - épineux. Les
fibres dont ce ligament est composé sont dirigées suivant sa longueur. Sa face inférieure
est tellement unie au ligament orbiculaire ,
que , sans son attache à l'apophyse coracoïde,
il pourroit être regardé comme une portion
plus épaisse de ce dernier. Cette articulation
est singulièrement affermie par les muscles qui
l'entourent, et sur-tout par ceux dont les tendons touchent immédiatement au ligament
orbiculaire , tels que le sous - scapulaire, le
sus-épineux, le sous-épineux et le petit rond.

L'humérus exécute des mouvemens d'élévation et d'abaissement ; il se porte en avant ,

en arrière ; il se meut en fronde, ou fait sur son axe des mouvemens de rotation.

Lorsque le bras s'élève, la tête de l'humérus glisse de haut en bas sur la cavité glénoïde ; la partie inférieure de cette éminence sort de la cavité, et appuie contre la partie inférieure du ligament orbiculaire qui est tendu ; la grosse tubérosité s'enfonce sous la voûte formée par l'acromion, l'apophyse coracoïde et le ligament triangulaire, placé entre ces éminences. Dans cet état, l'humérus est très-disposé à sortir par la partie inférieure de la cavité glénoïde, et à se luxer en bas ; ce qui ne peut arriver sans le déchirement du ligament orbiculaire. Il est à remarquer que les grands mouvemens de l'élévation dont le bras est susceptible, ne dépendent pas seulement de l'humérus, et que l'omoplate y contribue beaucoup par sa rotation d'avant en arrière.

Le mouvement d'abaissement du bras s'exécute par un mécanisme contraire à celui du mouvement d'élévation.

Lorsque le bras est porté en arrière, la tête de l'humérus glisse d'arrière en avant sur la cavité glénoïde ; sa partie antérieure sort de cette cavité et appuie contre le ligament orbiculaire, et le tendon du muscle sous-scapulaire qui la soutiennent. L'étendue de ce mouvement est augmentée par celui de l'omoplate qui se porte en arrière.

Le mouvement par lequel le bras est porté en avant s'exécute d'une manière opposée.

Outre les mouvemens d'élévation, d'abaissement en avant et en arrière, l'humérus peut en exécuter d'autres en ligne directe dans tous les points compris entre ces quatre principaux ;

V 4

ainsi il peut être porté en haut et en avant, en haut et en arrière, etc.

Les mouvemens circulaires ou en fronde de l'humérus s'exécutent de la manière que tout le monde conçoit. Dans ces mouvemens, si l'avant-bras est étendu, l'extrémité supérieure décrit des cônes dont la base est à l'extrémité des doigts, et le sommet dans l'articulation.

Les mouvemens de rotation se distinguent en rotation en dedans et rotation en dehors. Dans ces mouvemens, toutes les parties du corps de l'humérus tournent comme autour d'un axe. Dans la rotation en dedans, la tête de l'humérus glisse d'avant en arrière dans la cavité glénoïde de l'omoplate ; dans la rotation en dehors, le contraire a lieu. L'humérus fait l'office d'un levier de la troisième espèce.

De l'Avant-Bras.

L'avant-bras est situé entre le bras et la main ; il est composé de deux os, l'un externe, nommé radius, et l'autre interne, appellé cubitus.

Du Radius.

Le radius est situé à la partie externe de l'avant-bras. Cet os est un peu moins long que le cubitus ; il est plus mince supérieurement qu'inférieurement. On le divise en extrémité supérieure, en partie moyenne ou corps, et en extrémité inférieure.

L'extrémité supérieure comprend tout ce qui se trouve au-dessus d'une tubérosité dont nous parlerons en décrivant le corps. On remarque sur cette extrémité une cavité articulaire peu profonde, qui reçoit la petite tête de l'extrémité inférieure de l'humérus. La circonférence de cette extrémité est circulaire, lisse et recouverte, dans l'état frais, par une couche cartilagineuse qui se continue avec le cartilage de la cavité. La partie interne de cette circonférence est plus large que le reste ; elle est reçue dans la petite cavité sygmoïde du cubitus. La partie articulaire de l'extrémité supérieure du radius est supportée par une partie plus mince, cylindrique, longue d'environ un travers de doigt, à laquelle on donne le nom de col du radius. Ce col est un peu courbé en dehors.

Le corps du radius commence immédiatement au-dessous du col. Il est courbé de dehors en dedans, prismatique et triangulaire. On y considère trois faces et trois bords. Des faces, l'une est antérieure, l'autre postérieure, et la troisième externe ; des bords, l'un est antérieur, l'autre postérieur, et le troisième interne.

La face antérieure présente à sa partie supérieure une éminence qu'on nomme tubérosité bicipitale. La partie externe de cette éminence est recouverte, dans l'état frais, par une lame de périoste lisse, qui est contiguë au tendon du muscle biceps. La partie interne est raboteuse et donne attache à ce tendon. Au-dessous de la tubérosité bicipitale, on remarque un enfoncement longitudinal qui se continue jusqu'à la partie moyenne de cette face : le reste est un peu convexe. Les trois quarts supérieurs de cette face donnent attache au muscle long fléchisseur propre du pouce, et son quart inférieur au quarré pronateur. Au-dessus de sa partie moyenne est l'orifice d'un conduit nourricier qui se porte de bas en haut. Ce conduit se trouve quelquefois sur le bord antérieur.

La face postérieure est convexe dans son tiers supérieur qui donne attache au muscle court supinateur. Sa partie moyenne est légèrement concave ; elle donne attache aux muscles grand abducteur du pouce et à ses extenseurs. Sa partie inférieure est un peu convexe ; elle est recouverte par les muscles extenseur commun des·doigts , extenseur propre de l'indicateur , et grand extenseur du pouce.

La face externe est convexe dans toute son étendue. Son tiers supérieur donne attache au muscle court supinateur. On remarque à sa partie moyenne une surface raboteuse qui donne attache au muscle rond pronateur. Sa partie inférieure est recouverte par les muscles radiaux externes.

Le bord antérieur est assez saillant dans son tiers supérieur ; mais il est mousse et arrondi dans ses deux tiers inférieurs. Sa moitié supérieure donne attache par sa lèvre interne , au muscle long fléchisseur du pouce , par sa lèvre externe au court supinateur et par son interstice , au fléchisseur sublime : son quart inférieur donne attache au quarré pronateur.

Le bord postérieur est assez apparent à sa partie moyenne ; mais il est mousse et peu marqué supérieurement et inférieurement.

Le bord interne est aigu, excepté à ses extrémités qui sont arrondies. Il donne attache au ligament interosseux.

L'extrémité inférieure du radius est plus grosse que la supérieure. Elle est presque quarrée. On y remarque une cavité articulaire , qui est partagée en deux par une ligne peu saillante, dirigée d'avant en arrière. La partie externe de cette cavité est plus large que l'interne; elle reçoit le scaphoïde : l'interne loge le semi-lunaire. La circonférence de cette extrémité présente quatre côtés, un antérieur, un postérieur, un externe, et un interne. Le côté antérieur est un bord inégal qui donne attache au ligament antérieur de l'articulation de la main. Le côté postérieur présente deux coulisses, l'une externe et l'autre interne. La première est étroite, oblique de haut en bas et de dedans en dehors; elle donne passage au tendon du muscle long extenseur du pouce : la seconde est large et peu profonde; elle donne passage au tendon du muscle extenseur commun des doigts, et à celui de l'extenseur propre de l'indicateur. Le côté externe présente aussi deux coulisses, dont l'une est antérieure et l'autre postérieure. L'antérieure donne passage au tendon du muscle grand abducteur du pouce, et à celui de son court extenseur. Son bord antérieur est assez saillant; il donne attache au tendon du long supinateur. La postérieure donne passage aux tendons des radiaux externes. Le bord qui sépare ces deux coulisses se continue inférieurement avec une éminence qu'on nomme apophyse styloïde du radius. Cette éminence se prolonge un peu au-dessous de la cavité articulaire, et se termine par un sommet mousse, qui donne attache au ligament latéral -externe de l'articulation de la main. Le côté interne de la circonférence de l'extrémité inférieure du radius présente une cavité qui s'articule avec la tête de l'extrémité inférieure du cubitus.

Le radius est composé des trois substances qu'on remarque dans tous les os longs. La substance compacte en forme l'extérieur ; la celluleuse occupe les extrémités , et la réticulaire se trouve à sa partie moyenne. Cet os se développe par trois points d'ossification , un pour le corps et un pour chaque extrémité. Il s'articule avec l'humérus , le scaphoïde , le semi-lunaire et le cubitus. Pour le mettre en position , il faut tourner l'extrémité arrondie en haut, la tubérosité bicipitale en avant et un peu en dedans , et l'apophyse styloïde de l'extrémité inférieure en dehors.

La direction du radius , relativement à l'humérus, est telle , que ces deux os sont sur la même ligne. Sa direction , par rapport au cubitus , est telle , que dans la position la plus naturelle de l'avant-bras , c'est-à-dire , lorsque la main est dans un état moyen entre la pronation et la supination , il croise un peu le cubitus ; de sorte que ces deux os ne deviennent parallèles , que lorsqu'ils prennent la position qui est la moins ordinaire ; c'est-à-dire , lorsque la main est en supination.

Du Cubitus.

Le cubitus est situé à la partie interne de l'avant-bras. Il est plus gros supérieurement qu'inférieurement. Sa longueur est un peu plus considérable que celle du radius. On le divise en extrémité supérieure , en partie moyenne ou corps , et en extrémité inférieure.

L'extrémité supérieure comprend deux apophyses , dont une porte le nom d'olécrâne , et l'autre celui de coronoïde ; et deux cavités qu'on nomme sygmoïdes , distinguées en grande et en petite.

L'apophyse olécrâne est située postérieurement : elle monte un peu plus haut que l'apophyse coronoïde. On y considère deux faces , l'une postérieure et l'autre antérieure.

La face postérieure est partagée en deux portions , une inférieure et une supérieure. La première est tournée directement en arrière : elle se rétrécit inférieurement et se continue avec le bord postérieur du corps. La seconde est inclinée en haut ; elle présente des inégalités qui donnent attache au tendon du muscle triceps brachial.

La face antérieure fait partie de la grande cavité sygmoïde : nous en parlerons plus bas.

L'apophyse coronoïde est opposée à l'olécrâne ; elle présente une face inférieure, une face supérieure et un bord.

La face inférieure est inclinée en avant : elle présente une impression tendineuse qui se continue jusqu'au corps de l'os, et qui donne attache au muscle brachial antérieur. La face supérieure est inclinée en arrière ; elle fait partie de la grande cavité sygmoïde. Le bord est creusé dans sa partie externe par la petite cavité sygmoïde : sa partie interne, inégale, donne attache au muscle rond pronateur, au fléchisseur sublime et au ligament latéral interne de l'articulation de l'avant-bras.

La grande cavité sygmoïde est placée entre l'olécrâne et l'apophyse coronoïde ; elle est partagée en deux portions par un enfoncement transversal. De ces deux portions, l'une postérieure et supérieure est plus grande ; l'autre antérieure et inférieure est plus petite. La première est formée par la face antérieure de l'olécrâne ; la seconde par la face supérieure de l'apophyse coronoïde. En outre, cette cavité est partagée en deux parties latérales, par une ligne saillante qui s'étend du sommet de l'olécrâne à la pointe de l'apophyse coronoïde. De ces deux parties, l'interne est plus large que l'externe. La grande cavité sygmoïde s'articule avec l'extrémité inférieure de l'humérus.

La petite cavité sygmoïde est placée au côté externe de l'apophyse coronoïde, au-dessous de la partie antérieure de la grande cavité sygmoïde. Son étendue est plus considérable d'avant en arrière, que de haut en bas. Elle reçoit la partie la plus large de la circonférence de l'extrémité supérieure du radius.

Le corps du cubitus commence immédiatement au-dessous des éminences et des cavités dont nous venons de parler. Il est plus gros supérieurement qu'inférieurement. Sa partie supérieure est courbée d'arrière en avant ; sa partie moyenne est droite ; sa partie inférieure est un peu courbée en arrière et en dehors. Il est prismatique et triangulaire. On y considère trois faces et trois bords. Des faces, l'une est antérieure, l'autre postérieure, et la troisième interne ; des bords, l'un est antérieur, l'autre postérieur, et le troisième externe.

La face antérieure est plus large supérieurement qu'inférieurement ; elle est concave à ses parties supérieure et inférieure, et légèrement convexe à sa partie moyenne. Ses trois quarts supérieurs donnent attache au muscle fléchisseur sublime, et son quart inférieur au quarré pronateur. On remarque vers sa partie supérieure l'orifice d'un conduit nourricier, qui se porte de bas en haut.

La face postérieure présente une ligne saillante longitudinale, qui la partage en deux parties, une interne plus large, l'autre externe plus étroite. Le quart supérieur de la portion interne donne attache au muscle anconé; ses trois quarts inférieurs sont recouverts par le cubital postérieur. La portion externe donne attache supérieurement au court supinateur, et plus bas au grand abducteur du pouce, à son court, à son long extenseurs, et à l'extenseur propre de l'indicateur.

La face interne est large et un peu concave supérieurement, étroite et convexe inférieurement. Ses trois quarts supérieurs donnent attache au muscle fléchisseur profond des doigts : son quart inférieur est recouvert par la peau.

Le bord antérieur est arrondi dans ses trois quarts supérieurs qui donnent attache au muscle fléchisseur profond : son quart inférieur est saillant et inégal; il donne attache au muscle quarré pronateur.

Le bord postérieur est très-marqué dans ses trois quarts supérieurs qui donnent attache à une aponévrose commune, au cubital antérieur, au fléchisseur profond et au cubital postérieur. Son quart inférieur est arrondi et n'offre rien de remarquable.

Le bord externe est tranchant dans ses trois quarts supérieurs, et arrondi dans son quart inférieur : il donne attache au ligament inter-osseux.

L'extrémité inférieure du cubitus est beaucoup moins volumineuse que la supérieure.

On y voit deux éminences, l'une externe qui porte le nom de tête, et l'autre interne et postérieure qu'on nomme apophyse styloïde. La tête présente une surface articulaire arrondie, dont une partie est tournée en bas, et l'autre en dehors. La première est contiguë à un ligament triangulaire qui la sépare de l'os pyramidal; la seconde est reçue dans la cavité articulaire qui se remarque au côté interne de l'extrémité. inférieure du radius. L'apophyse styloïde est située en dedans et en arrière; elle descend un peu plus bas que la tête : elle est conique et un peu recourbée en dehors. Son sommet donne attache au ligament latéral interne de l'articulation de la main. Entre ces deux éminences est un enfoncement inégal qui donne attache au sommet du ligament triangulaire dont il vient d'être parlé; postérieurement ces mêmes éminences sont séparées l'une de l'autre par une coulisse qui loge le tendon du cubital postérieur.

Le cubitus est composé des trois substances qui se remarquent dans tous les os longs. Il se développe par trois points d'ossification, un pour la partie moyenne, et un pour chaque extrémité. Pour le mettre en position, il faut placer en haut l'extrémité la plus volumineuse, en avant l'apophyse la plus petite de cette extrémité, et en dehors la petite cavité sygmoïde.

Le cubitus s'articule avec l'humérus, le radius et l'os pyramidal.

De l'articulation du Radius et du Cubitus avec l'Humérus.

Le radius et le cubitus s'articulent par ginglyme angulaire parfait avec l'extrémité inférieure

rieure de l'humérus. La poulie articulaire de l'extrémité inférieure de l'humérus, la petite tête et l'enfoncement qui la sépare du bord externe de la poulie, sont enduites de cartilage dans l'état frais. La cavité de l'extrémité supérieure du radius est tapissée par un cartilage articulaire qui se continue en s'amincissant sur le contour cylindrique de cette extrémité. La grande cavité sigmoïde du cubitus est tapissée par un cartilage articulaire qu'interrompt à sa partie moyenne un enfoncement transversal. Ce cartilage se continue sur la petite cavité sigmoïde dont il recouvre la surface. La tête de l'extrémité inférieure de l'humérus est reçue dans la cavité de l'extrémité supérieure du radius. Le côté interne du bord de cette cavité est logé dans l'enfoncement creusé entre la petite tête et la poulie de l'humérus; le bord externe de la poulie est reçu dans la partie externe de la grande cavité sigmoïde; son bord interne est logé dans le côté interne de cette cavité, et l'échancrure qui sépare ces deux bords, reçoit la ligne saillante de la grande cavité sigmoïde.

Les ligamens qui unissent les os de l'avant-bras à l'humérus, sont la capsule, le ligament latéral interne et le latéral externe.

La capsule est commune à cette articulation et à celle des os de l'avant-bras entr'eux. On y considère deux faces et deux bords. La face externe est recouverte antérieurement par le muscle brachial antérieur, qui lui est uni au moyen du tissu cellulaire. Du côté interne, elle est recouverte par le ligament latéral interne et par le tendon commun aux muscles qui s'attachent à la tubérosité interne de l'humérus. Du côté externe, elle est recouverte

Tome I.   X

par le ligament latéral externe et par le tendon commun aux muscles, qui s'attache à la tubérosité externe de l'humérus. La partie postérieure de cette face est recouverte au milieu par le muscle triceps brachial, en dehors par l'anconé, et en dedans par le nerf cubital.

La face interne est lisse et mouillée par la synovie. Le bord supérieur s'attache en dedans et en dehors, autour des surfaces articulaires de l'humérus, très-près du cartilage articulaire, antérieurement au-dessus de l'enfoncement qui reçoit l'apophyse coronoïde du cubitus et de celui où se place le bord de la cavité du radius dans la flexion de l'avant-bras, et postérieurement au-dessus de l'enfoncement qui loge l'olécrâne, quand l'avant-bras est étendu. Une lame très-mince, détachée de ce ligament, tapisse ces cavités, et se continue jusqu'au bord du cartilage articulaire.

Le bord inférieur s'attache autour des deux cavités sigmoïdes du cubitus et à la circonférence de la base du col du radius.   .

Ce ligament est mince et celluleux. Sa partie antérieure est fortifiée par des fibres qui naissent de la partie antérieure, inférieure de l'humérus, et forment une espèce de membrane qui se confond avec lui. On remarque au-dessous de cette membrane supérieurement un de ces paquets celluleux qu'on nomme glandes synoviales ; un autre paquet celluleux est situé sur la partie postérieure et supérieure de ce ligament.

Le ligament latéral externe est peu distinct du tendon commun des muscles qui s'attachent à la tubérosité externe de l'humérus, et sur-tout du tendon du court supinateur.

Son extrémité supérieure s'attache à la tubérosité de l'humérus ; inférieurement, il est confondu avec le ligament annullaire du radius.
Ses fibres se dirigent de haut en bas en divergeant un peu.

Le ligament latéral interne s'étend de la
tubérosité interne de l'humérus à l'apophyse
coronoïde du cubitus ; il est triangulaire. Une
de ses faces est recouverte par le tendon commun aux muscles qui se fixent à la tubérosité
interne de l'humérus ; l'autre recouvre le ligament capsulaire auquel elle est unie. Le
sommet de ce ligament est attaché à la partie
inférieure de la tubérosité interne de l'humérus. Sa base s'attache au côté interne de
l'apophyse coronoïde du cubitus. Les fibres
dont il est composé se dirigent de haut en bas
en divergeant. Quelquefois ce ligament est
divisé en deux portions, une antérieure plus
grande, l'autre postérieure plus petite, qui
s'attache inférieurement à l'olécrâne.

L'articulation de l'avant-bras avec le bras
est singulièrement affermie, antérieurement,
par les muscles biceps brachial et brachial antérieur ; postérieurement, par le triceps brachial et l'anconé ; du côté interne, par les
muscles rond pronateur, radial antérieur,
palmaire grêle, cubital antérieur et fléchisseur
sublime ; du côté externe, par les muscles
long supinateur, radiaux externes, extenseur
commun des doigts, extenseur propre du petit
doigt, cubital postérieur et court supinateur.

Les mouvemens de cette articulation sont
bornés à la flexion et à l'extension ; tantôt
c'est l'avant-bras qui se meut sur le bras ; d'autres fois c'est le bras qui se meut sur l'avant-

bras. Dans la flexion, le radius et le cubitus glissent d'arrière en avant sur l'extrémité inférieure de l'humérus : la partie postérieure des surfaces articulaires de ce dernier touche la face interne de la capsule ; l'apophyse coronoïde du cubitus et la partie antérieure du bord de la cavité du radius, se logent dans les enfoncemens de l'humérus destinés à les recevoir ; l'olécrâne descend au-dessous des tubérosités de l'humérus, et s'éloigne sur-tout de l'interne. Dans l'extension, le cubitus et le radius glissent d'avant en arrière sur les surfaces articulaires de l'humérus, dont la partie antérieure touche la capsule ; l'olécrâne remonte, se rapproche de la tubérosité interne de l'humérus, et s'enfonce dans la cavité de cet os, destinée à la recevoir. L'obliquité de la poulie articulaire de l'humérus fait que, dans la flexion de l'avant-bras, la partie antérieure de la main ne répond pas directement devant l'extrémité supérieure de l'humérus, mais qu'elle se dirige en dedans sur la partie antérieure de la poitrine, et que, dans l'extension, l'avant-bras forme avec le bras un angle obtus, saillant en dedans et rentrant en dehors.

De l'articulation du Radius avec le Cubitus.

L'articulation du radius avec le cubitus est un ginglyme latéral double. Le côté interne de la circonférence de l'extrémité supérieure du radius est reçu dans la petite cavité sigmoïde du cubitus. La tête de l'extrémité inférieure du cubitus est reçue dans la cavité creusée sur le côté interne de l'extrémité inférieure du radius : ces parties sont recouvertes de cartilage dans les os frais.

Les ligamens qui unissent le radius au cubitus peuvent être distingués en supérieurs, inférieurs et moyens.

Les ligamens supérieurs sont, la capsule, commune à cette articulation et à celle des os de l'avant-bras avec l'humérus et le ligament annulaire ou circulaire du radius.

Le ligament annulaire du radius entoure l'extrémité supérieure de cet os; il forme, avec la petite cavité sigmoïde du cubitus, une espèce d'anneau dans lequel le radius tourne très-librement. Sa largeur est d'environ deux lignes. On y considère une face externe, une face interne, un bord supérieur, un bord inférieur et deux extrémités, dont l'une antérieure et l'autre postérieure. La face externe est recouverte par le ligament latéral externe de l'articulation de l'avant-bras, qui lui est fortement uni. La face interne recouvre la capsule, et lui est tellement unie, qu'il est impossible de l'en séparer. Les bords supérieur et inférieur sont aussi confondus avec la capsule, dont ce ligament semble former une partie plus épaisse et plus dense. L'extrémité postérieure est attachée à la partie postérieure de la petite cavité sigmoïde du cubitus : l'extrémité antérieure s'attache à la partie antérieure de cette cavité. Ce ligament est dense, serré et presque cartilagineux dans les sujets avancés en âge. Il est composé de fibres circulaires plus apparentes à ses extrémités qu'à sa partie moyenne.

Les ligamens inférieurs qui unissent le cubitus au radius, sont une capsule et le ligament triangulaire, interposé entre le cubitus et l'os pyramidal du carpe. La capsule est très-lâche : elle s'attache, d'une part, autour de la tête du cubitus, et de l'autre, à la circonférence de la petite cavité du radius, et aux bords antérieur et postérieur du ligament triangulaire. Cette capsule est celluleuse et extrêmement mince.

Le ligament triangulaire est placé transversalement entre l'extrémité inférieure du cubitus et celle du radius. On y considère une face supérieure, une face inférieure, un bord antérieur, un bord postérieur, une base et un sommet. La face supérieure est concave, lisse et contiguë à la partie inférieure de la tête du cubitus. La face inférieure est aussi concave, lisse et contiguë à l'os pyramidal. Les bords antérieur et postérieur sont unis à la capsule qui entoure le radius et le cubitus, et à celle qui environne l'articulation de l'avant-bras avec la main ; la base est attachée au bord qui sépare la cavité de l'extrémité inférieure du radius, dans laquelle le scaphoïde et le semi-lunaire sont reçus, d'avec celle qui reçoit le cubitus. Le sommet est attaché au cubitus, dans l'enfoncement qu'on remarque entre la tête et l'apophyse styloïde. Ce ligament est plus dense à sa partie moyenne qu'à sa circonférence. Sa base est la partie la plus mince. Quelquefois sa partie moyenne est séparée du radius. Le ligament triangulaire est composé de fibres, dont les antérieures et les postérieures sont plus distinctes que les autres, et convergent de la base vers le sommet. Les fibres moyennes sont si serrées, qu'il est difficile d'en déterminer la direction. Ce ligament a pour usage d'unir le radius au cubitus, et de remplir l'intervalle compris entre ce dernier et l'os pyramidal, intervalle qui ne se remarque que dans les os secs.

Les ligamens moyens sont au nombre de deux, l'un s'appelle inter-osseux, et l'autre peut être nommé ligament rond, à cause de sa figure.

Le ligament inter-osseux remplit l'intervalle qui sépare le radius du cubitus ; il présente deux faces, l'une antérieure et l'autre postérieure ; deux bords, l'un externe et l'autre interne. La face antérieure est recouverte dans ses trois quarts supérieurs, par les muscles fléchisseur profond et long fléchisseur propre du pouce auxquels elle donne attache. Son quart inférieur est recouvert par le quarré pronateur. Entre le fléchisseur profond et le long fléchisseur propre du pouce, elle est recouverte par les vaisseaux inter-osseux antérieurs. La face postérieure est recouverte par les muscles court supinateur, grand abducteur, petit et grand extenseurs du pouce, et par l'extenseur propre de l'indicateur auxquels elle donne attache. Le bord interne est attaché au bord externe du cubitus ; le bord externe s'attache au bord interne du radius. La partie supérieure de ce ligament est extrêmement mince ; elle est percée d'une grande ouverture qui donne passage aux vaisseaux inter-osseux postérieurs. Sa partie inférieure est un peu plus épaisse ; elle est aussi percée pour le passage des vaisseaux inter-osseux antérieurs. Les fibres qui composent ce ligament descendent obliquement du bord interne du radius, au bord externe du cubitus ; elles laissent entre elles des interstices qui donnent passage à des rameaux de l'artère inter-osseuse antérieure. On remarque ordinairement à la partie postérieure de ce ligament, deux ou trois bandes, dont les fibres ont une direction contraire à celle des précédentes. Le ligament inter-osseux paroît moins destiné à unir le radius au cubitus, qu'à multiplier les surfaces sur lesquelles s'attachent les muscles profonds de l'avant-bras.

Le ligament rond est situé obliquement entre le radius et le cubitus, à la partie supérieure de l'intervalle qui sépare ces os. Son extrémité supérieure est attachée à la partie antérieure et supérieure du cubitus, au-dessous de l'insertion du muscle brachial antérieur; delà, il descend obliquement de dedans en dehors au côté interne du tendon du biceps, et va s'attacher au radius, immédiatement au-dessous de la tubérosité bicipitale. Les fibres dont ce ligament est composé, paroissent être de la même nature que celles des tendons. On trouve quelquefois un autre ligament rond qui vient aussi de la partie antérieure et supérieure du cubitus, descend ensuite en dehors en passant derrière le tendon du biceps, et finit en s'attachant au radius, au côté externe de la tubérosité bicipitale.

Le radius exécute des mouvemens de rotation en dedans et en dehors. Le premier s'appelle pronation, et le second se nomme supination. En effet, dans ces mouvemens, la main, entraînée par le cubitus, tourne avec lui, et sa face palmaire se dirige alternativement en bas et en haut.

Dans la pronation, l'extrémité supérieure du radius tourne sur son axe, et roule d'avant en arrière et de dehors en dedans, dans l'espèce d'anneau formé par le ligament annulaire et la petite cavité sigmoïde du cubitus, pendant que son extrémité inférieure glisse d'arrière en avant sur la tête du cubitus, en traçant un arc de cercle ; alors la direction du radius se trouve changée, par rapport au cubitus qu'il croise un peu. Dans la supination, l'extrémité supérieure du radius tourne d'avant en arrière et de dedans en dehors ; son extrémité inférieure glisse d'avant en arrière sur la tête du cubitus : le radius devient alors parallèle au cubitus. Quoique le cubitus paroisse, au premier coup-d'œil, un point immobile, autour duquel le radius se meut, il est certain néanmoins que, dans la pronation, l'extrémité inférieure du cubitus est poussée en arrière et en dehors, tandis que, dans la supination, elle est poussée en avant et en dedans ; en sorte qu'elle trace des arcs de cercle en sens contraire de l'extrémité inférieure du radius. On peut se convaincre de cette vérité, en plaçant la main vis-à-vis un plan vertical, et en exécutant les mouvemens de pronation et de supination ; car l'on voit alors le cubitus s'éloigner et se rapprocher alternativement de ce plan comme le radius.

Mais comme le cubitus ne peut point tourner sur l'extrémité inférieure de l'humérus, à cause de son articulation ginglymoïdale avec cet os, il l'entraîne dans de légers mouvemens de rotation : ainsi la pronation et la supination ne dépendent pas seulement des mouvemens du radius et du cubitus ; l'humérus y contribue aussi par ses mouvemens de rotation ; mais la part qu'il y prend est bien plus sensible lorsque l'avant bras est étendu, que lorsqu'il est fléchi.

Les os de l'avant-bras forment un levier de

la troisième espèce. Dans les efforts qu'ils soutiennent en commun, leur résistance est la même par-tout, parce que la partie mince de l'un répond à la partie épaisse de l'autre. Le cubitus sert d'appui au radius dont il règle les mouvemens. Le radius a pour usage principal de soutenir la main et de la faire tourner librement dans la pronation et la supination. Lorsqu'on pousse quelque chose avec la main, ou qu'on tombe sur cette partie, c'est le radius qui soutient tout l'effort; aussi se fracture-t-il souvent dans cette circonstance.

De la Main.

La main est la dernière partie de l'extrémité supérieure; elle est située au-dessous de l'avant-bras. Sa grandeur varie suivant les différens sujets : elle est, en général, plus grande dans l'homme que dans la femme. On y considère une face postérieure, une face antérieure, un bord externe ou radial, un bord interne ou cubital, et deux extrémités, une supérieure ou brachiale, et l'autre inférieure ou digitale.

Le face postérieure se nomme aussi dos de la main; elle est convexe et un peu inclinée sur la face postérieure de l'avant-bras. La face antérieure est appellée paume de la main; elle est concave. Le bord externe est appellé grand bord ou bord radial. Le bord interne ou petit bord est appellé bord cubital; il est un peu incliné sur le bord cubital de l'avant-bras.

On divise la main en trois parties, une supérieure qu'on nomme le carpe, une moyenne qu'on appelle métacarpe, et une troisième inférieure qui comprend les doigts.

Le carpe est ovale transversalement ; il présente une face postérieure, une face antérieure, un bord supérieur, un bord inférieur et deux extrémités, dont l'une externe et l'autre interne. La face postérieure est convexe en général. On remarque à sa partie moyenne un enfoncement transversal qui distingue les deux rangées d'os dont le carpe est composé. La face antérieure est concave, et forme une espèce de coulisse dans laquelle passent les tendons des muscles fléchisseurs des doigts. Cette coulisse est terminée par quatre éminences, dont deux sont internes et deux externes. Ces éminences donnent attache au ligament annulaire du poignet, aux muscles du pouce et à ceux du petit doigt.

Le bord supérieur est convexe et lisse ; il s'articule avec l'extrémité inférieure des os de l'avant-bras. Le bord inférieur est plus long que le supérieur ; il présente différentes facettes qui s'articulent avec les os du métacarpe. Les extrémités n'offrent rien de remarquable.

Le carpe est formé de deux rangées d'os, l'une supérieure ou brachiale, et l'autre inférieure ou digitale. Chacune de ces rangées est composée de quatre os qu'on distingue par les noms numériques de premier, second, etc. en comptant du pouce vers le petit doigt : on donne à ces os des noms particuliers tirés de leur figure ; on nomme le premier de la première rangée, scaphoïde ou naviculaire, le second lunaire ou semi-lunaire, le troisième pyramidal ou cunéiforme, et le quatrième pisiforme. Le premier de la seconde rangée s'appelle trapèze, le second trapézoïde, le troisième le grand os, et le quatrième os crochu ou unéiforme.

Quoique les os du carpe n'aient pas tous la même forme, néanmoins nous considérerons à chacun en particulier six faces ou côtés ; savoir, un supérieur ou brachial, un inférieur ou digital, un postérieur ou dorsal, un antérieur ou palmaire, un externe ou radial, et un interne ou cubital.

De l'Os Scaphoïde.

Cet os a été ainsi nommé, parce qu'on a cru y remarquer de la ressemblance avec une nacelle ; il est situe à la partie supérieure externe du carpe. C'est le plus grand os de la première rangée. Sa figure est celle d'un ovale dont le grand diamètre est oblique de dehors en dedans et de bas en haut. Sa face supérieure est inclinée en arrière et un peu en dehors. Elle est convexe, triangulaire et lisse ; elle s'articule avec le radius. Sa face inférieure est un peu inclinée en arrière et en dehors, triangulaire, convexe et lisse ; elle s'articule avec le trapèze et le trapézoïde. Le côté postérieur est très-étroit ; il est creusé dans toute son étendue, par un enfoncement qui donne attache à des ligamens. Le côté antérieur est étroit et concave à sa partie interne et supérieure, plus large et convexe à sa partie externe inférieure, qui forme l'une des quatre éminences qu'on remarque à la face antérieure du carpe. Le côté externe est étroit et tuberculeux : il donne attache au ligament latéral externe de l'articulation de la main. La face interne présente deux facettes articulaires :

l'une est supérieure, étroite, convexe, demi-circulaire, et s'articule avec le semi-lunaire ; l'autre inférieure, large, concave, inclinée en bas, en avant et en dedans, forme avec le semi-lunaire une cavité qui reçoit la tête du grand os.

Le scaphoïde est composé, comme tous les os du carpe en général, de substance compacte et de substance spongieuse ; il se développe, ainsi que tous les autres os du carpe, par un seul point d'ossification qui ne se manifeste qu'après la naissance. Il s'articule avec le trapèze, le trapézoïde, le semi-lunaire et le grand os. Pour le mettre en position et distinguer le gauche du droit, il faut tourner en dehors, un peu en avant et en bas le côté tuberculeux, placer en dedans le côté sur lequel se remarquent deux facettes articulaires, et en arrière celui qui est creusé dans toute sa longueur par un enfoncement étroit.

De l'Os semi-lunaire.

Le semi-lunaire a été ainsi nommé, parce qu'une de ses faces est en croissant. Il est situé à la partie moyenne supérieure du carpe. Sa figure approche en quelque sorte de celle d'un cube. Sa face supérieure est convexe et lisse ; elle s'articule avec le radius. Sa face inférieure a plus d'étendue d'arrière en avant, que transversalement ; elle est concave, et s'articule avec la tête du grand os et avec l'os crochu. La partie qui s'articule avec ce dernier os est souvent distincte de l'autre, et forme un enfoncement particulier. Sa face postérieure est convexe et inégale ; elle donne attache à des ligamens. Sa face antérieure est moins large que la postérieure ; elle est un peu concave et inégale. Sa face externe est étroite, un peu concave, lisse, demi-circulaire, légèrement inclinée en haut : elle s'articule avec le scaphoïde. Sa face interne est inclinée en bas ; elle présente une facette légèrement convexe, lisse, qui s'articule avec le pyramidal.

Le semi-lunaire s'articule avec le radius, le grand os, l'os crochu, le scaphoïde et le pyramidal. Pour mettre cet os en position, il faut tourner sa face articulaire la plus large en haut, la face la plus étroite en dehors et celle des deux faces non articulaires qui est la plus large, en arrière.

De l'Os Pyramidal.

Le pyramidal ou cunéiforme est situé à la partie supérieure interne du carpe. Il ressemble en quelque sorte à un coin, ou à une pyramide dont la base est tournée en dehors et en haut, et le sommet en dedans et en bas. Son côté supérieur, incliné en dedans et en arrière, est convexe et lisse : il s'articule avec le cubitus par l'intermède du ligament triangulaire, dont il a déja été parlé. Sa face inférieure est inclinée en dehors, un peu concave et lisse : elle s'articule avec l'os crochu. Sa face postérieure est inégale et donne attache à des ligamens. Sa face antérieure présente, du côté interne, une facette circulaire légèrement convexe, qui s'articule avec le pisiforme. La face externe est la base du coin ou de la pyramide que cet os représente ; elle est inclinée en haut, convexe et lisse, et s'articule avec le semi-lunaire. Le côté interne est le sommet de la pyramide ; il est incliné en bas. On y remarque un enfoncement inégal, qui donne attache à des ligamens.

Le pyramidal s'articule avec le cubitus, l'os crochu, le semi-lunaire et le pisiforme. Pour mettre cet os en position, il faut tourner sa base en dehors et en haut, le côté inégal le plus large en arrière, et la face articulaire la plus large, en bas et en dehors.

De l'Os Pisiforme.

Cet os est situé à la partie interne et antérieure du carpe ; sa figure est presque ronde. Sa partie postérieure présente une facette circulaire, un peu concave, qui s'articule avec l'os pyramidal. Le reste de la surface de cet os est convexe, inégal, et donne attache à diverses parties ; savoir, supérieurement, au tendon du cubital antérieur ; inférieurement, au muscle adducteur du petit doigt ; et antérieurement, au ligament annulaire du poignet. Cet os forme l'une des quatre éminences qu'on remarque à la face antérieure du carpe ; il s'articule avec le pyramidal.

De l'Os Trapèze.

Le trapèze est situé à la partie externe inférieure du carpe. Sa face supérieure est concave, lisse et un peu inclinée en dedans ; elle s'articule avec le scaphoïde. Sa face inférieure, inclinée en dehors, est lisse, concave de dehors en dedans et convexe d'arrière en avant ; elle s'articule avec l'extrémité supérieure du premier os du métacarpe. Sa face antérieure est étroite et inégale. On remarque à sa partie supérieure, une coulisse dans laquelle passe le tendon du muscle radial antérieur. Le bord externe de cette coulisse est l'une des quatre éminences qu'on remarque à la partie antérieure du carpe ; il est inégal et donne attache au ligament annulaire du carpe et aux muscles court abducteur et opposant du pouce. La face externe du trapèze est inclinée en haut ; elle est inégale. Sa face interne est inclinée en bas. On y voit deux facettes articulaires, une supérieure large et concave, qui s'articule avec le trapézoïde, l'autre inférieure, plus étroite, plane, qui s'articule avec le second os du métacarpe.

Le trapèze s'articule avec le scaphoïde, le premier et le second os du métacarpe et avec le trapézoïde. Pour le mettre en position, il faut placer en bas et un peu en dehors, la face articulaire la plus large ; en avant et en haut, la coulisse dans laquelle nous avons dit que passe le tendon du muscle radial antérieur, et tourner en dehors le bord le plus saillant de cette coulisse.

De l'Os Trapézoïde.

Le trapézoïde est situé à la partie inférieure, moyenne et externe du carpe. Cet os a plus d'étendue d'arrière en avant que d'aucun autre sens. Sa face supérieure est concave et lisse ; elle s'articule avec la face inférieure du scaphoïde. Sa face inférieure est partagée en deux parties, par une ligne saillante qui se dirige d'avant en arrière. La partie interne est un peu concave, et plus large que l'externe : celle-ci est presque plane. Cette face s'articule avec l'extrémité supérieure du second os du métacarpe.

Sa

Sa face postérieure est convexe et inégale. Sa face antérieure est aussi convexe et inégale, mais elle est moins large que la postérieure. Sa face externe est convexe et lisse ; elle s'articule avec le trapèze. Sa face interne est moins large que la précédente ; elle est concave : sa moitié antérieure est lisse et s'articule avec le grand os ; la postérieure est inégale, et donne attache à une substance ligamenteuse.

Le trapézoïde s'articule avec le scaphoïde, le second os du métacarpe, le trapèze et le grand os. Pour le mettre en position, il faut tourner en bas la face articulaire partagée en deux portions par une ligne saillante ; la face non articulaire la plus large en arrière, et la face la plus étroite en dedans.

Du grand Os.

Le grand os est situé à la partie moyenne inférieure du carpe ; il a plus d'étendue de haut en bas, que d'aucun autre sens. Sa face supérieure est arrondie, ce qui lui a mérité le nom de tête. La plus grande partie de sa convexité est tournée en arrière et en dehors ; elle s'articule avec le scaphoïde et le semi-lunaire. Sa face inférieure présente trois facettes articulaires, une externe, l'autre moyenne, et la troisième interne. La première est inclinée en dehors, concave et lisse ; elle s'articule avec l'extrémité supérieure du second os du métacarpe. La seconde est la plus large des trois : elle est horizontale dans sa partie antérieure, coupée obliquement de dedans en dehors, d'arrière en avant et de bas en haut dans sa partie postérieure ; elle s'articule avec l'extrémité supérieure du troisième os du métacarpe. La troisième est postérieure, très-petite, plane et horizontale ; elle s'articule avec le quatrième os du métacarpe. Sa face postérieure est concave supérieurement et plane inférieurement ; elle donne attache à des ligamens. Sa face antérieure est étroite, convexe et inégale ; elle donne aussi attache à des ligamens.

Sa face externe présente antérieurement et inférieurement une petite facette lisse qui s'articule avec le trapézoïde. Le reste de son étendue est inégal et donne attache à une substance ligamenteuse. La face interne présente à sa partie postérieure et supérieure, une facette concave et lisse qui s'articule avec l'os crochu. Le reste de sa surface est inégal et donne attache à une substance ligamenteuse qui unit cet os à l'os crochu.

Le grand os s'articule avec le semi-lunaire, le scaphoïde, le second, le troisième et le quatrième os du métacarpe, le trapèzoïde et l'os crochu. Pour le mettre en position, il faut tourner la face convexe en haut, la face sur laquelle on remarque trois facettes en bas, et la plus petite de ces facettes en arrière et en dedans.

De l'Os crochu.

L'os crochu est situé à la partie inférieure et interne du carpe. Il ressemble assez bien à un coin dont la base est en bas et le sommet en haut. Son côté supérieur est étroit, arrondi et lisse. Il s'articule avec la face inférieure du semi-lunaire. Sa face inférieure est concave d'arrière en avant, convexe

transversalement et lisse ; elle s'articule avec
le quatrième et le cinquième os du métacarpe.
Sa face postérieure est triangulaire et inégale ;
elle donne attache à des ligamens. Sa face
antérieure présente, du côté interne, une éminence qui se porte d'arrière en avant, et qui
est un peu recourbée de dedans en dehors, à
laquelle s'attachent le ligament annulaire du
poignet, et quelques-uns des muscles du petit
doigt. Cette apophyse est une des quatre éminences qu'on remarque à la partie antérieure
du carpe. Le reste de cette face est concave
et donne attache à des ligamens. Sa face externe est lisse supérieurement et postérieurement, inégal antérieurement et inférieurement.
La partie lisse s'articule avec le grand os ; la
partie inégale donne attache à une substance
ligamenteuse. La face interne est coupée obliquement de haut en bas et de dehors en dedans, concave inférieurement et postérieurement, convexe supérieurement et antérieurement : elle s'articule avec le pyramidal.

L'os crochu s'articule avec le semi-lunaire,
le quatrième et le cinquième os du métacarpe,
le grand os et l'os pyramidal. Pour le mettre
en position, il faut tourner sa base en bas,
son apophyse en avant, en bas et en dedans.

De l'articulation de la Main avec l'Avant-bras.

La main s'articule par arthrodie avec
l'avant bras. Le scaphoïde, le semi-lunaire
et le pyramidal forment une convexité commune, elliptique transversalement, inclinée en arrière. Chacun de ces os est revêtu,

dans l'état frais, d'un cartilage articulaire particulier. Une substance ligamento-cartilagineuse, étroite, disposée en manière de bande courbe de haut en bas, se porte du cartilage articulaire du scaphoïde à celui du semilunaire : une bande semblable se porte du semi-lunaire au pyramidal. Ces deux bandes séparent l'articulation de ces os entr'eux, de celle qui leur est commune avec les os de l'avant-bras.

L'extrémité inférieure du radius et la face inférieure du ligament triangulaire qui a été décrit à l'occasion de l'articulation de cet os avec le cubitus, forment une cavité elliptique transversalement. La portion de cette cavité qui appartient au radius, est partagée en deux par une ligne peu saillante, dirigée d'avant en arrière. Elle est tapissée, dans l'état frais, par un cartilage articulaire. La convexité commune aux trois premiers os de la première rangée du carpe, est reçue dans la cavité formée par le radius et le ligament triangulaire ; de sorte que l'os scaphoïde et le semi-lunaire touchent au radius, et le pyramidal au ligament triangulaire qui le sépare du cubitus.

L'articulation de la main est affermie par une capsule, deux ligamens latéraux, l'un interne et l'autre externe, un ligament antérieur et un ligament postérieur.

On considère à la capsule une face externe, une face interne, un bord supérieur et un bord inférieur. La face externe est recouverte dans presque toute son étendue par les autres ligamens auxquels elle est fortement unie. La face interne est lisse et mouillée par la synovie. Elle présente vers sa partie supérieure quelques floccons celluleux rougeâtres , qu'on a pris pour des glandes synoviales. Le bord supérieur est attaché autour de la cavité du radius antérieurement et postérieurement, depuis l'apophyse styloïde de cet os jusqu'au ligament triangulaire, et aux bords antérieur et postérieur de ce ligament, jusqu'à l'apophyse styloïde du cubitus. Le bord inférieur s'attache à la circonférence de la convexité formée par l'os scaphoïde , le semi-lunaire et le pyramidal. Ce ligament est lâche , mince et celluleux.

Le ligament latéral externe vient du sommet de l'apophyse styloïde du radius. Il descend un peu en avant , et va s'attacher à la partie externe du scaphoïde. Les fibres dont il est composé divergent inférieurement : les plus antérieures se continuent avec celles du ligament antérieur.

Le ligament latéral interne vient du sommet de l'apophyse styloïde du cubitus. Il descend un peu obliquement en dedans et en avant, et va s'attacher au côté interne de l'os pyramidal. Ce ligament est fibreux comme l'externe; mais il est plus épais et moins large que lui.

Le ligament antérieur naît de la partie antérieure de l'apophyse styloïde du radius et de la partie voisine du bord antérieur de la cavité articulaire de cet os : delà , ses fibres descendent de dehors en dedans , et vont s'attacher à la partie antérieure des os scaphoïde , semilunaire et pyramidal. Le plus grand nombre s'attache au semi-lunaire.

Le ligament postérieur est moins large et moins fort que l'antérieur. Il s'attache supérieurement au bord postérieur de la cavité articulaire du radius : delà, il descend de dehors en dedans, et va s'attacher à la partie postérieure du semi-lunaire et du pyramidal. La structure de ces deux ligamens est fibreuse.

L'articulation de la main est affermie antérieurement par les tendons des muscles radial antérieur, palmaire grêle, cubital antérieur, fléchisseurs sublime et profond, et long fléchisseur propre du pouce ; postérieurement par les tendons des muscles radiaux externe, extenseur commun des doigts, extenseur propre du petit doigt, cubital postérieur, grand abducteur du pouce, petit et grand extenseur de ce doigt, et extenseur propre de l'indicateur.

Les mouvemens de la main sur l'avant-bras sont la flexion, l'extension, l'abduction, l'adduction et les mouvemens circulaires ou en fronde. Dans la flexion, la convexité articulaire de la main glisse d'avant en arrière dans la cavité de l'avant-bras : la partie postérieure de cette convexité sort un peu de la cavité et touche la capsule. Dans l'extension, le contraire a lieu. L'adduction et l'abduction sont très-bornées, sur-tout le dernier de ces mouvemens. Les mouvemens en fronde sont aussi très bornés, sur-tout lorsque la pronation et la supination n'y contribuent en rien.

De l'articulation des Os du Carpe entr'eux.

Les os de la première rangée du carpe s'articulent entr'eux par arthrodie. La face interne du scaphoïde présente supérieurement une facette demi-circulaire, plane, qui touche à une facette semblable du semi-lunaire. Ces facettes sont encroûtées, dans l'état frais, par un cartilage articulaire qui est continu avec celui des surfaces par lesquelles ces os s'articulent avec le grand os. Les ligamens qui unissent le scaphoïde au semi-lunaire, sont une capsule, un ligament supérieur, un postérieur et un antérieur.

La capsule n'existe qu'antérieurement et postérieurement ; inférieurement, l'articulation du scaphoïde avec le semi-lunaire s'ouvre dans celle de ces deux os avec le grand os ; elle est séparée de celle de la main avec l'avant-bras, par le ligament supérieur. Cette capsule s'attache, d'une part, au scaphoïde, et de l'autre au semi-lunaire. Elle est très-courte et très-mince.

Le ligament postérieur s'attache, d'une part, à la partie postérieure du scaphoïde, et de l'autre, à la face postérieure du semi-lunaire. Il est composé de fibres transversales, dont les superficielles sont plus longues que les profondes qui sont unies à la capsule.

Le ligament antérieur, moins fort que le postérieur, est placé profondément sous le ligament antérieur de l'articulation de la main. Il s'attache à la partie antérieure du scaphoïde et à celle du semi-lunaire. Ses fibres sont transversales.

Le ligament supérieur n'est autre chose que la substance ligamento cartilagineuse dont il a été parlé à l'occasion de l'articulation de la main avec l'avant-bras. Ce ligament règne d'arrière en avant, entre le scaphoïde et le semi-lunaire. Il est très-étroit. Sa face supérieure est lisse et forme un plan continu avec la convexité du scaphoïde et du semi-lunaire, avec les cartilages articulaires desquels les bords de ce ligament se continuent. Il tient le milieu pour la consistance entre les cartilages et les ligamens. Son tissu est si serré, qu'on ne peut pas démêler l'arrangement des fibres qui le composent.

L'articulation du côté interne du semi-lunaire avec la base du pyramidal, est une arthrodie ; les facettes articulaires de ces os sont presque planes. Dans l'état frais, elles sont recouvertes d'un cartilage articulaire qui se continue avec celui des surfaces par lesquelles ces os s'articulent avec l'os crochu.

Les ligamens qui unissent le semi-lunaire au pyramidal, sont une capsule, un ligament postérieur, un ligament antérieur et un ligament supérieur. Ces ligamens sont disposés de la même manière que ceux qui unissent le scaphoïde au semi-lunaire : ainsi il suffira de les avoir nommés sans les décrire en particulier. Les mouvemens que permettent les articulations dont nous venons de parler, sont extrêmement bornés ; ils consistent dans le glissement des os l'un sur l'autre.

Le pisiforme s'articule par arthrodie avec la partie interne de la face antérieure du pyramidal. La face postérieure du pisiforme a un peu plus d'étendue de haut en bas que transversalement ; elle est un peu concave. La facette correspondante du pyramidal est convexe. Ces facettes sont recouvertes de cartilage articulaire dans l'état frais. L'articulation est entourée par une capsule qui s'attache au bord de la facette articulaire du pyramidal, et à la circonférence de la face postérieure du pisiforme. Cette capsule est très-mince ; mais elle est fortifiée par des fibres accessoires, dont les inférieures sont plus fortes que les autres. Ces fibres naissent de la partie inférieure de l'os pisiforme, et vont s'attacher à la partie supérieure de l'éminence de l'os crochu. Quelques-unes s'étendent jusqu'à l'extrémité supérieure du cinquième os du métacarpe. L'os pisiforme est retenu supérieurement par le tendon du muscle cubital antérieur, et inférieurement par le muscle adducteur du petit doigt. Cet os peut glisser un peu de haut en bas et de bas en haut sur le pyramidal ; mais ses mouvemens sont extrêmement bornés.

L'articulation de la première rangée des os du carpe avec ceux de la seconde, est composée de deux arthrodies et d'une énarthrose. La face inférieure du scaphoïde, légèrement convexe, touche à la face supérieure du trapèze et à celle du trapézoïde ce qui constitue une arthrodie : la face inférieure du semi-lunaire et la partie inférieure de la face interne du scaphoïde, forment une cavité qui reçoit la tête du grand os et le bord tranchant de l'os crochu ; ce qui forme une énarthrose. Enfin, l'os pyramidal touche à l'os crochu par une surface presque plane, d'où il résulte une arthrodie. Les surfaces articulaires respectives de ces os sont recouvertes, dans l'état frais, par des cartilages qui se continuent avec ceux des facettes par lesquelles ces os s'articulent entr'eux.

Les ligamens qui unissent la seconde rangée des os du carpe à la première, sont une capsule, un ligament postérieur, un ligament antérieur et deux ligamens latéraux, l'un externe et l'autre interne. La capsule s'attache supérieurement autour des facettes articulaires des trois premiers os de la première rangée, et inférieurement autour des facettes articulaires de ceux de la seconde. Cette capsule est très-lâche postérieurement, mince et celluleuse : elle est recouverte par des paquets celluleux rougeâtres qu'on regarde comme des glandes synoviales.

Le ligament postérieur n'a rien de constant dans sa grandeur et sa direction. Il est composé de plusieurs bandes fibreuses qui naissent de la partie postérieure des os de la première rangée, et vont se terminer à ceux de la seconde. Le ligament antérieur est plus court et plus serré. Il est formé aussi de plusieurs bandes fibreuses qui naissent de la partie antérieure des os de la première rangée, et vont se terminer à ceux de la seconde. Les fibres de ce ligament affectent diverses directions. Les superficielles sont confondues avec celles du ligament antérieur de la main. Le ligament latéral externe est très-court; il naît de la partie externe du scaphoïde, et se termine à la partie externe du trapèze. Le ligament latéral interne s'attache supérieurement au pyramidal, et inférieurement à l'os crochu. Ce ligament est moins épais que l'externe.

Les mouvemens des deux rangées du carpe l'une sur l'autre, sont l'extension et la flexion. Le premier de ces deux mouvemens a un peu plus d'étendue que le second, quoiqu'il soit lui-même très-borné. L'un et l'autre contribuent à la mobilité générale de la main.

Les os de la seconde rangée du carpe s'articulent entr'eux par arthrodie. Le côté interne du trapèze présente une facette concave qui touche à une facette convexe du trapézoïde. Le côté interne de celui-ci présente à sa partie antérieure une facette concave qui touche à une facette convexe du grand os. Le côté interne du grand os présente une facette concave qui touche à une facette convexe de l'os crochu. Ces facettes sont recouvertes, dans l'état frais, de lames cartilagineuses qui se continuent avec celles dont sont recouvertes les facettes, au moyen desquelles ces os s'articulent avec ceux du métacarpe : il faut cependant en excepter les cartilages qui recouvrent les facettes du grand os et de l'os crochu, dont l'articulation est ordinairement séparée de celle de ces os avec ceux du métacarpe.

Les ligamens qui unissent les os de la seconde rangée du carpe entr'eux, sont des capsules, des ligamens transverses, distingués en antérieurs et en postérieurs, et une substance ligamenteuse et celluleuse, située entre quelques-uns de ces os.

Les capsules n'existent qu'à la partie postérieure et à l'antérieure : elles s'attachent au bord des facettes articulaires. Ces capsules sont très-courtes, minces et fortement unies aux ligamens transverses.

Les ligamens transverses postérieurs sont très-distincts. On en voit un qui se porte du trapèze au trapézoïde ; un second s'étend du trapézoïde au grand os ; un troisième va du grand os à l'os crochu. Ces ligamens sont composés de fibres dont la direction est transversale.

Les ligamens transverses antérieurs sont fort épais, et moins distincts entr'eux que les postérieurs. On voit d'abord une couche fibreuse qui se porte du trapèze au grand os, en passant devant le trapézoïde. Derrière cette couche, on en voit une autre plus courte, qui va du trapézoïde au grand os, et une couche ligamenteuse qui se porte du grand os à l'os crochu. Entre l'os crochu et le grand os est une substance celluleuse et ligamenteuse qui adhère fortement à l'un et à l'autre, aux endroits où leurs faces correspondantes ne sont point recouvertes de cartilage. Une substance semblable se trouve entre le grand os et le trapézoïde. Outre les ligamens des articulations des os du carpe, on observe encore à cette partie les ligamens annulaires qui retiennent les tendons des muscles fléchisseurs et extenseurs de la main et des doigts. Nous en ferons l'exposition en parlant des muscles de l'avant-bras. Les articulations des os de la seconde rangée du carpe sont si serrées, qu'elles permettent à peine à ces os de glisser un peu l'un sur l'autre.

Du Métacarpe.

Le métacarpe est situé entre le carpe et les doigts. Il forme une espèce de grille quadrilatère, plus large inférieurement que supérieurement. On y considère une face antérieure, une face postérieure, et quatre bords, un supérieur, un inférieur, et deux latéraux, dont l'un externe et l'autre interne.

La face antérieure est concave et forme la paume de la main. La face postérieure est convexe et forme le dos de la main. Le bord supérieur s'articule avec le carpe. Le bord inférieur présente cinq éminences arrondies qui

s'articulent avec les doigts. Le bord externe
est moins long que l'interne ; il est incliné en
haut. Le bord interne est presque vertical.

Le métacarpe est composé de cinq os qu'on
distingue par les noms numériques, en comptant du pouce vers le petit doigt. Ces os sont
placés l'un à côté de l'autre : ils laissent
entr'eux des intervalles qui logent les muscles
inter-osseux. Nous divisons les os du métacarpe, comme tous les os longs en général, en
extrémité supérieure, en partie moyenne,
et en extrémité inférieure, qu'on nomme la tête
de ces os, parce qu'elle est arrondie.

Du premier Os du Métacarpe.

Le premier os du métacarpe est plus court
et plus gros que les autres. Son extrémité supérieure présente une facette articulaire, lisse,
concave d'arrière en avant, convexe transversalement, qui s'articule avec le trapèze.
La circonférence de cette extrémité donne
attache, dans toute son étendue, à des ligamens, et du côté externe, au tendon du muscle grand abducteur du pouce.

La partie moyenne ou le corps est un peu
courbé d'arrière en avant. On y considère une
face postérieure, une face antérieure et deux
bords, dont l'un externe et l'autre interne.
La face postérieure est convexe ; elle est recouverte par les tendons des muscles extenseurs
du pouce. La face antérieure est partagée en
deux par un bord mousse ; elle est recouverte
par les muscles opposant et court fléchisseur
propre du pouce. Le bord externe est inégal
et donne attache au muscle opposant. Le bord

interne est un peu moins saillant que l'externe;
il donne attache, dans sa moitié supérieure,
au premier inter-osseux dorsal.

L'extrémité inférieure porte le nom de tête;
elle est convexe et lisse. On remarque à sa partie
antérieure deux enfoncemens qui correspondent aux deux os sésamoïdes, placés dans son
articulation avec la première phalange du
pouce. La circonférence de cette extrémité est
inégale. On remarque sur ses parties latérales,
un enfoncement qui donne attache au ligament
latéral. Le premier os du métacarpe est composé, comme tous les autres os de cette partie,
des trois substances qui se remarquent dans
tous les os longs en général. Il se développe
par trois points d'ossification, un pour sa partie moyenne, et un pour chaque extrémité. Il
s'articule supérieurement avec le trapèze, et
inférieurement avec la première phalange du
pouce. Pour le mettre en position, il faut
tourner la face convexe en arrière, l'extrémité
arrondie en bas et un peu en dehors, et le bord
le plus saillant en dehors.

Du second Os du Métacarpe.

Le second os du métacarpe est un des plus
longs et des plus gros. Son extrémité supérieure
présente trois facettes articulaires; savoir, une
moyenne, une externe, une interne. La moyenne
est concave; elle s'articule avec la face inférieure de l'os trapézoïde : l'externe est plane,
inclinée en dehors et en avant; elle s'articule
avec l'os trapèze. L'interne est partagée en deux
portions, une supérieure qui s'articule avec le
grand os, et l'autre inférieure qui s'articule avec

le troisième os du métacarpe. La circonférence de cette extrémité est inégale et donne attache à des ligamens. On remarque à sa partie postérieure externe, une tubérosité qui donne attache au tendon du muscle premier radial externe. Sa partie antérieure donne attache au tendon du muscle radial antérieur.

Le corps de cet os est un peu courbé d'arrière en avant, comme celui de tous les autres os du métacarpe. Sa forme est à peu-près prismatique et triangulaire. Nous le divisons en quatre côtés, un postérieur, un antérieur et deux latéraux, dont un externe et l'autre interne. Le côté postérieur présente supérieurement une ligne saillante longitudinale qui le partage en deux parties latérales, lesquelles se continuent avec les côtés externe et interne. De ces deux portions, l'externe donne attache au premier inter-osseux dorsal, et l'interne au second. La ligne saillante dont nous venons de parler, se partage bientôt en deux bords qui forment les côtes d'une surface convexe dont la largeur augmente à mesure qu'elle approche de l'extrémité inférieure, et qui est recouverte par les tendons des muscles extenseurs des doigts. Le côté antérieur du corps du second os du métacarpe présente un bord plus saillant inférieurement que supérieurement. Le côté externe est moins large supérieurement qu'inférieurement ; il donne attache au premier inter-osseux dorsal. Le côté interne donne attache, dans sa partie antérieure, au premier inter-osseux palmaire, et dans sa partie postérieure, au second inter-osseux dorsal.

L'extrémité inférieure de cet os est arrondie, lisse, plus large antérieurement que postérieurement ; elle s'articule avec la première phalange du doigt indicateur. Le contour de cette extrémité est inégal : ses parties latérales sont concaves et raboteuses ; elles donnent attache aux ligamens latéraux. Le second os du métacarpe se développe, ainsi que les trois suivans, par deux points d'ossification, un pour le corps et l'extrémité supérieure, l'autre pour l'extrémité inférieure. Il s'articule avec le trapèze, le trapézoïde, le grand os, le troisième os du métacarpe et la première phalange du doigt indicateur. Pour mettre cet os en position, il faut tourner le côté convexe en arrière, l'extrémité arrondie en bas, et la facette articulaire la plus petite de l'extrémité supérieure en dehors.

Du troisième Os du Métacarpe.

Le troisième os du métacarpe est un peu moins long que le précédent. Son extrémité supérieure présente une facette articulaire, dont la partie posterieure est inclinée en avant et en dedans, et l'antérieure est horizontale. Cette facette s'articule avec le grand os. La circonférence de cette extrémité est presque quarrée. On y considère quatre côtés, un postérieur, un antérieur, et deux latéraux, dont l'un externe et l'autre interne. Le côté postérieur est inégal ; il donne attache à des ligamens, et en dehors au tendon du muscle second radial externe. Le côté antérieur est convexe et inégal ; il donne attache à des ligamens. Le côté externe présente une facette concave et lisse qui s'articule avec le troisième os du métacarpe. Au-dessous de cette facette, on

remarque

remarque des inégalités qui donnent attache à des ligamens. Le côté interne présente deux petites facettes, une postérieure plus large, et l'autre antérieure plus petite, lesquelles s'articulent avec le quatrième os du métacarpe : elles sont séparées par un petit enfoncement. Au-dessous de ces facettes, on remarque une empreinte ligamenteuse.

Le corps du troisième os du métacarpe est presque prismatique et triangulaire. Son côté postérieur a la même disposition que celui du second os du métacarpe, excepté que la ligne saillante qui se remarque à sa partie supérieure, est plus près du côté interne que de l'externe. Le côté antérieur est étroit et inégal. Son quart supérieur donne attache à la portion interne du muscle court fléchisseur du pouce, et ses trois quarts inférieurs à l'adducteur du même doigt. Le côté externe donne attache au second inter-osseux dorsal. Le côté interne est un peu moins large que l'externe ; il donne attache au troisième inter-osseux dorsal.

L'extrémité inférieure est arrondie, plus large en avant qu'en arrière : elle s'articule avec la première phalange du doigt du milieu. Ses parties latérales sont concaves et inégales ; elles donnent attache aux ligamens latéraux. Cet os s'articule avec le grand os, le second et le quatrième os du métacarpe, et avec la première phalange du doigt du milieu. Pour le mettre en position, il faut tourner le côté convexe en arrière, l'extrémité arrondie en bas, et le côté de l'extrémité supérieure, sur lequel on remarque deux petites facettes arti-culaires, en dedans.

Tome I. Z

Du quatrième Os du Métacarpe.

Le quatrième os du métacarpe est plus court et plus mince que le troisième. Son extrémité supérieure présente deux facettes articulaires, une interne large, un peu concave, qui s'articule avec l'os crochu ; l'autre externe et postérieure, très-petite, plane, qui s'articule avec le grand os. La circonférence de cette extrémité est quarrée. Ses côtés postérieur et antérieur présentent des inégalités qui donnent attache à des ligamens. Son côté externe présente deux petites facettes articulaires, une antérieure et l'autre postérieure : ces facettes s'articulent avec le troisième os du métacarpe. Au-dessous d'elles, on remarque une impression ligamenteuse. Son côté interne présente une facette légèrement concave, qui s'articule avec le cinquième os du métacarpe.

Le corps du quatrième os du métacarpe est prismatique et presque triangulaire. Son côté postérieur ressemble à celui des os précédens, à cela près que la ligne saillante qui se remarque à sa partie supérieure, est moins marquée, et qu'elle est plus près de la partie externe que de l'interne. Son côté antérieur est étroit, sur-tout supérieurement. Son côté externe donne attache, dans ses trois quarts antérieurs, au second inter-osseux palmaire, et, dans son quart postérieur, au troisième inter-osseux dorsal. Son côté interne donne attache au quatrième inter-osseux dorsal. L'extrémité inferieure est disposée de la même manière que celle des os du métacarpe qui précèdent.

Cet os s'articule avec l'os crochu, le grand

os , le troisième et le cinquième os du métacarpe, et la première phalange du doigt annulaire. Pour le mettre en position , il faut placer en bas l'extrémité arrondie, en arrière le côté convexe du corps , et en dehors , le côté de l'extrémité supérieure , sur lequel on remarque deux facettes articulaires.

Du cinquième Os du Métacarpe.

Cet os est un peu moins long que le quatrième.

Son extrémité supérieure présente une facette articulaire concave transversalement , convexe d'arrière en avant , et un peu inclinée en dehors , laquelle s'articule avec l'os crochu. La circonférence de cette extrémité est presque quarrée. Son côté antérieur est convexe et inégal. Son côté postérieur est aussi inégal, mais un peu concave. Son côté externe présente une facette un peu convexe, lisse , qui s'articule avec le quatrième os du métacarpe. Son côté interne présente une petite tubérosité qui donne attache au tendon du muscle cubital postérieur.

Le corps de cet os est un peu applati d'arrière en avant. Son côté postérieur est partagé en deux parties , par une ligne saillante qui descend obliquement de la partie interne de l'extrémité supérieure , à la partie externe de l'extrémité inférieure. De ces deux parties, l'externe est concave , et donne attache u quatrième inter‑osseux dorsal : l'interne est plus large, convexe ; elle est recouverte par les tendons des muscles extenseurs du petit doigt. Son côté antérieur est concave et présente un bord mousse. Son côté externe donne attache au quatrième inter - osseux dorsal et au troisième inter-osseux palmaire. Son côté interne est étroit et inégal ; il donne attache au muscle opposant du petit doigt. L'extrémité inférieure est arrondie et semblable à celle des autres os du métacarpe.

Cet os s'articule avec l'os crochu, la première phalange du petit doigt et le quatrième os du métacarpe. Pour le mettre en position, il faut tourner le côté concave de son corps en avant, son extrémité arrondie en bas, et le côté de son extrémité supérieure, sur lequel on voit une facette articulaire, en dehors.

De l'articulation des Os du Métacarpe avec ceux du Carpe.

Le premier os du métacarpe s'articule par arthrodie avec la face inférieure du trapèze, laquelle est concave transversalement, convexe d'avant en arrière, et recouverte de cartilage dans l'état frais. L'extrémité supérieure du premier os du métacarpe touche au trapèze par une facette convexe transversalement, concave d'avant en arrière, recouverte aussi de cartilage dans l'état frais. Cette articulation est environnée d'une capsule qui s'attache au bord de la facette articulaire du trapèze, et à la circonférence de l'extrémité supérieure du premier os du métacarpe. Cette capsule est mince et celluleuse ; mais elle est fortifiée, dans toute sa circonférence, par des fibres qui naissent du trapèze, et vont se terminer au premier os du métacarpe. Parmi ces fibres, les externes et les postérieures sont plus marquées et plus nombreuses que les autres. Cette articulation est singulièrement affermie par les muscles du pouce. Le premier os du métacarpe exécute des mouvemens de flexion, d'extension, d'abduction et d'adduction.

Les quatre derniers os du métacarpe s'articulent par arthrodie avec les os de la seconde rangée du carpe. L'extrémité supérieure du second os s'articule avec le trapèze, le trapézoïde et le grand os. Le troisième s'articule avec le grand os. Le quatrième est articulé avec l'os crochu et le grand os. Le cinquième avec l'os crochu seulement. Les facettes respectives de ces os sont encroûtées, dans l'état frais, de cartilages qui se continuent avec ceux des facettes par lesquelles ces os s'articulent entr'eux.

Les ligamens qui affermissent ces articulations, sont des capsules, des ligamens antérieurs et des ligamens postérieurs. Les capsules n'existent qu'en arrière et en avant. En haut, ces articulations communiquent avec celles des os de la seconde rangée du carpe ; en bas, avec celles des os du métacarpe entr'eux.

Les ligamens postérieurs descendent de la face postérieure des os du carpe, à la partie postérieure de l'extrémité supérieure de ceux du métacarpe. Il y en a deux pour le second de ces os. L'un de ces ligamens vient du trapèze et l'autre du trapézoïde. Le troisième n'en a qu'un qui vient du grand os. Le quatrième en a deux, dont l'un vient du grand os et l'autre de l'os crochu. Enfin, il y en a un pour le cinquième ; il vient de l'os crochu. Tous ces ligamens sont très-courts et très-serrés. Les ligamens antérieurs sont moins distincts que les postérieurs : ils naissent de la partie antérieure des os du carpe, et se terminent à la partie antérieure de l'extrémité supérieure des os du métacarpe.

Les quatre derniers os du métacarpe se portent en avant et en arrière ; mais leurs mouvemens sont extrêmement bornés. Le quatrième et le cinquième sont un peu plus mobiles que les deux autres.

De l'articulation des Os du Métacarpe entr'eux.

Les quatre derniers os du métacarpe s'articulent entr'eux par arthrodie. Le côté interne de l'extrémité supérieure du second présente une facette articulaire, convexe, qui touche à une facette concave du troisième. Le côté interne de l'extrémité supérieure du troisième présente deux petites facettes concaves, séparées par un enfoncement. Elles touchent à deux facettes convexes qui se remarquent sur le côté externe du quatrième. Le côté interne de l'extrémité supérieure du quatrième présente une facette oblongue d'arrière en avant, concave, qui touche à une facette analogue pratiquée sur le côté externe de l'extrémité supérieure du cinquième. Toutes ces facettes sont recouvertes de cartilage dans l'état frais.

Les ligamens qui unissent les quatre derniers os du métacarpe entr'eux, sont des capsules, des ligamens transverses, distingués en postérieurs et antérieurs, et un ligament transversal placé devant l'extrémité inférieure de ces os.

Les capsules entourent ces articulations en arrière , en avant et en bas. Les deux articulations du troisième avec le quatrième ne communiquent point entr'elles : l'antérieure est ordinairement isolée et entourée d'une capsule qui lui est propre. Ces capsules sont très-minces et fort courtes.

Les ligamens transverses postérieurs s'étendent d'un os du métacarpe à l'os voisin. Il y en a trois. Un de ces ligamens se porte du second au troisième os du métacarpe ; l'autre du troisième au quatrième ; le troisième, du quatrième au cinquième. Ils sont formés de fibres transversales très-courtes.

Les ligamens transverses antérieurs forment une couche ligamenteuse , dont les fibres superficielles s'étendent du second au cinquième os du métacarpe , tandis que les profondes vont de l'un de ces os à l'os voisin. Outre ces ligamens, on voit entre les quatre derniers os du métacarpe , immédiatement au-dessous de leur articulation , une substance ligamenteuse et celluleuse qui va de l'un à l'autre , et les attache fortement ensemble.

Devant l'articulation de l'extrémité inférieure des quatre derniers os du métacarpe avec les premières phalanges des doigts , on trouve un ligament transversal, large d'environ deux lignes. On y considère deux faces, l'une antérieure et l'autre postérieure , et deux extrémités , dont l'une externe et l'autre interne. La face antérieure présente quatre enfoncemens qui sont contigus aux tendons des muscles fléchisseurs des doigts. Les côtés de ces enfoncemens sont continus avec les gaînes de ces tendons. Dans l'intervalle de ces enfoncemens, elle est recouverte par les muscles lombricaux et par les vaisseaux et les nerfs des doigts. La face postérieure est unie aux ligamens qui entourent l'articulation des os du métacarpe avec les phalanges des doigts. Dans l'intervalle de ces articulations, elle touche aux muscles inter osseux. L'extrémité externe est confondue dans le ligament de l'articulation de l'indicateur avec le second os du métacarpe. L'extrémité interne est unie au ligament de l'articulation du cinquième os du métacarpe, avec le petit doigt. Le ligament inférieur du métacarpe est composé de fibres transversales, dont les supérieures sont plus longues que les inférieures.

Les os du métacarpe se meuvent très-peu l'un sur l'autre : leurs mouvemens se font d'avant en arrière et d'arrière en avant.

Des Doigts.

Les doigts sont au nombre de cinq. On les distingue par les noms numériques, en comptant du radius vers le cubitus; ils ont aussi reçu des noms propres. Le premier s'appelle pouce ; le second, indicateur ; le troisième, doigt du milieu, ou grand doigt; le quatrième, annulaire ; et le cinquième, auriculaire, ou petit doigt. La grandeur des doigts varie beaucoup ; le pouce est le plus gros, le doigt du milieu vient ensuite, puis l'indicateur, après cela l'annulaire, et enfin l'auriculaire qui est le plus mince de tous. Le doigt du milieu est le plus long ; l'indicateur vient après, ensuite l'annulaire : le pouce et le petit doigt ont à peu près la même longueur.

Les doigts sont composés de trois os qu'on nomme phalanges : le pouce n'en a que deux. On distingue les phalanges en première ou supérieure, seconde ou moyenne, et troisième ou inférieure ; celles du pouce en première et dernière. Les phalanges de la même espèce étant semblables dans tous les doigts, nous les décrirons en même temps.

Des premières Phalanges des Doigts.

Les premières phalanges des doigts sont beaucoup plus grandes que les secondes. Leur circonférence est demi-circulaire, et elles sont un peu recourbées en avant. On y considère une face postérieure, une face antérieure, deux bords, dont l'un externe et l'autre interne, et deux extrémités, dont une supérieure et l'autre inférieure.

La face postérieure est convexe et lisse ; elle est recouverte par les tendons des muscles extenseurs des doigts.

La face antérieure est concave ; elle forme une espèce de gouttière qui loge les tendons des muscles fléchisseurs des doigts. Les bords sont minces et raboteux ; ils donnent attache à la gaîne aponévrotique des tendons des fléchisseurs. L'extrémité supérieure présente une cavité ovale transversalement, qui s'articule avec l'extrémité inférieure des os du métacarpe. Aux parties latérales de cette extrémité, on remarque une espèce de tubérosité qui donne attache aux ligamens latéraux. Ces deux tubérosités sont séparées antérieurement par un enfoncement qui loge les tendons des muscles fléchisseurs des doigts. L'extrémité supérieure de la première phalange du pouce donne attache aux muscles court abducteur, court fléchisseur propre et adducteur de ce doigt.

L'extrémité inférieure des premières phalanges présente une espèce de poulie articulaire qui se dirige vers la face antérieure, et dont les bords sont plus écartés antérieurement que postérieurement. Aux parties latérales de cette extrémité, on voit un enfoncement raboteux qui donne attache au ligament latéral.

Des secondes Phalanges.

Les secondes phalanges sont beaucoup moins longues que les premières, auxquelles elles ressemblent d'ailleurs assez bien. On y considère aussi deux faces, deux bords et deux extrémités.

La face postérieure est convexe et lisse. La face antérieure est concave. On remarque à sa partie moyenne deux empreintes qui donnent attache aux deux portions du tendon du muscle fléchisseur sublime. Les bords sont minces et raboteux ; ils donnent attache à la gaîne des tendons des fléchisseurs. L'extrémité supérieure présente une cavité articulaire partagée en deux parties, par une ligne saillante qui se dirige d'avant en arrière. Les parties latérales de cette extrémité sont tuberculeuses, et donnent attache aux ligamens latéraux. Sa partie postérieure donne attache à une portion du tendon de l'extenseur commun. L'extrémité inférieure présente une poulie articulaire, semblable à celle de l'extrémité inférieure des premières phalanges.

Des dernières Phalanges.

Les dernières phalanges ressemblent à une espèce de pyramide, un peu applatie d'arrière en avant, dont la base est en haut et le sommet en bas. On y considère deux faces, deux bords, une base et un sommet.

La face postérieure est convexe. L'antérieure est un peu concave inférieurement et convexe supérieurement, où l'on voit une empreinte qui donne attache au tendon du muscle fléchisseur profond, et, dans la dernière phalange du pouce, au tendon du long fléchisseur propre de ce doigt. Les bords sont un peu concaves et arrondis. La base est creusée comme l'extrémité supérieure des secondes phalanges; ses parties latérales sont tuberculeuses et donnent attache aux ligamens latéraux; sa partie postérieure donne attache à une portion du tendon de l'extenseur commun des doigts, et, dans la dernière phalange du pouce, au tendon du long extenseur propre de ce doigt. Le sommet est tuberculeux, terminé par un bord demi-circulaire et raboteux, qui, du côté de la face antérieure, a quelque ressemblance avec un fer à cheval.

Les phalanges des doigts sont composées de substance compacte, de substance celluleuse et de substance réticulaire. Les premières et les secondes se développent par trois points d'ossification, un pour le milieu et un pour chaque extrémité : les dernières phalanges se développent par deux points seulement, un pour le milieu et un pour l'extrémité supérieure.

De l'articulation des premières Phalanges des Doigts avec les Os du Métacarpe, et de celles des Phalanges entr'elles.

La première phalange des doigts s'articule par arthrodie avec la tête de l'os du métacarpe correspondant. La tête des os du métacarpe est recouverte, dans l'état frais, par un cartilage articulaire qui touche à celui dont est enduite la cavité de l'extrémité supérieure des phalanges.

Cette articulation est affermie par une capsule et par deux ligamens latéraux, dont l'un externe et l'autre interne.

La capsule est recouverte postérieurement par le tendon du muscle extenseur ; antérieurement par le ligament transversal dont il a été parlé plus haut, et par les tendons des muscles fléchisseurs ; latéralement par les muscles interosseux et par les ligamens latéraux auxquels elle est unie. Son bord supérieur s'attache autour de la tête de l'os du métacarpe. Son bord inférieur est attaché à la circonférence de la cavité articulaire de la phalange. Cette capsule est très-mince et formée de lames de tissu cellulaire.

Les ligamens latéraux s'attachent supérieurement aux parties latérales de l'extrémité inférieure de l'os du métacarpe : de-là, ils descendent un peu obliquement d'arrière en avant, et vont s'attacher aux parties latérales de l'extrémité supérieure de la phalange. Ces ligamens sont fort épais, plus larges supérieurement qu'inférieurement, et composés de fibres longitudinales. Les tendons des muscles fléchisseurs et extenseurs des doigts, les muscles inter-osseux et les lombricaux concourent, avec ces ligamens, à affermir l'articulation.

Les premières phalanges des doigts exécutent des mouvemens de flexion, d'extension, d'abduction, d'adduction et des mouvemens circulaires. La flexion est beaucoup plus étendue que l'extension. La première phalange du petit doigt se fléchit beaucoup plus que celle des autres doigts : la flexion de celle du pouce est extrêmement bornée.

L'articulation des premières phalanges avec les secondes, et celle des secondes avec les troisièmes, sont des ginglymes angulaires parfaits. Les condyles de l'extrémité inférieure des premières et des secondes phalanges, sont encroûtés de cartilage dans les os frais. Ils sont reçus dans la cavité de l'extrémité supérieure des secondes et des troisièmes phalanges qui sont pareillement encroûtées de cartilage.

Ces articulations sont affermies par une capsule et deux ligamens latéraux, dont l'un interne et l'autre externe. La capsule est recouverte par les tendons des muscles extenseurs et fléchisseurs des doigts et par les ligamens latéraux. Elle est tellement unie au tendon de l'extenseur vers l'extrémité supérieure des seconde et des troisième phalanges, qu'il est presque impossible de l'en séparer. Le bord supérieur de ce ligament s'attache à la circonférence des condyles de la phalange qui est en haut ; le bord inférieur est attaché à la circonférence de la cavité de la phalange qui est en bas. Les ligamens latéraux naissent des parties latérales de l'extrémité inférieure de la phalange supérieure, et se terminent aux parties latérales de l'extrémité supérieure de la phalange inférieure. Ces ligamens sont épais et fibreux. Ces articulations sont fortifiées par les tendons des muscles fléchisseurs et extenseurs des doigts. Elles ne permettent d'autres mouvemens que ceux de flexion et d'extension.

La main sert à saisir les corps qui nous environnent et sur lesquels nous avons intérêt d'agir. La structure de cette partie la rend très-propre à cet usage. Le nombre des phalanges dont les doigts sont composés facilite leur changement de figure ; ce qui nous permet d'embrasser les corps par une surface plus grande, de les tenir plus fermement, d'en mieux reconnoître les qualités tactiles, et de les offrir de plus près et pendant tout le temps nécessaire à l'examen des autres sens. Les articulations des os du carpe et du métacarpe augmentent la mobilité générale de la main, facilitent les changemens de forme de cette partie et absorbent une portion du mouvement, dans les efforts auxquels la main est exposée, lorsqu'on tombe sur cette partie, ou qu'elle est appliquée avec violence sur un corps résistant quelconque.

DES EXTRÉMITÉS INFÉRIEURES.

Les extrémités inférieures sont au nombre de deux ; elles tiennent à la partie inférieure du tronc. On les divise en cuisse, jambe, et pied.

De la Cuisse.

La cuisse est la première partie de l'extrémité inférieure ; elle s'étend depuis le tronc jusqu'à la jambe. La cuisse est formée d'un seul os qu'on appelle fémur.

Du Fémur.

Le fémur est le plus long et le plus gros de tous les os du corps. On le divise en extrémité supérieure, en partie moyenne ou corps, et en extrémité inférieure.

L'extrémité supérieure du fémur comprend trois éminences, dont l'une porte le nom de tête, les autres celui de trochanters : on distingue les trochanters en grand et petit.

La tête du fémur est tournée en haut, en dedans et un peu en avant ; de manière que la plus grande partie de sa convexité est en haut et la plus petite en bas. Cette convexité se prolonge un peu plus en avant qu'en arrière ; elle forme un peu plus de la moitié d'une sphère. Sa surface est lisse, excepté à la partie moyenne inférieure où se trouve une enfoncement dans lequel s'attache le ligament interne de l'articulation. La tête du fémur est reçue dans la cavité cotyloïde de l'os innominé. Entre cette éminence et les trochanters, on remarque une partie étroite qu'on nomme col du fémur. Ce col est plus long inférieurement et postérieurement, que supérieurement et antérieurement. Il est un peu applati d'avant en arrière et plus épais à son bord supérieur qu'à l'inférieur. Sa direction est oblique par rapport au corps de l'os, avec lequel il fait un angle obtus, saillant en dehors, et rentrant en dedans. La circonférence de sa base présente antérieurement une ligne large et raboteuse, qui descend du grand trochanter au petit ; postérieurement elle présente une autre ligne saillante qui descend aussi du grand trochanter au petit. Cette circonférence donne attache au ligament orbiculaire qui entoure l'articulation du fémur avec l'os innominé. La longueur et l'obliquité du col du fémur varient beaucoup. Dans certains sujets, il est presque transversal.

Le grand trochanter est situé en dehors, et un peu en arrière; il monte moins haut que la tête. On y considère une face externe, une face interne, un bord antérieur, un bord postérieur, et un bord supérieur. La face externe est large et convexe; elle est recouverte par le tendon du muscle grand fessier qui lui est uni par du tissu cellulaire très-lâche. Elle se termine inférieurement par un rebord plus ou moins saillant, raboteux, qui donne attache à la portion externe de l'extrémité supérieure du muscle triceps crural. La face interne a beaucoup moins d'étendue que l'externe : on y voit un enfoncement qui donne attache aux tendons des muscles pyramidal, jumeaux supérieur et inférieur, obturateurs interne et externe. Le bord antérieur est large et inégal; il donne attache au tendon du muscle petit fessier. Le bord postérieur, beaucoup moins large que l'antérieur, est arrondi; sa partie inférieure donne attache au muscle quarré. Le supérieur est assez épais et inégal; il donne attache au tendon du muscle moyen fessier.

Le petit trochanter est situé à la partie interne postérieure de la base du col. Sa longueur varie suivant les sujets. Son sommet, dirigé en dedans et en arrière, donne attache au tendon commun des muscles grand psoas et iliaque réunis. Sa base est triangulaire : il en part trois lignes, dont deux supérieures et une inférieure. Des deux supérieures, l'une se continue
avec

avec le bord inférieur du col ; l'autre monte vers le grand trochanter ; l'inférieure se dirige vers le bord postérieur du corps de l'os.

Le corps du fémur commence immédiatement au-dessous des trochanters. Sa grosseur diminue jusqu'à la partie moyenne de l'os ; ensuite elle augmente jusqu'à l'extrémité inférieure. Il est courbé d'avant en arrière. Ses deux tiers supérieurs sont presque triangulaires. Son tiers inférieur est applati d'avant en arrière , beaucoup plus épais à sa partie interne qu'à l'externe. On considère au corps trois faces et trois bords. Des faces, l'une est antérieure ; les deux autres postérieures se distinguent en externe et interne. Des bords, deux sont latéraux , l'un externe et l'autre interne, le troisième est postérieur.

La face antérieure est plus large supérieurement et inférieurement qu'à sa partie moyenne. Elle est un peu contournée, de manière que sa partie supérieure est inclinée en dehors et sa partie inférieure en dedans : elle est convexe , sur-tout à la partie moyenne. Le muscle triceps crural la recouvre et s'attache à ses trois quarts supérieurs.

La face externe a peu de largeur ; elle est un peu concave supérieurement, et convexe dans le reste de son étendue. Elle donne attache , dans ses deux tiers supérieurs , à la portion externe du triceps crural.

La face interne est un peu plus large que l'externe ; elle donne attache, dans ses deux tiers supérieurs, à la portion interne du triceps crural.

Les bords latéraux du fémur sont à peine marqués. Ces bords sont épais et arrondis , sur-tout l'externe. Ils donnent attache au muscle triceps crural.

Le bord postérieur est fort saillant. Il est rempli d'aspérités; ce qui l'a fait appeller ligne âpre. On y considère une lèvre externe, une lèvre interne et un interstice. La lèvre externe donne attache au muscle triceps crural et à la courte portion du biceps; la lèvre interne donne attache au triceps crural, et l'interstice aux trois adducteurs de la cuisse. Le cinquième supérieur ou environ de ce bord, est bifurqué. Des deux branches de cette bifurcation, l'externe monte au grand trochanter : elle est très-saillante et fort raboteuse. Son côté externe donne attache au triceps crural ; son côté interne au troisième adducteur ; sa partie moyenne au tendon du grand fessier. La branche interne est peu marquée; elle monte jusqu'au petit trochanter : le muscle pectiné et le triceps crural s'y attachent. L'intervalle qui sépare ces deux branches est recouvert par les muscles grand adducteur et quarré de la cuisse. Le tiers inférieur de la ligne âpre est bifurqué aussi : les deux branches de cette bifurcation descendent en s'écartant, et se terminent derrière les condyles de l'extrémité inférieure. L'externe est plus marquée que l'interne; elle donne attache au triceps crural et à la courte portion du biceps. L'interne n'est presque point marquée supérieurement, endroit sur lequel appuie l'artère crurale. Elle donne attache au triceps crural et au troisième adducteur. Ces deux branches laissent entre elles une surface large, plane et triangulaire, qui est recouverte par les vaisseaux poplités. À l'endroit où ces branches se terminent inférieurement, on voit une empreinte tendineuse qui donne attache aux muscles jumeaux. C'est sur la ligne âpre du fémur que se trouve le conduit nourricier de cet os : il se dirige de bas en haut; il y en a quelquefois plusieurs.

L'extrémité inférieure du fémur est beaucoup plus volumineuse que la supérieure; elle présente deux éminences qu'on nomme condyles, et qu'on distingue en interne et en externe.

Le condyle interne est moins épais et se prolonge un peu plus en arrière que l'externe. Lorsqu'on donne au fémur une direction verticale, le condyle interne paroît descendre beaucoup plus bas que l'externe; mais dans la direction oblique et naturelle du fémur, les deux condyles se trouvent presque sur un même plan horizontal, et l'interne n'excède que très-peu.

Les condyles se réunissent antérieurement pour former une espèce de poulie articulaire, dont le bord externe est plus saillant et monte plus haut que l'interne. Cette poulie s'articule avec la face postérieure de la rotule. Postérieurement, les condyles sont séparés par une grande échancrure qui loge les ligamens croisés. On peut distinguer à chaque condyle une face interne, une face externe et une face inférieure. La face interne du condyle interne porte le nom de tubérosité de ce condyle; elle est convexe et inégale; sa partie la plus saillante donne attache au ligament latéral interne du genou, et au tendon du troisième adducteur. La face externe de ce condyle fait partie de l'échancrure dont nous avons parlé plus haut; sa partie antérieure donne attache au ligament croisé postérieur. La face inférieure

est la partie vraiment articulaire de cette éminence. Elle est convexe, moins large que celle
du condyle externe ; la plus grande partie de
sa convexité est tournée en arrière.

La face externe du condyle externe porte
le nom de tubérosité de ce condyle. Elle est
convexe, inégale et moins saillante que celle
de l'interne. On y voit postérieurement et inférieurement un petit enfoncement qui donne
attache au tendon du muscle poplité, et un
peu plus haut des inégalités qui donnent attache au ligament latéral externe de l'articulation du genou. La face interne fait partie de
l'échancrure qui sépare les condyles ; sa partie
postérieure donne attache au ligament croisé
antérieur. La face inférieure est plus large que
celle du condyle interne ; sa partie antérieure
est presque plane, et la partie postérieure est
convexe. Les condyles du fémur s'articulent
avec l'extrémité supérieure du tibia.

Le fémur est composé des trois substances
qui se remarquent dans les os longs en général. La substance compacte occupe l'extérieur ;
la substance spongieuse forme principalement
les extrémités, et la réticulaire est située dans
le canal médullaire. Chez un enfant nouveau-
né, les extrémités du fémur sont encore cartilagineuses. L'ossification de la partie moyenne
s'étend par en haut jusqu'au col et à la base
du grand trochanter : quelque temps après il
se développe trois germes osseux dans l'extrémité supérieure, un au centre du grand trochanter, un autre dans le petit trochanter,
et un troisième au centre de la tête. Ces germes osseux grossissent ; les cartilages qui les
séparent du corps de l'os perdent chaque jour

de leur épaisseur ; ils disparoissent enfin , et les épiphyses se soudent au reste de l'os. La soudure des trochanters arrive bien long-temps avant celle de la tête. En même temps l'extrémité inférieure s'ossifie , et les condyles se changent en une large épiphyse qui se soude fort tard avec le corps de l'os. Les traces de leur séparation se font appercevoir encore dans les adolescens ; mais à la fin elles disparoissent entièrement. Dans les enfans , le corps du fémur est presque droit ; il ne se courbe d'avant en arrière qu'à mesure que l'on avance en âge.

Pour mettre le fémur en position tel qu'il est dans un homme debout , il faut tourner la face convexe du corps en avant , la tête en haut et en dedans , et les condyles en bas et sur un plan horizontal. Dans cette situation , le fémur est oblique de haut en bas , et de dehors en dedans. Il forme avec le tibia un angle obtus , saillant en dedans et rentrant en dehors. Il résulte de l'obliquité des fémurs , que ces os sont très-près l'un de l'autre inférieurement , et fort écartés supérieurement. Cette disposition est avantageuse, en ce qu'elle laisse un espace considérable pour loger les muscles de la partie interne de la cuisse. Le fémur s'articule supérieurement avec l'os innominé , et inférieurement avec le tibia et la rotule.

De l'articulation du Fémur avec l'Os innominé.

Cette articulation est une énarthrose : elle résulte du contact de la tête du fémur avec la cavité cotyloïde de l'os innominé.

La tête du fémur est recouverte, dans l'état frais, par un cartilage articulaire, dont la circonférence est moins épaisse que la partie moyenne. Ce cartilage est interrompu à la partie moyenne et inférieure, par un enfoncement qui donne attache au ligament interne. La tête du fémur est reçue dans la cavité cotyloïde. Cette cavité est située à la partie latérale externe et un peu antérieure du bassin. Elle regarde en dehors, en bas et en avant. Le bord qui la termine est plus saillant supérieurement et postérieurement que dans le reste de son étendue. Dans l'état frais, la grande échancrure qu'on remarque à sa partie interne et inférieure, est convertie en trou, par un ligament auquel on peut distinguer une face externe, une face interne, un bord postérieur, un bord antérieur et deux extrémités, dont l'une supérieure et l'autre inférieure.

La face externe est recouverte par le ligament orbiculaire auquel elle donne attache. La face interne fait partie de la cavité cotyloïde : elle est lisse et contiguë au cartilage articulaire du fémur. Le bord postérieur recouvre les vaisseaux qui pénètrent dans l'articulation. Le bord antérieur est confondu avec le bourrelet fibreux qui environne la cavité cotyloïde.

L'extrémité supérieure s'attache à la partie supérieure de l'échancrure, et l'extrémité inférieure est attachée à la partie inférieure de la même échancrure. Les fibres dont ce ligament est composé naissent les unes de l'extrémité supérieure de l'échancrure, et les autres de son extrémité inférieure. Les premières occupent le côté interne du ligament : elles descendent vers l'extrémité inférieure de l'échancrure à laquelle un grand nombre s'attache ; les autres se continuent avec le bourrelet ligamenteux de la cavité cotyloïde. Les dernières occupent le côté externe du ligament ; elles montent en croisant un peu la direction des premières ; une partie s'attache à l'extrémité supérieure de l'échancrure ; les autres se continuent avec le bourrelet ligamenteux de la cavité cotyloïde. Ce ligament concourt à la formation de cette cavité, et protége les vaisseaux qui entrent dans l'articulation.

La circonférence de la cavité cotyloïde est surmontée, dans les os frais, par un bourrelet ligamenteux qu'on peut appeller ligament cotyloïdien. Ce ligament est assez épais, large d'environ trois lignes en haut et en arrière. Il est plus mince et plus étroit en bas et en dedans. On y considère deux faces, dont l'une externe et l'autre interne, et deux bords, dont l'un adhérent et l'autre libre. La face externe est contiguë au ligament orbiculaire. La face interne touche au cartilage du fémur. Le bord adhérent est attaché à la circonférence de la cavité cotyloïde. A l'endroit où cette circonférence est échancrée, ce bord est confondu avec le ligament qui convertit l'échancrure en trou. On remarque entre le ligament cotyloïdien et le cartilage qui tapisse la cavité cotyloïde, un enfoncement circulaire plus ou moins considérable. Le bord libre est mince, sur-tout à sa partie postérieure. Ce ligament est composé de fibres qui naissent des bords de la cavité cotyloïde, s'inclinent un peu vers cette cavité, et se terminent, sur sa circonférence, à une distance plus ou moins grande de l'endroit d'où elles ont pris naissance. Ces fibres sont unies entr'elles par du tissu cellulaire très-serré. Le ligament cotyloïdien augmente la profondeur de la cavité cotyloïde, sans diminuer en rien les mouvemens de la tête du fémur, à la pression de laquelle il cède facilement.

La surface de la cavité cotyloïde est recouverte, dans l'état frais, par un cartilage articulaire, dont la partie moyenne est moins épaisse que la circonférence. Ce cartilage finit au bord de l'enfoncement particulier qu'on remarque à la partie interne et inférieure de cette cavité. Cet enfoncement est rempli par une substance cellulaire jaunâtre, dans laquelle il se distribue un grand nombre d'artères. On regarde cette substance comme une glande synoviale. Sa surface est recouverte par une membrane extrêmement fine, dont nous parlerons à l'occasion du ligament interne de l'articulation.

La tête du fémur est logée dans la cavité cotyloïde ; mais comme sa surface est plus étendue que celle de la cavité, elle excède un peu le ligament cotyloïdien, dans quelque position que se trouve le fémur.

L'articulation du fémur avec l'os innominé est affermie par deux ligamens : l'un est le ligament orbiculaire, et l'autre l'intérieur.

Le ligament orbiculaire s'étend de la circonférence de la cavité cotyloïde à la base du col du fémur. Il présente deux faces, dont l'une externe et l'autre interne ; deux bords, dont l'un supérieur et l'autre inférieur. La face externe est recouverte antérieurement par le muscle droit antérieur , et par les muscles psoas et iliaque, au tendon commun desquels elle est contiguë supérieurement. Du côté interne, elle est recouverte par les muscles obturateur externe et pectiné ; postérieurement, elle touche au muscle quarré de la cuisse, aux jumeaux, au tendon de l'obturateur interne et au pyramidal ; elle est recouverte supérieurement par le muscle petit fessier.

La face interne est contiguë au ligament cotyloïdien, à la portion de la tête du fémur qui dépasse ce ligament, et à la surface du col de cet os.

Le bord supérieur est attaché à la circonférence de la cavité cotyloïde, depuis le ligament cotyloïdien, jusqu'à deux ou trois lignes au-delà. A l'endroit de l'échancrure cotyloïdienne, il s'attache à la face externe du ligament, qui la convertit en trou. La lame interne du ligament orbiculaire se réfléchit sur le ligament cotyloïdien, en recouvre les deux faces, et se continue jusqu'au bord du cartilage articulaire de la cavité cotyloïde.

Le bord inférieur du ligament orbiculaire est étroitement attaché à la circonférence de la base du col du femur. Cette attache descend plus bas à l'extérieur qu'à l'intérieur du ligament, où elle monte quelquefois jusqu'au milieu du col. La lame interne de ce ligament se réfléchit de bas en haut sur le col, et monte jusqu'à la circonférence du cartilage articulaire, avec lequel elle se continue. Elle est fort épaisse, fibreuse, et souvent elle forme de petites brides qui suivent la direction du col, auquel cette lame tient lieu de périoste. On remarque souvent sous cette membrane, près la tête du fémur, de petits paquets celluleux qu'on a pris pour des glandes synoviales.

Le ligament orbiculaire est en général fort épais ; mais son épaisseur n'est pas la même par-tout : elle est médiocre du côté interne et postérieur, un peu plus grande à la partie externe, et très-considérable à la partie antérieure. La structure de ce ligament n'est pas facile à développer. Sa partie la plus intérieure paroît composée uniquement de lames de tissu cellulaire très-serrées les unes contre les autres ; mais sa partie extérieure est manifestement fibreuse. Les fibres qui la forment naissent de l'os innominé, et descendent vers le fémur, en suivant des directions très-variées. Elles ne sont nulle part aussi abondantes qu'à la partie antérieure, où elles forment une couche singulièrement épaisse. Cette portion fibreuse naît de l'épine antérieure et inférieure de l'os des îles : elle descend de dehors en dedans, s'élargit beaucoup et va s'attacher à toute la longueur de la ligne qui termine antérieurement le col du fémur, et qui descend obliquement du grand au petit trochanter.

Le ligament intérieur a été appellé ligament rond, quoiqu'il n'ait rien moins que la forme ronde. Il s'étend des extrémités de l'échancrure de la cavité cotyloïde, à l'enfoncement de la tête du fémur. Il est applati et triangulaire. Une de ses faces est interne et supérieure ; elle est contiguë au paquet celluleux qui remplit la portion raboteuse de la cavité cotyloïde. L'autre est externe et inférieure ; elle est contiguë à la tête du fémur. La base de ce ligament est attachée aux extrémités de l'échancrure cotyloïdienne, et au bord postérieur du ligament qui convertit cette échancrure en trou : delà, il monte obliquement en arrière et va s'attacher, par son sommet, à la partie supérieure de l'enfoncement creusé sur la tête du fémur. Ce ligament est composé de deux bandes plates de fibres, dont l'une supérieure, plus petite, naît de l'extrémité supérieure de l'échancrure cotyloïdienne ; l'autre, plus grande, naît de son extrémité inférieure ; ces deux bandes se rapprochent et se confondent vers la tête du fémur : leurs bords voisins sont unis par une lame fibreuse plus mince. Cet appareil fibreux est renfermé dans une espèce de gaîne membraneuse, qui naît de la circonférence de l'enfoncement raboteux de la cavité cotyloïde et du bord postérieur du ligament qui couvre l'échancrure cotyloïdienne. Cette gaîne recouvre le paquet celluleux prétendu synovial, qui remplit l'enfoncement, lui adhère fortement, entoure le ligament auquel elle est intimement unie, et finit enfin à la circonférence de l'enfoncement de la tête du fémur, en se continuant avec le cartilage articulaire. Cette membrane est souvent soulevée, près la tête du fémur, par un petit flocon celluleux, semblable à ceux qu'on regarde comme des glandes synoviales. Le ligament interne est propre à empêcher que le fémur ne sorte de la cavité cotyloïde en haut et en dehors.

L'articulation du fémur avec l'os innominé, est singulièrement fortifiée par les différens muscles qui l'environnent, sur-tout par ceux qui la recouvrent immédiatement.

Les mouvemens du fémur sur l'os innominé,

sont la flexion, l'extension, l'abduction, l'adduction, les mouvemens circulaires ou en fronde, et les mouvemens de rotation.

Lorsque le fémur se fléchit, sa tête glisse d'avant en arrière dans la cavité cotyloïde; la partie antérieure de cette éminence se cache dans cette cavité; la partie postérieure de la tête sort de la cavité, et appuie sur la partie postérieure du ligament orbiculaire qui est fortement tendue.

Le mouvement d'extension s'exécute par un mécanisme contraire à celui de la flexion.

Dans l'abduction, la tête du fémur glisse de dehors en dedans dans la cavité cotyloïde; la partie interne de cette éminence sort de la cavité, pendant que l'externe s'y enfonce; le ligament orbiculaire est fortement tendu en dedans, et soutient l'effort de la tête du fémur, qui tend à s'échapper par le côté interne de la cavité.

Le mouvement d'adduction se fait par un mécanisme contraire à celui d'abduction.

Outre les quatre mouvemens dont nous venons de parler, le fémur peut se mouvoir directement entre ces quatre points principaux : ainsi il peut se porter en avant et en dedans, en dehors et en avant; en un mot, il peut se mouvoir suivant tous les rayons d'un cercle dont la cavité cotyloïde seroit le centre. Les mouvemens d'extension et d'adduction sont extrêmement bornés; le premier, parce que l'obliquité de la cavité cotyloïde est telle, que la partie postérieure du col du fémur en rencontre bientôt le bord par lequel il est arrêté; le second, à cause de la résistance mutuelle que s'opposent les deux cuisses. Par les raisons contraires, les mouvemens de flexion et d'abduction sont très-faciles et très-étendus.

Les mouvemens circulaires ou en fronde résultent de la combinaison des quatre mouvemens directs dont il a été parlé plus haut. Dans ces mouvemens, le fémur décrit des cônes dont la base est à son extrémité inférieure, et le sommet dans l'articulation même.

On pourroit croire d'abord que les mouvemens de rotation du fémur se font autour de son axe ; mais il suffit de faire attention à l'obliquité du col de cet os, pour voir que ces mouvemens se passent autour d'une ligne droite qui descendroit de la partie supérieure de la tête, au milieu de l'intervalle des condyles. Dans la rotation en dedans, la tête du fémur glisse d'avant en arrière dans la cavité cotyloïde, et le grand trochanter décrit un arc de cercle d'arrière en avant. Ce mouvement du grand trochanter est d'autant plus étendu et plus sensible, que le col du fémur a plus de longueur. Dans la rotation en dehors, la tête du fémur glisse d'arrière en avant dans la cavité cotyloïde, et le grand trochanter décrit un arc de cercle d'avant en arrière.

Le fémur soutient le poids du corps, et le transmet à l'extrémité supérieure du tibia. Il fait l'office d'un levier de la troisième espèce dans les divers mouvemens de la cuisse.

De la Jambe.

La jambe est la seconde partie de l'extrémité inférieure. Elle est située entre la cuisse et le pied. Les os dont elle est formée sont le tibia, la rotule et le péroné.

Du Tibia.

Le tibia est un os pair, situé à la partie interne de la jambe. C'est, après le fémur, le plus long et le plus gros de tous les os du corps. On divise le tibia en extrémité supérieure, en partie moyenne ou corps, et en extrémité inférieure.

L'extrémité supérieure du tibia est presque ovale transversalement. Elle présente deux cavités articulaires qu'on nomme improprement condyles de cet os. On les distingue en interne et en externe. La cavité interne est ovale d'arrière en avant, et plus profonde que l'externe; celle-ci est presque circulaire. Ces cavités s'articulent avec les condyles du fémur.

Ces deux cavités sont séparées par une éminence mitoyenne, appellée épine du tibia, et par deux enfoncemens raboteux, dont l'un est antérieur et l'autre postérieur. L'éminence est plus près de la partie postérieure que de. l'antérieure. Elle a peu de hauteur; sa base est fort large; son sommet présente deux tubercules séparés par un enfoncement raboteux. Les cartilages des cavités articulaires s'étendent jusqu'au sommet de ces tubercules. L'enfoncement raboteux antérieur a plus d'étendue que le postérieur; il donne attache à l'extrémité antérieure des ligamens semi-lunaires, et au ligament croisé antérieur. L'enfoncement postérieur donne attache à l'extrémité postérieure des ligamens semi-lunaires, et au ligament croisé postérieur.

La circonférence de l'extrémité supérieure

du tibia peut être divisée en partie antérieure, partie postérieure, et deux parties latérales, dont l'une interne et l'autre externe. La partie antérieure est large et presque plane ; sa figure est celle d'un triangle, dont le sommet tourné en bas est convexe, lisse et contigu au ligament de la rotule. Les parties latérales portent le nom de tubérosités du tibia. Ces tubérosités commencent antérieurement aux angles supérieurs de la surface triangulaire dont il vient d'être parlé ; delà, elles se portent en arrière et se rapprochent au point qu'il ne reste entr'elles qu'une échancrure peu considérable. La tubérosité interne est beaucoup plus large que l'externe. On remarque à sa partie postérieure une empreinte qui donne attache au tendon du muscle demi-membraneux. La tubérosité externe est plus large antérieurement que postérieurement. On remarque à sa partie postérieure qui est la plus saillante, une facette un peu convexe, presque circulaire, inclinée en bas, qui s'articule avec le péroné. La partie postérieure du contour de l'extrémité supérieure du tibia, présente une échancrure plus ou moins profonde qui sépare les deux tubérosités.

Le corps du tibia commence au-dessous des deux tubérosités de l'extrémité supérieure. Sa grosseur diminue jusqu'au-dessous de son tiers moyen ; ensuite elle augmente un peu jusqu'à l'extrémité inférieure. Il est légèrement courbé en dehors à sa partie supérieure, et en dedans à l'inférieure. Sa forme approche de celle d'un prisme triangulaire ; on y voit trois faces et trois bords. Des faces, l'une est interne, l'autre externe et la troisième postérieure ; des bords, l'un est antérieur, l'autre interne et le troisième externe.

La face interne du tibia est légèrement convexe et tournée un peu en devant. Sa partie supérieure est recouverte par les tendons des muscles couturier, droit interne et demi-tendineux. Dans le reste de son étendue, elle est recouverte par la peau.

La face externe est moins large que l'interne ; ses deux tiers supérieurs sont creusés suivant la longueur de l'os : son tiers inférieur est convexe et tourné en avant. Cette face est recouverte par le muscle jambier antérieur qui s'attache à sa moitié supérieure ; elle est aussi recouverte inférieurement par les tendons des muscles extenseur propre du gros orteil, extenseur commun des orteils et péronier antérieur.

La face postérieure est traversée dans sa partie supérieure, par une ligne oblique plus ou moins saillante, qui part de la facette articulaire de la tubérosité externe, et va au-dessous du tiers supérieur du bord interne. Cette ligne donne attache au muscle poplité, au jambier postérieur, au fléchisseur commun des orteils et au solaire. La portion de cette face qui se trouve au-dessus et au côté interne de la ligne, donne attache au muscle poplité. Sur le reste s'attachent les muscles jambier postérieur et long fléchisseur commun des orteils. On y voit au-dessous du quart supérieur et près du bord externe, une gouttière qui dégénère bientôt en un conduit nourricier dirigé de haut en bas. Ce conduit est le plus grand de tous ceux de cette espèce qui se remarquent dans le corps humain.

Le bord antérieur porte le nom de crête du tibia.

tibia. Il commence supérieurement à une éminence qu'on nomme tubérosité du tibia. Cette éminence donne attache au ligament inférieur de la rotule. Son côté interne donne aussi attache aux tendons réunis des muscles couturier, droit interne et demi-tendineux. Ce bord est aigu dans ses deux tiers supérieurs, et mousse dans l'inférieur. Sa partie moyenne est un peu plus élevée que le reste. Il n'est point droit; sa partie supérieure est courbée en dehors et sa partie inférieure en dedans. Il donne attache à l'aponévrose qui entoure la jambe.

Le bord interne est très-mousse supérieurement, un peu plus saillant inférieurement. Son tiers supérieur donne attache au muscle poplité et au ligament latéral interne de l'articulation du genou. Dans presque tout le reste de son étendue, il donne attache au muscle long fléchisseur commun des orteils.

Le bord externe est plus mince et plus saillant que l'interne : il donne attache au ligament inter-osseux.

L'extrémité inférieure du tibia est beaucoup moins grosse que la supérieure. On y voit une cavité articulaire quadrilatère, dont le côté interne est plus étroit et plus profond que l'externe. Cette cavité est traversée d'avant en arrière, par une élévation large et mousse. Toute la surface de cette cavité est recouverte de cartilage dans les os frais, et s'articule avec la face supérieure de l'astragale.

La circonférence de l'extrémité inférieure du tibia est presque quarrée. On y considère quatre côtés, un antérieur, un postérieur, un interne et un externe.

Le côté antérieur est presque droit transversalement et arrondi de haut en bas. Sa partie inférieure est inégale et donne attache à des fibres ligamenteuses.

Le côté postérieur est droit transversalement, et moins convexe de haut en bas, que l'antérieur. Il donne aussi attache à des fibres ligamenteuses. Sur sa partie externe on voit un enfoncement large et superficiel, dans lequel passe le tendon du muscle long fléchisseur propre du gros orteil.

Le côté interne présente une éminence large et épaisse, qui descend plus bas que le reste du contour de l'extrémité inférieure : c'est ce qu'on nomme malléole interne. Cette éminence ne répond pas directement à la tubérosité interne de l'extrémité supérieure : elle est un peu plus en devant ; ce qui vient de la direction de l'extrémité inférieure du tibia, qui est un peu contournée d'arrière en avant et de dedans en dehors. On distingue à la malléole interne une face interne, une face externe, un bord antérieur, un bord postérieur et un sommet.

La face interne est convexe ; elle est recouverte par la peau.

La face externe, lisse et concave, augmente la profondeur de la cavité articulaire dont il a été parlé plus haut ; elle s'articule avec la face interne de l'astragale.

Le bord antérieur est inégal et donne attache à des fibres ligamenteuses.

Le bord postérieur est plus large que l'antérieur. On y voit une coulisse large et peu profonde, qui donne passage aux tendons des muscles jambier postérieur et long fléchisseur commun des orteils.

Le sommet est plus large et descend moins

bas en arrière qu'en avant. On y voit des aspérités qui donnent attache au ligament latéral interne de l'articulation du pied.

Le côté externe de la circonférence de l'extrémité inférieure du tibia présente une cavité articulaire triangulaire, dont la base est en bas et le sommet en haut. La partie inférieure de cette cavité est lisse, recouverte de cartilage dans l'état frais, et contiguë au péroné. Le reste de sa surface est raboteux et donne attache à une substance ligamenteuse très-courte, qui unit le tibia au péroné. Les bords de cette cavité sont très-élevés inférieurement. L'antérieur est moins épais que le postérieur : il se continue supérieurement avec le bord externe du corps de l'os. Ces bords donnent attache aux ligamens transverses antérieur et postérieur, qui attachent le péroné au tibia. La cavité dont nous venons de parler est un peu plus en arrière que la tubérosité externe de l'extrémité supérieure ; d'où il résulte que la malléole externe, formée par l'extrémité inférieure du péroné, correspond à la partie postérieure de cette tubérosité.

La structure du tibia est la même que celle de tous les os de son espèce. Au moment de la naissance, ses extrémités sont encore cartilagineuses : elles s'ossifient dans la suite et deviennent de larges épiphyses qui ne se soudent que fort tard au reste de l'os. Cet os s'articule supérieurement avec le fémur, inférieurement avec l'astragale, et en dehors, par ses deux extrémités avec le péroné. Pour mettre le tibia dans sa position naturelle, il faut placer en haut l'extrémité la plus grosse, le bord le plus saillant en avant, et l'éminence de l'extrémité inférieure en dedans.

De la Rotule.

La rotule est située à la partie antérieure du genou, c'est-à-dire de l'articulation de la cuisse avec la jambe. Cet os est en général plus petit dans la femme que dans l'homme. Sa figure approche de celle d'un triangle. On y distingue une face antérieure, une face postérieure ; trois bords, dont un supérieur et deux latéraux ; et trois angles, dont deux supérieurs, l'un interne et l'autre externe, et le troisième inférieur.

La face antérieure est convexe. On y voit un assez grand nombre de petites ouvertures, oblongues de haut en bas, qui transmettent des vaisseaux nourriciers : on y remarque aussi la trace des fibres longitudinales dont l'extérieur de cet os est composé. Cette face donne attache à une expansion des fibres tendineuses du muscle droit antérieur de la cuisse.

La face postérieure présente une surface articulaire, partagée en deux parties par une élévation qui descend du bord supérieur de l'os, vers son angle inférieur, en se portant un peu obliquement de dehors en dedans. De ces deux parties, l'une est externe et l'autre interne. La première est plus large et plus profonde que la dernière : elles s'articulent avec la partie antérieure des condyles du fémur. Cette face est terminée inférieurement par une empreinte raboteuse, à laquelle s'attache l'extrémité supérieure du ligament qui unit la rotule au tibia.

Le bord supérieur est fort épais et coupé obliquement de haut en bas et d'arrière en avant. Il donne attache aux tendons des muscles droit antérieur de la cuisse et triceps crural.

Les bords latéraux sont beaucoup moins épais que le supérieur. L'externe est un peu plus long que l'interne. Ils sont légèrement convexes. Leur surface est inégale et donne attache aux aponévroses du triceps crural.

Les angles supérieurs sont arrondis : l'interne est un peu plus saillant que l'externe.

L'angle inférieur est aigu. Il donne attache au ligament qui fixe la rotule au tibia.

La rotule est composée presqu'entièrement de substance celluleuse couverte d'une couche assez mince de substance compacte. Elle se développe par un seul point d'ossification. C'est dans l'épaisseur du tendon des muscles extenseurs de la jambe, que cet os se forme. Ce tendon devient d'abord cartilagineux ; il conserve cet état pendant long temps, et ne commence à s'ossifier qu'après plusieurs années. La rotule s'articule avec le fémur : elle est unie au tibia par un ligament très-fort dont il sera parlé plus bas. Pour mettre la rotule dans sa position naturelle, il faut tourner en avant la face convexe, l'angle aigu en bas, et la cavité articulaire la plus large en dehors.

La rotule peut être regardée comme une appendice du tibia ; elle est à cet os ce que l'olécrâne est au cubitus. La seule différence qui soit entre ces deux pièces osseuses, est que l'une est continue au cubitus, et que l'autre n'est unie au tibia que par un ligament ; ce qui étoit nécessaire pour permettre au tibia, lorsqu'il est fléchi, des mouvemens de rotation en dehors et en dedans.

De l'articulation du Fémur avec le Tibia et la Rotule.

Cette articulation est une des plus composées du corps humain. On l'appelle communément articulation du genou. C'est un ginglyme angulaire qui résulte du contact des condyles du fémur avec l'extrémité supérieure du tibia et la face postérieure de la rotule.

Les condyles du fémur et la poulie articulaire formée par leur réunion antérieurement, sont recouverts, dans l'état frais, par un seul et même cartilage, dont la figure est semblable à celle de ces parties. Ce cartilage est fort épais en général ; mais son épaisseur n'est pas la même par-tout, elle est plus considérable sur la partie moyenne des condyles qu'à leur circonférence. La face postérieure de la rotule est recouverte, dans l'état frais, par un cartilage articulaire très-épais. Les cavités creusées sur l'extrémité supérieure du tibia ont chacune leur cartilage particulier, plus épais à la partie moyenne qu'à la circonférence.

Les deux enfoncemens de la face postérieure de la rotule reçoivent les bords de la poulie articulaire du fémur. L'éminence qui sépare ces enfoncemens est logée dans l'échancrure qui se trouve entre les bords de la poulie. Les condyles du fémur sont reçues dans les cavités de l'extrémité supérieure du tibia ; mais leur surface ne touche immédiatement celle des cavités que dans une petite étendue. Il se trouve entre le fémur et le tibia, deux lames qu'on nomme cartilages semi-lunaires ou inter-articulaires, mais que nous appellerons liga-

mens semi-lunaires, à cause de leur texture
fibreuse. On distingue ces ligamens en interne
et en externe. Leur largeur est telle qu'ils
couvrent environ les deux tiers de la cavité
correspondante du tibia. L'interne est plus
large en arrière qu'en avant, et l'externe est
plus large en avant qu'en arrière. Ils sont recourbés comme leur nom l'indique. L'interne
représente une portion d'ovale, dont le grand
diamètre est dirigé d'arrière en avant; l'externe forme presque un cercle. On distingue
à chacun de ces ligamens une face supérieure,
une face inférieure, un bord convexe, un
bord concave et deux extrémités, dont l'une
antérieure et l'autre postérieure. La face supérieure est concave ; elle forme, avec la partie
moyenne de la surface articulaire du tibia,
une cavité convenable à la convexité du condyle du fémur. La face inférieure est presque
plate. Ces faces sont extrêmement lisses et
mouillées par la synovie. Le bord convexe du
ligament semi-lunaire interne est tourné en
dedans : il est uni, dans toute son étendue, au
ligament capsulaire. Le bord convexe du ligament semi-lunaire externe est tourné en dehors : il est uni aussi à la capsule, excepté en
arrière, où l'on voit un enfoncement oblique
de haut en bas et de dehors en dedans, qui
est contigu au tendon du muscle poplité. Le
bord concave de ces ligamens est mince, tranchant et libre. Celui du ligament interne est
tourné en dehors, et celui de l'externe en
dedans.

L'extrémité antérieure du ligament semi-
lunaire interne est attachée à la partie interne
de l'enfoncement raboteux qui sépare anté-

rieurement les deux cavités du tibia. Son extrémité postérieure s'attache dans l'enfoncement qui se remarque derrière l'épine du tibia, devant l'attache du ligament croisé postérieur.

L'extrémité antérieure du ligament semi-lunaire externe s'attache dans l'enfoncement raboteux qui sépare antérieurement les deux cavités articulaires du tibia, beaucoup plus en arrière que l'attache du ligament semi-lunaire interne. Cette extrémité est confondue en partie avec le ligament croisé antérieur. Son extrémité postérieure s'attache à la partie postérieure de l'épine du tibia, derrière le ligament croisé antérieur, et devant l'attache postérieure du ligament semi-lunaire interne.

Les ligamens semi-lunaires sont épais à leur bord convexe, évidés dans le milieu de leur largeur, et très-minces à leur bord concave. Ils sont composés de fibres qui décrivent des courbes concentriques les unes aux autres. Ces fibres sont moins serrées vers les extrémités qu'à la partie moyenne, où les ligamens sont quelquefois si compactes, que presque tous les Anatomistes les ont pris pour des cartilages.

Ces ligamens sont unis l'un à l'autre antérieurement, par un cordon ligamenteux transversal, large d'environ une ligne. Ce cordon est environné par la graisse jaunâtre et molle qui se remarque à la partie antérieure de l'articulation. Ses extrémités s'attachent à la partie antérieure du bord convexe des ligamens semi-lunaires. Il est composé de fibres qui se continuent avec celles des ligamens semi-lunaires.

Les ligamens semi-lunaires ont pour usage d'augmenter la profondeur des cavités qui reçoivent les condyles du fémur, et de rendre plus faciles les mouvemens du tibia dont ils suivent toutes les déterminations. L'interne paroît plus fixe dans la place qu'il occupe, que l'externe qui peut glisser sur le tibia d'arrière en avant et d'avant en arrière.

L'articulation du genou est affermie par les ligamens suivans : par la capsule, le ligament de la rotule, deux ligamens latéraux, dont l'un interne et l'autre externe ; par un ligament postérieur, le ligament adipeux de la rotule et les ligamens croisés.

La capsule s'étend de l'extrémité inférieure du fémur à l'extrémité supérieure du tibia, et à la circonférence de la rotule. La face externe de ce ligament est recouverte supérieurement et antérieurement par le muscle triceps-crural, au tendon duquel elle adhère si fortement dans l'étendue d'un pouce et demi environ, qu'il est impossible de l'en séparer. Au-dessous de la rotule, cette face est recouverte par le ligament de cet os, de manière cependant qu'on trouve derrière ce ligament une quantité très-grande de tissu cellulaire graisseux, avec lequel la capsule est tellement confondue, qu'on diroit que ce tissu cellulaire est vraiment contenu dans l'articulation. Sur les parties latérales, cette face est recouverte par les aponévroses du muscle triceps crural. A la partie interne un peu postérieure, elle est aussi recouverte par les tendons des muscles couturier, droit interne et demi-tendineux, et par le ligament latéral interne auquel elle est fortement unie. Plus en arrière et en dedans, elle est recouverte par le tendon du muscle demi-membraneux, et par le jumeau interne au tendon duquel elle adhère fortement ; à la partie moyenne et postérieure, elle est recouverte par le ligament postérieur et par les ligamens croisés auxquels elle est intimement unie ; plus en dehors, elle est recouverte par la portion externe du jumeau et le tendon du biceps crural, et plus en dehors encore par le ligament latéral externe.

La face interne de la capsule est contiguë de toutes parts et mouillée par la synovie, excepté aux endroits qu'occupent les ligamens semi-lunaires aux-bords convexes desquels elle est unie. A l'endroit où le ligament semi-lunaire externe est échancré pour le passage du tendon du muscle poplité, la capsule est unie aux bords et à la face postérieure de ce tendon, de manière à prévenir l'effusion de la synovie.

Le bord supérieur est attaché autour des condyles du fémur et de la poulie qui résulte de leur réunion ; de manière qu'à l'endroit où ces condyles sont séparés par une grande échancrure, ce bord s'attache à la circonférence de l'échancrure qui se trouve ainsi hors de l'articulation. Cette attache a lieu à une certaine distance du cartilage qui recouvre les condyles; mais la lame la plus interne de la capsule se réfléchit jusqu'au bord du cartilage avec lequel elle se continue.

Le bord inférieur est attaché à la circonférence des cavités articulaires du tibia, de manière à laisser hors de l'articulation les endroits où s'attachent les ligamens croisés.

Cette capsule est extrêmement mince et celluleuse, par conséquent plus propre à contenir la synovie, qu'à unir les os qui forment cette articulation. Elle est beaucoup plus lâche antérieurement que postérieurement.

Le ligament de la rotule s'étend de l'angle inférieur de cet os à la tubérosité du tibia. Il a environ deux pouces de longueur et un pouce de largeur. Sa largeur est moindre à sa partie moyenne qu'à ses extrémités. On y considère une face antérieure, une face postérieure, deux bords et deux extrémités, dont une supérieure et l'autre inférieure. La face antérieure est recouverte par la peau et par une expansion aponévrotique qui vient du *fascia lata*. La face postérieure recouvre supérieurement le tissu cellulaire, que nous avons dit être placé entre ce ligament et la capsule. Inférieurement, elle est contiguë à une facette du tibia, laquelle est mouillée par une humeur synoviale qu'une capsule très-mince qui va de la circonférence de cette facette à ce ligament, empêche de s'écouler. Les bords sont continus avec les aponévroses que le triceps crural envoie au tibia. L'extrémité supérieure s'attache à l'empreinte qui se remarque à la partie inférieure de la face postérieure de la rotule, et à l'angle inférieur de cet os. L'extrémité inférieure est attachée à la tubérosité du tibia.

Ce ligament est composé de fibres tendineuses, dont les antérieures se continuent devant la rotule avec celles du tendon du muscle droit antérieur de la cuisse. La force du ligament de la rotule est telle, qu'il contre-balance l'action la plus forte des muscles extenseurs de la jambe.

Le ligament latéral interne est situé plus près de la partie postérieure de l'articulation, que de l'antérieure. Il s'étend de la tubérosité du condyle interne du fémur, à la partie supérieure et interne du tibia. Sa partie supérieure est beaucoup plus large que l'inférieure. Il est recouvert supérieurement par l'aponévrose *fascia lata*, et inférieurement par les tendons des muscles couturier, droit interne et demitendineux, auxquels il est contigu. Il recouvre la capsule, la partie interne et supérieure du tibia et la portion antérieure du tendon du demi-membraneux.

L'extrémité supérieure de ce ligament est attachée à la tubérosité du condyle interne du fémur. Son extrémité inférieure s'attache à la partie supérieure du bord et de la face internes du tibia. Ce ligament est plus épais à son bord antérieur, qu'au postérieur. Il est composé de fibres resplendissantes qui se continuent inférieurement avec l'aponévrose du muscle poplité.

Le ligament latéral externe est placé plus près de la partie postérieure de l'articulation, que de l'antérieure. Il s'étend de la tubérosité du condyle externe du fémur, à l'extrémité supérieure du péroné. Sa forme ronde lui donne beaucoup de ressemblance avec un tendon. Il est recouvert, dans presque toute son étendue, par le tendon du muscle biceps crural. Il recouvre la capsule et les vaisseaux articulaires inférieurs et externes. Son extrémité supérieure est attachée à la tubérosité du condyle externe du fémur, au-dessus et derrière l'attache du muscle poplite. Son extrémité inférieure s'attache à la partie externe de l'extrémité supérieure du péroné ; elle est embrassée par le tendon du muscle biceps. Ce ligament est composé de fibres resplendissantes comme celle des tendons. La situation des ligamens latéraux les rend non - seulement propres à affermir l'articulation sur les côtés, mais encore à empêcher que l'extrémité supérieure du tibia ne se renverse en arrière.

Le ligament postérieur n'est autre chose qu'une expansion aponévrotique du tendon inférieur du muscle demi-membraneux, laquelle monte obliquement de dedans en dehors, derrière les ligamens croisés dont elle est séparée par du tissu cellulaire et par les vaisseaux articulaires moyens. Cette expansion est confondue supérieurement avec la capsule et le tendon du muscle jumeau externe.

Les ligamens croisés ont été placés par presque tous les Anatomistes au nombre de ceux qu'on dit être situés dans l'articulation même. On croiroit en effet, au premier coup-d'œil, qu'ils sont renfermés dans la capsule : mais un examen attentif démontre que cette capsule, qui leur est fortement unie, n'en recouvre que la partie antérieure et les côtes ; de sorte que s'il étoit possible de l'en séparer, ces ligamens resteroient derrière elle hors du sac qu'elle forme.

On distingue les ligamens croisés en antérieur et en postérieur.

L'antérieur s'étend de la partie externe et postérieure de l'échancrure qui sépare les condyles du fémur, à l'extrémité supérieure du tibia. Sa face antérieure est recouverte par la capsule à laquelle elle est intimement unie. Sa face postérieure recouvre le ligament postérieur, auquel elle est unie par du tissu cellulaire. Son extrémité supérieure est attachée à la partie postérieure de la face interne du condyle externe du fémur ; delà, il descend en avant et en dedans, en se rétrécissant, et va s'attacher devant l'épine du tibia, derrière l'attache du ligament semi-lunaire interne, et au côté interne de celle du ligament semi-lunaire externe, avec lequel il est uni.

Le ligament croisé postérieur s'étend de la partie antérieure et interne de l'échancrure qui sépare les condyles du fémur, à la partie supérieure et postérieure du tibia. La face antérieure de ce ligament est recouverte supérieurement par la capsule, et inférieurement par le ligament croisé antérieur. Sa face postérieure est recouverte par le ligament postérieur et par beaucoup de tissu cellulaire. Son extrémité supérieure est attachée à la partie antérieure de la face externe du condyle interne du fémur. Ce ligament descend en dedans et en arrière beaucoup moins obliquement que l'antérieur, et va s'attacher à l'échancrure qui sépare postérieurement les cavités articulaires de l'extrémité supérieure du tibia.

Les ligamens croisés sont composés de fibres très-serrées les unes contre les autres. Leur force est très-considérable et proportionnée au nombre de fibres qui les composent. La position et la direction de ces ligamens les rendent non-seulement propres à borner les mouvemens d'extension de la jambe, mais encore celui de rotation en dedans : on voit, en effet, que, dans ce dernier mouvement, les ligamens croisés sont tendus et se croisent de plus en plus, tandis que, dans le mouvement contraire, ils sont relâchés et presque parallèles.

Le ligament adipeux ou muqueux de la

rotule n'est autre chose qu'un repli de la capsule qui, arrivée au paquet graisseux situé
au-dessous de la rotule, derrière le ligament
de cet os, se réfléchit d'avant en arrière, et
forme une espèce de cordon ligamenteux plus
ou moins large, dont l'extrémité postérieure
s'attache à la partie antérieure externe de l'é-
chancrure qui sépare les deux condyles du
fémur. Ce ligament paroît avoir pour usage de
retenir le paquet graisseux qui doit remplir
l'intervalle que les condyles du fémur laissent
entr'eux.

L'articulation du genou est singulièrement
affermie par les muscles qui l'environnent,
tels que le droit antérieur de la cuisse, le triceps crural, le couturier, le droit interne, le
demi-tendineux, le demi-membraneux, le
biceps crural, les jumeaux, le plantaire grêle
et le poplité.

Les mouvemens de la jambe sur la cuisse,
sont la flexion, l'extension; et lorsque la jambe
est fléchie, la rotation en dedans et en dehors.

Dans la flexion de la jambe, le tibia et les
ligamens semi-lunaires glissent d'avant en
arrière sur les condyles du fémur; la rotule
abandonne la poulie articulaire formée par les
condyles du fémur, descend devant la partie
antérieure de l'enfoncement qui sépare ces
deux éminences, et s'appuie en partie sur le
paquet graisseux situé derrière le ligament qui
la fixe au tibia : le tendon du muscle triceps
crural remplit là poulie articulaire du fémur :
ce tendon et le ligament inférieur de la rotule
sont fortement tendus ; les ligamens croisés
et les latéraux sont relâchés.

Dans l'extension de la jambe, le tibia et les

ligamens semi-lunaires glissent d'arrière en avant, et se portent au-dessous de la partie antérieure des condyles du fémur : la partie postérieure de ces condyles touche à la capsule et appuie contre les tendons des jumeaux ; la rotule remonte, et, dans la plus grande extension possible, elle dépasse un peu la poulie articulaire du fémur : cette poulie est remplie en partie par le paquet graisseux qui se trouve derrière le ligament de la rotule. Ce ligament est relâché ; et si la jambe est soutenue et que la contraction des muscles extenseurs cesse, la rotule est très-mobile de dedans en dehors et de dehors en dedans. Dans cet état, les ligamens croisés et les latéraux sont tendus, et empêchent le renversement de l'extrémité supérieure du tibia en arrière.

La jambe peut, lorsqu'elle est fléchie, exécuter des mouvemens de rotation en dedans et en dehors ; mouvemens dans lesquels le pied est entraîné de manière que sa pointe se porte en dedans et en dehors alternativement. Dans les mouvemens de rotation, la cavité interne du tibia tourne sur le condyle interne du fémur, comme sur un pivot, tandis que la cavité externe et le cartilage semi-lunaire correspondant glissent sur le condyle externe du fémur, d'arrière en avant dans la rotation en dedans, et d'avant en arrière dans la rotation en dehors. La rotation en dehors est beaucoup plus étendue que la rotation en dedans, à cause des ligamens croisés qui sont relâchés dans le premier de ces mouvemens, et tendus dans le second.

Lorsque la jambe est fléchie, les mouvemens

par

par lesquels on tourne la pointe du pied alternativement en dehors et en dedans, se passent dans l'articulation du genou, et dépendent de la rotation du tibia. Mais lorsque la jambe est étendue, ces mouvemens se passent dans l'articulation du fémur avec l'os innominé, et dépendent de la rotation du fémur en dehors et en dedans.

Du Péroné.

Le péroné est situé à la partie externe de la jambe, immédiatement au côté externe du tibia inférieurement, et au côté externe et postérieur du même os supérieurement. Il résulte delà, qu'une ligne droite passant supérieurement derrière le corps du tibia, tomberoit devant le péroné, tandis qu'inférieurement la même ligne passeroit derrière ces deux os. La longueur du péroné est égale à celle du tibia ; mais sa grosseur est beaucoup moindre. On le divise, comme tous les os longs, en extrémité supérieure, en partie moyenne ou corps, et en extrémité inférieure.

L'extrémité supérieure du péroné est arrondie. On y remarque une facette légèrement concave, inclinée en avant et en dedans, qui s'articule avec celle qu'on remarque à la partie postérieure de la tubérosité externe du tibia. Le contour de cette extrémité est raboteux, et se termine en arrière par une pointe mousse et montante, qui a de l'analogie avec l'apophyse styloïde du radius. Ce contour donne attache aux ligamens qui unissent cet os au tibia, au ligament latéral externe de l'articulation du genou, et au tendon du muscle biceps crural.

Le corps du péroné commence au-dessous de ce contour inégal. Il est d'abord presque cylindrique ; mais bientôt il devient prismatique et triangulaire. Il est légèrement contourné en spirale et un peu courbé en dehors. Cette courbure est moins grande dans les jeunes sujets que dans les adultes. On le divise en trois faces et trois bords. Des faces, l'une est externe, l'autre interne, et la troisième, postérieure ; des bords, l'un est externe, l'autre interne, et le troisième antérieur.

La face externe est un peu tournée en avant supérieurement, et en arrière inférieurement. Elle est recouverte par les deux péroniers latéraux, dont le grand s'attache à son tiers supérieur, et le petit à son tiers moyen.

La face interne est un peu inclinée en arrière supérieurement ; elle devient antérieure inférieurement. Elle présente près du bord antérieur, une crête longitudinale à laquelle s'attache le ligament inter-osseux. Cette crête la partage en deux parties, l'une antérieure, plus petite, et l'autre postérieure, plus grande. La partie antérieure donne attache au muscle extenseur propre du gros orteil, à l'extenseur commun des orteils et au péronier antérieur. La partie postérieure est un peu creusée, suivant sa longueur. Elle donne attache au muscle jambier postérieur. La situation et la longueur de la crête varient beaucoup.

La face postérieure est un peu externe supérieurement ; elle devient interne inférieurement. Son tiers supérieur donne attache au muscle solaire, et ses deux tiers inférieurs au long fléchisseur propre du gros orteil. On remarque vers sa partie moyenne, l'orifice d'un conduit nourricier qui se porte de haut en bas. La largeur de cette face augmente inférieurement, où elle se termine par une surface raboteuse, légèrement convexe, qui s'articule avec le tibia.

Le bord externe devient postérieur inférieurement. Sa lèvre postérieure donne attache au muscle solaire et au long fléchisseur propre du gros orteil. A sa lèvre antérieure s'attachent les deux péroniers latéraux.

Le bord interne devient un peu antérieur inférieurement ; il est très-saillant à sa partie moyenne : mais il est peu marqué supérieurement et inférieurement. Il donne attache, dans ses trois quarts supérieurs, aux muscles jambier postérieur et long fléchisseur propre du gros orteil. Son quart inférieur donne attache au ligament inter-osseux.

Le bord antérieur devient externe inférieurement. Il est plus saillant que l'externe et moins que la partie moyenne de l'interne. Sa lèvre externe donne attache aux muscles péroniers latéraux, et l'interne à l'extenseur commun des orteils et au péronier antérieur. Le cinquième inférieur de ce bord est divisé en deux parties qui s'écartent en descendant, et laissent entr'elles une surface un peu concave qui est recouverte immédiatement par la peau.

L'extrémité inférieure du péroné est oblongue, plus épaisse postérieurement qu'antérieurement. On y considère une face externe, une face interne, un bord postérieur, un bord antérieur et un sommet.

La face externe est convexe ; l'éminence

qu'elle forme sous la peau est opposée à la malléole interne, et porte le nom de malléole externe : cette malléole descend un peu plus bas et est plus saillante que l'interne. La face interne présente à sa partie antérieure une facette lisse, triangulaire, légèrement concave d'arrière en avant et convexe de haut en bas, laquelle s'articule avec le côté externe de l'astragale. Derrière la partie inférieure de cette facette, on remarque un enfoncement raboteux qui donne attache au ligament latéral externe et postérieur de l'articulation du pied.

Le bord antérieur est mince et inégal ; il donne attache à des fibres ligamenteuses. Le bord postérieur est large, creusé d'une coulisse superficielle dans laquelle passent les tendons des muscles péroniers latéraux. Le sommet est inégal, et donne attache au ligament latéral externe et moyen de l'articulation du pied.

Le péroné est composé, comme tous les os longs, de substance compacte, de substance spongieuse et de substance réticulaire. Son développement se fait par trois points d'ossification, un pour le corps et un pour chaque extrémité. Il s'articule avec le tibia et l'astragale. Pour le mettre en position, il faut placer en bas l'extrémité oblongue, en dedans et en avant la facette articulaire de cette extrémité.

De l'articulation du Péroné avec le Tibia.

Le tibia et le péroné s'articulent entr'eux par leurs extrémités. L'articulation de l'extrémité supérieure de ces os est une arthrodie. Elle résulte du contact de deux facettes planes, circulaires, dont celle du tibia est tournée en bas et en arrière, et celle du péroné en haut et en avant. Ces facettes sont recouvertes de cartilage dans l'état frais.

Les ligamens qui affermissent cette articulation sont une capsule, un ligament antérieur et un ligament postérieur.

La capsule est très-mince ; elle s'attache d'un côté à la circonférence de la facette articulaire du tibia, et de l'autre, à la circonférence de la facette articulaire du péroné.

Le ligament antérieur s'attache d'une part à la partie antérieure de l'extrémité supérieure du péroné, et de l'autre, à la partie antérieure de la tubérosité externe du tibia, devant la facette articulaire de cet os. Ses fibres sont divisées en plusieurs faisceaux entre lesquels se trouve du tissu cellulaire. Leur direction est transversale. Les supérieures sont plus longues que les inférieures. Ce ligament est fortifié par une portion du tendon du muscle biceps crural, qui embrasse le ligament latéral externe du genou, et va s'attacher au tibia.

Le ligament postérieur est beaucoup moins fort et moins marqué que le précédent. Il est formé de plusieurs petits paquets de fibres presque transversales, qui s'attachent, d'une part, au tibia, et de l'autre, au péroné.

L'articulation de l'extrémité inférieure du péroné avec le tibia est formée par deux surfaces triangulaires, dont celle du péroné est convexe et celle du tibia est concave. Ces facettes sont recouvertes de cartilage articulaire, et contiguës inférieurement dans l'espace d'environ une ligne. Mais dans le reste de leur étendue elles sont unies par une substance

C c 3

celluleuse et fibreuse, qui adhère fortement à l'une et à l'autre. Cette articulation est affermie par deux ligamens, l'un antérieur et l'autre postérieur.

Le ligament antérieur est triangulaire ; sa base est en bas et son sommet en haut. Sa face antérieure est recouverte par le muscle péronier antérieur, par l'aponévrose de la jambe et les tégumens communs. Sa face postérieure recouvre supérieurement le tissu fibreux qui se trouve entre le tibia et le péroné; inférieurement elle est contiguë au cartilage articulaire de l'astragale. Le bord externe de ce ligament est attaché à la partie antérieure de l'extrémité inférieure du péroné. Son bord interne s'attache à la partie antérieure de l'extrémité inférieure du tibia. La base donne attache à la capsule de l'articulation du pied avec la jambe. Ce ligament est composé de fibres qui se dirigent de dehors en dedans, en montant un peu, et qui sont divisées en plusieurs faisceaux par du tissu cellulaire.

Le ligament postérieur est un peu moins étendu que l'antérieur, auquel il ressemble d'ailleurs assez bien. Sa face postérieure est recouverte par les muscles péroniers latéraux. Sa face antérieure recouvre la substance celluleuse et fibreuse, placée entre le tibia et le péroné ; inférieurement, elle est contiguë à l'astragale. Le bord externe de ce ligament est attaché à la partie postérieure de l'extrémité inférieure du péroné. Son bord interne s'attache au tibia, derrière l'enfoncement qui loge le péroné. La base donne attache à la capsule de l'articulation du pied avec la jambe. La structure du ligament postérieur est la même que celle de l'antérieur, c'est-à-dire, qu'il est composé de fibres transversales, dont la longueur diminue a mesure qu'elles deviennent plus profondes.

Outre les ligamens dont nous venons de parler, on en voit un qui remplit l'intervalle que le péroné et le tibia laissent entr'eux. C'est le ligament inter-osseux auquel on considère une face antérieure, une face postérieure et deux bords, dont l'un externe et l'autre interne. La face antérieure est recouverte par les muscles jambier antérieur, long extenseur des orteils, extenseur propre du gros orteil et péronier antérieur, auxquels elle donne attache : elle est aussi recouverte par les vaisseaux tibiaux antérieurs.

La face postérieure est recouverte par les muscles jambier postérieur et long fléchisseur propre du gros orteil, qui y sont attachés. Le bord externe s'attache à la crête longitudinale qu'on remarque sur la face interne du péroné, et au quart inférieur du bord interne de cet os. Cette attache est interrompue supérieurement pour le passage des vaisseaux tibiaux antérieurs. Le bord interne est attaché au bord externe du tibia. Ce ligament se termine inférieurement, en se confondant avec la substance fibreuse et celluleuse qui se trouve entre le tibia et le péroné. Il est percé de plusieurs ouvertures qui donnent passage à des vaisseaux. Les fibres dont il est composé descendent obliquement du tibia au péroné. Ce ligament a moins pour usage d'unir les os de la jambe, que de multiplier les surfaces auxquelles s'attachent les muscles de cette partie.

Les mouvemens du péroné sur le tibia sont

excessivement bornés. L'extrémité inférieure ne se meut qu'autant que les ligamens qui l'attachent au tibia peuvent prêter; l'extrémité supérieure glisse très-peu en avant et en arrière. Ces mouvemens semblent n'avoir d'autre usage que celui de permettre au péroné de prêter un peu aux efforts qui tendent à renverser le pied en dedans ou en dehors, et à ceux des muscles qui s'attachent à cet os.

Les os de la jambe ont des usages variés. Le tibia soutient le poids du corps et le transmet sur la partie supérieure du pied; il fait l'office d'un levier dans les différens mouvemens de la jambe sur la cuisse ou sur le pied.

La rotule rend plus efficace l'action des muscles extenseurs de la jambe, en éloignant leur direction du centre des mouvemens.

Le péroné a pour usage essentiel de soutenir le côté externe de l'astragale, et d'empêcher le pied de se renverser.

Du Pied.

Le pied est la troisième partie de l'extrémité inférieure. Il est situé à l'extrémité inférieure de la jambe. Sa grandeur varie suivant les sujets : en général, il est plus petit dans la femme que dans l'homme. Il est alongé, applati et large antérieurement, épais et étroit postérieurement. On y considère une face supérieure qu'on appelle dos du pied, et qui est convexe; une face inférieure qui est concave, et qu'on nomme plante du pied; un bord externe qui est assez mince, un interne plus épais et plus long; une extrémité postérieure qui forme le talon, et une extrémité antérieure qui est la pointe ou le bout du pied.

On divise le pied en trois parties ; savoir, une postérieure qu'on nomme tarse, une moyenne qu'on nomme métatarse, et une antérieure formée par les orteils.

Du Tarse.

Le tarse forme environ la moitié postérieure du pied. Il est plus épais et plus étroit postérieurement qu'antérieurement. Les os qui le composent sont l'astragale, le calcanéum, le scaphoïde, le cuboïde et les trois cunéiformes.

De l'Astragale.

Cet os est situé à la partie moyenne et supérieure du tarse. Sa figure est cuboïde. On y considère six faces, une supérieure, une inférieure, une antérieure, une postérieure et deux latérales, dont l'une externe et l'autre interne.

La face supérieure présente à sa partie antérieure un enfoncement peu profond, raboteux, qui fait partie de ce que les Anatomistes ont nommé le col de cet os. Derrière cette surface, on remarque une espèce de poulie articulaire, plus large antérieurement que postérieurement, dont le bord externe est plus large et plus saillant que l'interne, et dont la convexité se porte plus en arrière qu'en devant. Cette poulie s'articule avec l'extrémité inférieure du tibia.

La face inférieure présente deux facettes articulaires, une postérieure et externe, et l'autre antérieure et interne. La première est fort large, concave, inclinée en dehors et en arrière : la seconde est étroite et presque plane. Ces facettes s'articulent avec le calcanéum. On remarque entr'elles un enfoncement oblique d'arrière en avant et de dedans en dehors, plus étroit postérieurement qu'antérieurement. Cet enfoncement est raboteux et donne attache à des ligamens.

La face antérieure est arrondie et porte le nom de tête de cet os. Sa convexité se prolonge beaucoup plus en bas qu'en haut : elle s'articule avec le scaphoïde.

La face postérieure est très-étroite. Elle présente une coulisse oblique de haut en bas et de dehors en dedans, dans laquelle glisse le tendon du muscle long fléchisseur propre du gros orteil. Le bord externe de cette coulisse, plus saillant que l'interne, donne attache au ligament latéral externe postérieur de l'articulation du pied.

La face externe est triangulaire, lisse, concave de haut en bas, convexe d'arrière en avant : elle s'articule avec l'extrémité inférieure du péroné.

La face interne présente supérieurement une facette plane, lisse, plus large antérieurement que postérieurement, laquelle s'articule avec la malléole interne. Le reste de cette face est raboteux et donne attache au ligament latéral interne de l'articulation du pied.

L'astragale est composé de substance compacte et de substance spongieuse. Il se développe par deux points d'ossification, un pour la partie moyenne, et l'autre pour la partie antérieure. Cet os s'articule avec le tibia, le péroné, le calcanéum et le scaphoïde. Pour le mettre en position, il faut placer en avant la face arrondie; en haut, la face qui présente une poulie articulaire; et en dehors, le bord le plus élevé de cette poulie.

Du Calcanéum.

Le calcanéum est situé à la partie postérieure du tarse. C'est lui qui forme le talon. Cet os est plus grand que l'astragale. Son étendue est plus considérable d'arrière en avant, que de haut en bas; elle est encore moindre transversalement. Nous le divisons en six faces, une supérieure, une inférieure, une antérieure, une postérieure et deux latérales, dont l'une externe et l'autre interne.

La face supérieure présente à sa partie antérieure et externe un enfoncement raboteux qui donne attache à des ligamens. Au côté interne de cet enfoncement, on remarque une facette articulaire, plane, oblongue, qui s'articule avec l'astragale. La partie de l'os sur laquelle est pratiquée cette facette, a été nommée sa petite apophyse. Derrière ce même enfoncement est une autre facette articulaire, plus grande, convexe, inclinée en avant et en dedans, laquelle s'articule aussi avec l'astragale. Derrière cette facette, on remarque une surface concave d'avant en arrière, convexe de dehors en dedans, qui n'offre d'ailleurs rien de particulier.

La face inférieure a moins de largeur que la supérieure. On remarque à sa partie postérieure deux tubérosités, l'une externe, plus petite, et l'autre interne, plus grande : elles donnent attache aux muscles adducteur du gros orteil, court fléchisseur commun des orteils, et abducteur du petit orteil.

La face antérieure est la plus petite de toutes. Elle forme la partie de l'os qu'on a appellée sa grande apophyse. On y voit une facette articulaire, concave de haut en bas, un peu convexe de dehors en dedans, qui s'articule avec le cuboïde.

La face postérieure est convexe. On remarque à sa partie supérieure une petite facette lisse, qui est contiguë au tendon d'Achille. Le reste de cette face est raboteux et donne attache à ce tendon.

La face externe est beaucoup plus large postérieurement qu'antérieurement. On remarque à sa partie moyenne et antérieure, deux enfoncemens dans lesquels passent les tendons des muscles péroniers latéraux.

La face interne est large et concave : elle loge les tendons des muscles long fléchisseur commun des orteils, long fléchisseur propre du gros orteil, et jambier postérieur ; elle loge aussi les vaisseaux et les nerfs qui vont à la plante du pied. Sa partie moyenne postérieure donne attache à l'accessoire du muscle fléchisseur des orteils. On remarque à sa partie supérieure une coulisse dans laquelle glisse le tendon du muscle long fléchisseur du gros orteil.

Le calcanéum est composé de substance compacte et de substance spongieuse. Il se développe par deux points d'ossification. Ses articulations sont avec l'astragale et le cuboïde. Pour mettre cet os en position, il faut placer en dedans la face concave, en haut celle qui présente deux facettes articulaires, et la plus large de ces facettes en arrière.

Du Scaphoïde.

Le scaphoïde est situé à la partie moyenne et interne du tarse. Sa figure est ovale ; on y voit deux faces, dont l'une postérieure et l'autre antérieure, et une circonférence.

La face postérieure est concave et lisse ; elle s'articule avec l'astragale. La face antérieure convexe et lisse s'articule avec les trois os cunéiformes. Elle est partagée en trois facettes qui correspondent à ces os. Des trois facettes, les deux externes sont plus larges supérieurement qu'inférieurement ; l'interne est plus large inférieurement que supérieurement.

La circonférence du scaphoïde est large, convexe et raboteuse à sa partie interne et supérieure. Ses parties externe et inférieure sont un peu concaves et raboteuses : on remarque souvent à la partie externe une petite facette qui s'articule avec le cuboïde. A la partie interne inférieure de cette circonférence, on voit une tubérosité qui donne attache au tendon du muscle jambier postérieur.

Le scaphoïde est composé de substance compacte et de substance spongieuse. Il se développe par un seul point d'ossification. Cet os s'articule avec l'astragale, les trois cunéiformes et souvent avec le cuboïde. Pour le mettre en position, il faut tourner la face convexe en avant, et la tubérosité de sa circonférence en bas et en dedans.

Du Cuboïde.

Le cuboïde est situé à la partie antérieure

et externe du tarse. Son nom indique assez sa figure. On le divise en six faces, une supérieure, une inférieure, une antérieure, une postérieure, une interne et une externe.

La face supérieure est plane, convexe, inclinée en dehors et raboteuse. La face inférieure est partagée en deux parties, par une tubérosité qui se porte obliquement de dehors en dedans et d'arrière en avant. La partie antérieure, moins grande que la postérieure, est creusée d'une coulisse qui donne passage au tendon du muscle long péronier latéral. La partie postérieure est inégale et donne attache à des fibres ligamenteuses.

La face antérieure est coupée un peu obliquement de dedans en dehors et d'avant en arrière. Elle s'articule avec l'extrémité postérieure des deux derniers os du métatarse.

La face postérieure est convexe de haut en bas, un peu concave transversalement : elle s'articule avec le calcanéum.

La face interne présente à sa partie moyenne et supérieure, une facette circulaire, plane, qui s'articule avec le troisième os cunéiforme. Derrière cette facette, on en voit souvent une autre plus petite, qui s'articule avec le scaphoïde. Le reste de cette face est raboteux et donne attache à des ligamens.

La face externe est très-petite : c'est plutôt un bord qu'une face. Elle est concave et forme une espèce de poulie, dans laquelle glisse le tendon du muscle long péronier latéral.

Le cuboïde est composé de substance spongieuse, recouverte d'une couche très-mince de substance compacte. Il se développe par un seul point d'ossification. Cet os s'articule avec le calcanéum, les deux derniers os du métatarse, le troisième cunéiforme, et souvent avec le scaphoïde. Pour le mettre en position, il faut placer en bas la face qui présente une tubérosité; en avant, la coulisse qu'on remarque sur cette face; et en dehors, la face la plus étroite.

Des Os Cunéiformes.

Les os cunéiformes sont au nombre de trois. On les distingue en premier, second et troisième, en comptant de dedans en dehors. On les a aussi distingués en grand, moyen et petit.

Du premier Cunéiforme.

Cet os est situé à la partie interne et antérieure du tarse. Il est plus grand que les autres cunéiformes. Sa figure est assez semblable à celle d'un coin dont la base est en bas. On y considère une face antérieure, une face postérieure, une face externe, une face interne, une base et un sommet.

La face antérieure est convexe et lisse; elle s'articule avec l'extrémité postérieure du premier os du métatarse. La face postérieure, beaucoup moins large que l'antérieure, est concave et lisse; elle s'articule avec le scaphoïde. La face externe est concave. On remarque à sa partie supérieure et postérieure, une facette articulaire, dont une portion est horizontale et l'autre verticale. La partie antérieure et supérieure de cette facette s'articule avec le second os du métatarse, et la partie postérieure avec le second cunéiforme. La face interne est convexe et raboteuse. La base est tournée en bas : elle est convexe, inégale et donne attache au tendon du muscle jambier antérieur, à une portion du tendon du jambier postérieur et à des ligamens. Le sommet est tourné en haut : il est oblique d'arrière en avant et de bas en haut. Sa partie antérieure est plus épaisse que la postérieure. Il donne attache à des ligamens.

Le premier cunéiforme est organisé intérieurement comme tous les autres os du tarse. Il se développe par un point d'ossification. Cet os s'articule avec le scaphoïde, le premier et le second os du métatarse et avec les deux cunéiformes. Pour le mettre en position, il faut tourner la base en bas, la face convexe et inégale en dedans, et la face la moins large en arrière.

Du second Os Cunéiforme.

Le second os cunéiforme est situé à la partie moyenne et antérieure du tarse. C'est le plus petit des trois. Sa figure est semblable à celle d'un coin dont la base est tournée en haut. On le divise en face postérieure, face antérieure, face externe, face interne, base et sommet.

La face postérieure est légèrement concave ; elle s'articule avec le scaphoïde. La face antérieure est légèrement convexe : elle s'articule avec l'extrémité postérieure du second os du métatarse. La face interne présente, à sa partie supérieure et postérieure, une facette lisse qui s'articule avec le premier cunéiforme. Le reste de cette face est inégal et donne attache à une substance ligamenteuse.

La

La face externe présente à sa partie postérieure une facette concave et lisse qui s'articule avec le troisième cunéiforme. Le reste de son étendue est concave, inégal, et donne attache à des ligamens. La base est convexe et raboteuse. Le sommet est assez mince et raboteux.

La structure de cet os ne diffère en rien de celle des os de son espèce. Il s'ossifie par un seul point. Ses articulations sont avec le scaphoïde, le second os du métatarse, le premier et le troisième cunéiforme. Pour le mettre en position, il faut tourner sa base en haut, celle des faces, dont une partie est concave et lisse, et l'autre concave et raboteuse, en dehors, ayant soin de mettre en arrière la portion lisse de cette face.

Du troisième Os Cunéiforme.

Cet os est situé à la partie moyenne et antérieure du tarse. Il est moins grand que le premier, et plus grand que le second. Sa figure est aussi celle d'un coin dont la base est en haut. On y considère, comme dans les précédens, quatre faces, une base et un sommet. La face antérieure est plane et lisse; elle s'articule avec l'extrémité postérieure du troisième os du métatarse. La face postérieure est lisse, plane et inclinée en dedans; elle s'articule avec le scaphoïde. La face interne présente deux facettes articulaires, une antérieure, étroite et longue, inclinée un peu en avant, laquelle s'articule avec le second os du métatarse; l'autre postérieure, légèrement convexe, qui s'articule avec le second cunéiforme. Entre ces deux facettes, on voit un enfoncement raboteux qui donne attache à une substance ligamenteuse. La face externe présente, postérieurement, une facette artilaire plane, presque circulaire, qui s'articule avec le cuboïde. Le reste de cette face est inégal. La base est convexe et raboteuse ; le sommet est assez épais et inégal.

Cet os est organisé intérieurement comme les deux précédens. Il se développe par un seul point d'ossification. Ses articulations sont avec le scaphoïde, le second et le troisième os du métatarse, le second cunéiforme, et avec le cuboïde. Pour le mettre en position, il faut tourner la base en haut, la face sur laquelle on remarque deux facettes articulaires en dedans, et la plus large de ces facettes en arrière.

De l'articulation du Pied avec la Jambe.

Cette articulation est un ginglyme angulaire parfait. L'extrémité inférieure du tibia présente une cavité articulaire, partagée en deux par une ligne large et peu saillante, qui se porte d'avant en arrière. La profondeur de cette cavité est augmentée en dedans par la face externe de la malléole interne. Du côté externe, cette cavité est complétée par l'extrémité inférieure du péroné, dont le côté interne est triangulaire, lisse, convexe de haut en bas, et légèrement concave d'arrière en avant. La partie inférieure des ligamens antérieur et postérieur qui unissent le péroné au tibia, contribue à la formation de cette cavité, en remplissant le sinus que ces os laissent entr'eux antérieurement et postérieurement. Dans l'état frais, le tibia et le péroné ont chacun leur cartilage articulaire. L'astragale est reçu dans la cavité formée par le tibia et le péroné, à-peu-près comme un tenon dans une mortaise. La poulie articulaire de la face supérieure de l'astragale, la facette articulaire de sa face interne et toute sa face externe, sont recouvertes, dans l'état frais, par un cartilage qui se continue de l'une à l'autre. Les malléoles embrassent les côtés de l'astragale; mais l'externe descend plus bas que l'interne.

Les ligamens qui unissent le pied à la jambe, sont une capsule, un ligament latéral interne, et plusieurs ligamens latéraux externes.

La capsule présente deux faces et deux bords. La face externe est recouverte antérieurement par les tendons des muscles jambier antérieur, extenseur propre du gros orteil, extenseur commun des orteils, péronier antérieur, et par une assez grande quantité de tissu cellulaire graisseux qu'on a pris pour une glande synoviale. Du côté interne, elle est recouverte par le ligament latéral interne auquel elle est intimement unie; en arrière par les tendons des muscles jambier postérieur, long fléchisseur propre du gros orteil, et péroniers latéraux : elle est aussi recouverte à cet endroit par une quantité assez grande de tissu cellulaire graisseux ; enfin, du côté externe, par les ligamens latéraux externes auxquels elle est fortement unie. La face interne est lisse et mouillée par la synovie.

Le bord supérieur s'attache à la circonférence de la cavité formée par le tibia et le péroné, très-près du cartilage articulaire : en allant de l'un à l'autre de ces os, il contracte des adhérences avec le bord inférieur des ligamens antérieur et postérieur qui les unissent ensemble.

Le bord inférieur est attaché à tout le contour de la face supérieure et des facettes articulaires latérales de l'astragale. Ce ligament est plus lâche antérieurement et postérieurement que sur les côtés. Il est extrêmement mince. Sa partie antérieure est fortifiée par une couche celluleuse et fibreuse, qui naît de la partie antérieure de l'extrémité inférieure du tibia, descend devant le tissu cellulaire graisseux qui recouvre l'articulation, et va s'unir aux ligamens qui attachent le scaphoïde à l'astragale. Cette couche ligamenteuse est continue avec le bord antérieur du ligament latéral interne.

Le ligament latéral interne s'étend du sommet de la malléole interne à l'astragale et au calcanéum. Ce ligament est large et quadrilatère. Sa face interne est recouverte par le tendon du muscle jambier postérieur, auquel elle est contiguë. Sa face externe recouvre la capsule. Son bord supérieur est attaché à toute l'étendue du sommet de la malléole interne, et sur-tout dans l'enfoncement qu'on y apperçoit. Son bord inférieur s'attache à la face interne de l'astragale et à la partie voisine du calcanéum. Ce ligament est composé de fibres longitudinales qui descendent un peu obliquement d'avant en arrière. La quantité de ces fibres est très-considérable. Elles n'ont pas toutes la même longueur : les antérieures sont plus longues que les postérieures; les superficielles ont aussi plus de longueur que les profondes.

Les ligamens latéraux externes sont au nombre de trois. On les distingue en antérieur, moyen et postérieur. L'antérieur est le plus petit. Il naît de la partie antérieure de l'extrémité inférieure du péroné, non loin du sommet qui la termine; delà, il descend en avant et va s'attacher à l'astragale, au bord antérieur de sa facette articulaire externe. Ce ligament est composé de fibres longitudinales; il est quelquefois divisé en deux portions, une supérieure, plus grande, et l'autre inférieure, plus petite. Le ligament latéral externe moyen est plus gros et plus long que l'antérieur. Il part du sommet de l'extrémité inférieure du péroné, descend en arrière sous le tendon du muscle grand péronier latéral, et va s'attacher à la partie supérieure et moyenne de la face externe du calcanéum. Ce ligament est composé de fibres longitudinales très-serrées les unes contre les autres. Le ligament latéral externe postérieur naît de l'enfoncement creusé sur la partie postérieure interne de l'extrémité inférieure du péroné; delà, il se porte en dedans et en arrière en descendant un peu, et va s'attacher à la partie postérieure de l'astragale, au bord externe de la coulisse, dans laquelle glisse le tendon du muscle long fléchisseur propre du gros orteil. Ce ligament est plus épais et plus fort que les deux précédens. Les fibres dont il est composé sont divisées en paquets assez distincts. Il se détache souvent de la partie supérieure de ce ligament, un petit faisceau de fibres qui monte obliquement de dehors en dedans, et va s'attacher à la partie postérieure de la cavité articulaire du tibia.

Dd 3

L'union du pied avec la jambe est fortifiée antérieurement par les tendons des muscles jambier antérieur, extenseur propre du gros orteil, extenseur commun des orteils et péronier antérieur ; postérieurement par le tendon d'Achille et par ceux des muscles péroniers latéraux, long fléchisseur propre du gros orteil, long fléchisseur commun des orteils et jambier postérieur.

Les mouvemens du pied sur la jambe sont bornés à l'extension et à la flexion. Le premier de ces mouvemens est plus étendu que le second, à cause de la direction de la poulie articulaire de l'astragale.

De l'articulation des Os du Tarse entr'eux.

La face inférieure de l'astragale s'articule en deux endroits, avec la partie supérieure du calcanéum. Ces articulations sont des arthrodies. La postérieure est formée par le contact d'une facette concave de l'astragale, avec une facette convexe du calcanéum. L'articulation antérieure résulte de l'application d'une facette plane de l'astragale, à une facette analogue du calcanéum. Dans l'état frais, toutes ces facettes sont recouvertes de cartilage. Celui qui recouvre la facette antérieure de l'astragale, est continu avec le cartilage de la tête de cet os.

La face antérieure de l'astragale s'articule par arthrodie avec la face postérieure du scaphoïde. L'astragale présente une portion de sphère dont la convexité se prolonge beaucoup plus inférieurement que supérieurement. Elle est recouverte de cartilage dans l'état frais, et se loge dans la cavité de la face postérieure du scaphoïde, laquelle est aussi recouverte de cartilage. Dans les os secs, la cavité du scaphoïde ne loge qu'une partie de la tête de l'astragale : mais dans le frais, cette cavité est augmentée inférieurement par une substance ligamenteuse fort épaisse et très-dure, qui se porte du calcanéum au scaphoïde, en passant sous la tête de l'astragale, à laquelle elle est contiguë.

La face antérieure du calcanéum présente une facette légèrement concave, qui s'articule par arthrodie avec la face postérieure du cuboïde. Dans l'état frais, ces facettes articulaires sont recouvertes de cartilage.

Le scaphoïde s'articule par arthrodie avec les trois os cunéiformes. La face antérieure du scaphoïde est convexe et divisée en trois facettes qui correspondent aux trois os cunéiformes. Dans l'état frais, elle est recouverte par un seul cartilage, sur lequel on voit deux lignes saillantes qui distinguent les trois facettes dont nous venons de parler. La face postérieure de chaque os cunéiforme est encroûtée de cartilage dans l'état frais : ce cartilage se continue avec celui des facettes par lesquelles ces os s'articulent entr'eux.

Le côté externe du premier os cunéiforme s'articule avec le côté interne du second ; le côté externe du second cunéiforme s'articule avec le côté interne du troisième ; le côté externe du troisième s'articule avec le côté interne du cuboïde ; enfin, le côté externe du scaphoïde s'articule quelquefois avec le côté interne du cuboïde. Toutes ces articulations sont des arthrodies : les facettes qui les forment sont recouvertes de cartilage dans l'état frais.

Les ligamens qui unissent les os du tarse

entr'eux, sont les capsules, les ligamens supérieurs ou dorsaux, et les inférieurs ou plantaires.

L'articulation postérieure de l'astragale avec le calcanéum, est entourée d'une capsule qui s'attache à la circonférence des facettes respectives de cette articulation. La capsule qui entoure l'articulation antérieure de l'astragale avec le calcanéum, est continue à celle qui environne l'articulation de l'astragale avec le scaphoïde.

On trouve entre l'astragale et le calcanéum un ligament supérieur très-fort. Il s'attache inférieurement au calcanéum, dans l'enfoncement qui sépare les deux facettes articulaires de sa face supérieure ; delà, il monte vers l'astragale, et s'attache à sa face inférieure, dans l'enfoncement raboteux qu'on y apperçoit. Ce ligament est composé d'une grande quantité de fibres dont les extérieures sont plus longues que les intérieures. Les plus superficielles se continuent avec le ligament qui retient les tendons des muscles extenseurs des orteils.

Le ligament latéral externe moyen de l'articulation du pied avec la jambe, unit l'astragale au calcanéum : les fibres du ligament latéral interne de la même articulation, qui descendent jusqu'au calcanéum, fortifient l'articulation de cet os avec l'astragale.

L'articulation de l'astragale avec le scaphoïde, est entourée par une capsule qui embrasse aussi l'articulation antérieure de l'astragale avec le calcanéum. Cette capsule s'attache à la circonférence de la face postérieure du scaphoïde ; delà, elle se porte à la circonférence de la tête de l'astragale et autour de

la facette supérieure et antérieure du calcanéum, où elle s'attache. Cette capsule est tellement confondue avec la substance ligamenteuse, épaisse et dense qui augmente inférieurement la profondeur de la cavité du scaphoïde, qu'il est impossible de l'en séparer.

Un ligament supérieur unit l'astragale au
scaphoïde. Il naît de la partie supérieure de
l'enfoncement qu'on nomme col de l'astragale,
et se porte à la partie supérieure du scaphoïde,
auquel il s'attache. Les fibres dont il est composé sont dirigées d'arrière en avant. Les internes sont plus longues que les externes, et
un peu obliques de dedans en dehors.

Au-dessous de cette articulation est un ligament très-fort qui naît de la partie inférieure,
antérieure et interne du calcanéum, se porte
d'arrière en avant et de dehors en dedans à la
partie inférieure du scaphoïde, où il s'attache.
Ce ligament est composé de fibres dont la direction est oblique d'arrière en avant et de dehors
en dedans. Sa partie interne est contiguë au
tendon du muscle jambier postérieur : elle est
d'une densité presque cartilagineuse. C'est ce
ligament qui augmente la profondeur de la cavité dans laquelle est logée la tête de l'astragale.

Le scaphoïde et le calcanéum, sans être
articulés ensemble, sont unis par un ligament
supérieur très-court, qui naît de la partie antérieure et interne du calcanéum, et se porte
en avant et en dedans à la partie externe du
scaphoïde, où il s'attache. Ce ligament a une
force proportionnée au grand nombre de fibres
dont il est composé.

L'articulation du calcanéum avec le cuboïde,
est environnée par une capsule qui s'attache,

d'une part, à la circonférence de la face antérieure du calcanéum, et de l'autre, autour de la
face postérieure du cuboïde. Cette articulation
est affermie par deux ligamens, l'un supérieur et
l'autre inférieur. Le supérieur naît de la partie
supérieure et antérieure du calcanéum, se
porte en avant et va s'attacher à la face supérieure du cuboïde. Il est composé de fibres
longitudinales. Le ligament inférieur est le
plus considérable et le plus fort de tous les
ligamens du tarse. Il naît de la partie moyenne
et inférieure du calcanéum, et se porte delà
à la tubérosité oblique qu'on remarque à la
face inférieure du cuboïde, à laquelle il s'attache. Ce ligament est composé d'un grand
nombre de fibres distribuées en plusieurs faisceaux qui divergent vers le cuboïde. Les fibres
inférieures, beaucoup plus longues que les
supérieures, se continuent au - dessous du
tendon du muscle long péronier latéral, lui
servent de gaîne et vont s'attacher à l'extrémité postérieure du troisième et du quatrième
os du métatarse.

L'articulation du scaphoïde avec les trois
cunéiformes est entourée d'une capsule qui
se continue avec celle qui environne l'articulation des os cunéiformes entr'eux. Cette articulation est affermie supérieurement par trois
ligamens qu'on peut distinguer en interne,
moyen et externe. L'interne naît de la partie antérieure interne du scaphoïde, et se porte delà
à la partie interne du premier os cunéiforme
où il s'attache. La partie inférieure de ce ligament est plus épaisse que la supérieure. Le
ligament moyen naît de la partie supérieure du
scaphoïde, et va s'attacher à la base du second

cunéiforme. L'externe vient de la partie supérieure externe du scaphoïde, et se porte au
troisième cunéiforme auquel il s'attache, Sa
direction est un peu oblique de dedans en dehors et d'arrière en avant. Ces ligamens laissent
entr'eux des intervalles qui sont remplis par
du tissu cellulaire. L'articulation des os cunéiformes avec le scaphoïde est fortifiée inférieurement par des trousseaux ligamenteux
dont le nombre et la grosseur varient. Ces
ligamens se portent de la partie inférieure du
scaphoïde aux trois cunéiformes. L'articulation du premier cunéiforme avec le scaphoïde
est affermie par un prolongement du tendon
du muscle jambier postérieur, qui s'étend jusqu'à la base du premier cunéiforme.

L'articulation du cuboïde avec le scaphoïde
est affermie par une substance ligamenteuse
très-courte et très-serrée, placée entre ces
deux os, auxquels elle est fortement unie,
et par un ligament plantaire qui de la partie
externe inférieure du scaphoïde, se porte
transversalement à la partie inférieure interne
du cuboïde.

L'articulation des os cunéiformes entr'eux est
entourée par une capsule qui se continue avec
celle de l'articulation de ces os et du scaphoïde.
Cette articulation est fortifiée par des ligamens
supérieurs et inférieurs. Un ligament supérieur se porte de la partie supérieure du premier cunéiforme au second ; un autre s'étend
du second au troisième. La direction de ces
ligamens est transversale. Les ligamens inférieurs sont moins marqués. Celui qui se porte
du premier au second cunéiforme, est beaucoup plus fort que celui qui va du second au

troisième. Ces ligamens sont recouverts par un prolongement du tendon du muscle jambier postérieur. Une partie de ce prolongement s'attache au second cunéiforme, et l'autre à l'extrémité postérieure du second os du métatarse.

L'articulation du cuboïde avec le troisième cunéiforme est environnée par une capsule très-mince. Elle est fortifiée par deux ligamens, dont un supérieur et l'autre inférieur. Le supérieur s'attache, d'une part, à la partie supérieure du troisième cunéiforme, et de l'autre, à la partie supérieure du cuboïde. L'inférieur, plus fort que le supérieur, s'attache, d'un côté, à la partie interne inférieure du cuboïde, et de l'autre, à la partie inférieure du troisième cunéiforme. La direction de ces deux ligamens est transversale. On trouve entre les trois cunéiformes, et entre le cuboïde et le troisième cunéiforme, dans les endroits où ces os ne sont point recouverts de cartilage articulaire, une substance ligamenteuse et celluleuse très-courte, qui adhère à ces os et les unit fortement ensemble.

Le calcanéum et le scaphoïde se meuvent ensemble sur l'astragale, ou l'astragale se meut sur eux de la manière suivante.

Le scaphoïde glisse un peu de haut en bas et de dehors en dedans, sur la tête de l'astragale, tandis que le calcanéum glisse d'avant en arrière et de dehors en dedans sur la face inférieure du même os. Dans ce mouvement, la pointe du pied est portée en dehors; son bord externe est élevé et son bord interne abaissé. Dans le mouvement contraire, le scaphoïde glisse de bas en haut et de dedans en dehors sur la tête de l'astragale, pendant que le calcanéum glisse d'arrière en avant et de dedans en dehors sur la face inférieure du même os. Dans ce mouvement, la pointe du pied est portée en dedans; son bord externe est abaissé, et son bord interne est élevé. Il résulte de ce que nous venons de dire, que les mouvemens par lesquels on tourne la plante du pied en dedans et en dehors, ne se passent point dans l'articulation de l'astragale avec le tibia et le péroné, mais bien dans celles du calcanéum et du scaphoïde avec l'astragale. Le premier de ces mouvemens a beaucoup plus d'étendue que le dernier. Lorsque l'astragale et le calcanéum sont fixes, le cuboïde peut se mouvoir de bas en haut et de haut en bas sur le calcanéum, pendant que le scaphoïde exécute les mêmes mouvemens sur l'astragale.

Les mouvemens des os cunéiformes sur le scaphoïde, ceux de ces os les uns sur les autres et ceux du cuboïde sur le troisième cunéiforme, sont excessivement bornés. Ces mouvemens contribuent à augmenter ou à diminuer un peu la concavité de la plante du pied.

Du Métatarse.

Le métatarse est la seconde partie du pied. Il est composé de cinq os qu'on distingue par les noms numériques de premier, second, etc. en comptant de dedans en dehors. Ces os placés l'un à côté de l'autre, laissent entr'eux des espaces plus ou moins grands qui sont remplis par les muscles inter-osseux.

Du premier Os du Métatarse.

Cet os est plus gros et plus court que les autres os du métatarse. On le divise en extrémité postérieure, en partie moyenne ou corps, et en extrémité antérieure.

L'extrémité postérieure présente une cavité qui s'articule avec la face antérieure du premier os cunéiforme. La circonférence de cette extrémité est demi-circulaire. Son côté externe est un peu concave, et l'interne est convexe. Sa partie inférieure présente une tubérosité à laquelle s'attache le tendon du muscle long péronier latéral.

Le corps du premier os du métatarse est prismatique et triangulaire. On y considère trois faces et trois bords. Des faces, l'une est supérieure, l'autre inférieure, et la troisième externe. Des bords, l'un est supérieur, l'autre inférieur, et le troisième interne. La face supérieure est convexe et inclinée un peu en dedans. La face inférieure est concave ; elle est recouverte par le muscle court fléchisseur propre du gros orteil. La face externe est plane : elle répond supérieurement au premier interosseux dorsal, et inférieurement au muscle abducteur du gros orteil. Les trois bords sont arrondis et n'offrent rien de remarquable. L'inférieur est le plus saillant. Il est un peu tourné en dehors.

L'extrémité antérieure porte le nom de tête de cet os : elle est arrondie, lisse et s'articule avec l'extrémité postérieure de la première phalange du gros orteil. On remarque à sa partie inférieure deux enfoncemens séparés par un bord assez saillant, lesquels logent les deux os sésamoïdes qui se trouvent dans l'articulation de cet os avec la première phalange du gros orteil. Les parties latérales de cette extrémité présentent chacune un enfoncement inégal qu donne attache au ligament latéral de l'articulation.

Le premier os du métatarse est composé de substance compacte, de substance spongieuse et de substance réticulaire. Il se développe par trois points d'ossification, un pour la partie moyenne et un pour chaque extrémité. Pour mettre cet os en position, il faut tourner en arrière l'extrémité concave, en dedans le côté convexe de la circonférence de cette extrémité, et en bas la tubérosité à laquelle nous avons dit que s'attache le tendon du muscle long péronier latéral.

Du second Os du Métatarse.

Cet os est le plus long de tous. On y considère, comme aux autres os du métatarse, une extrémité postérieure, une partie moyenne ou corps, et une extrémité antérieure.

L'extrémité postérieure est légèrement concave, et s'articule avec la face antérieure du second os cunéiforme. Sa circonférence est triangulaire. Elle présente une base, un sommet, et deux côtés, dont l'un interne et l'autre externe. La base est tournée en haut. On y apperçoit des inégalités qui donnent attache à des ligamens. Le sommet est tourné en bas. Il est inégal et donne aussi attache à des ligamens. Le côté interne présente à sa partie supérieure une petite facette lisse qui s'articule avec le premier os cunéiforme. Le reste de ce côté est inégal et donne attache à des ligamens. Le côté externe présente une facette articulaire qui est partagée en deux par une ligne saillante, dirigée de haut en bas. Cette facette est interrompue à sa partie moyenne par un enfoncement. Sa partie antérieure s'articule avec le troisième os du métatarse, et la postérieure avec le troisième os cunéiforme. Devant cette facette, on remarque des inégalités qui donnent attache à une substance ligamenteuse.

Le corps du second os du métatarse a une forme d'autant plus difficile à déterminer, qu'elle varie suivant les sujets. Il en est de même du corps des autres os du métatarse : néanmoins, nous le divisons en quatre côtés ; savoir, un supérieur, un inférieur, un interne et un externe. Le côté supérieur présente ordinairement à sa partie moyenne, un bord mousse qui le partage en deux parties, dont l'une interne et l'autre externe. La partie interne donne attache au premier inter-osseux dorsal, et l'externe au second. Le côté inférieur est arrondi ; il est recouvert par le muscle abducteur du gros orteil, et par les deux premiers inter-osseux dorsaux. Le côté interne est étroit et arrondi ; il donne attache au premier inter-osseux dorsal. Le côté externe est aussi étroit et arrondi ; il donne attache au second inter-osseux dorsal.

L'extrémité antérieure du second os du métatarse est arrondie et porte le nom de tête. Son étendue est beaucoup plus considérable de haut en bas que transversalement. Elle s'articule avec la première phalange du

second

second orteil. La circonférence de cette extrémité est raboteuse. On y remarque, supérieurement, un enfoncement transversal assez profond, dans lequel s'attache le ligament capsulaire. Sur chacun de ses côtés est creusée
une fossette dans laquelle s'attache le ligament latéral. Cette disposition de l'extrémité
antérieure est commune à cet os et aux trois
suivans. On remarque seulement dans ces derniers, qu'une plus grande partie de la convexité est tournée en bas.

Le second os du métatarse et les trois suivans sont composés de substance compacte,
de substance spongieuse et de substance réticulaire. Ils se développent par deux points
d'ossification, un pour le corps et l'extrémité
postérieure, et l'autre pour l'extrémité antérieure. Le second os du métatarse s'articule avec
les trois os cunéiformes, la première phalange du second orteil et le troisième os du
métatarse. Pour le mettre en position, il faut
tourner en arrière l'extrémité la plus grosse,
en haut, la base de la circonférence de cette
extrémité, et en dehors, le côté sur lequel on
voit une facette articulaire, partagée en deux
parties par une ligne saillante.

Du troisième Os du Métatarse.

Cet os est un peu moins long que le second.
Son extrémité postérieure présente une facette
articulaire plane, un peu inclinée en dedans,
laquelle s'articule avec la face antérieure du
troisième os cunéiforme. La circonférence de
cette extrémité est triangulaire. Sa base tournée en haut est inégale, et donne attache à

des ligamens. Son sommet tourné en bas est aussi inégal, et donne attache à des ligamens. Son côté interne présente deux facettes articulaires continues postérieurement, et séparées antérieurement par un enfoncement inégal. Elles s'articulent avec le second os du métatarse. Son côté externe présente, supérieurement, une facette légèrement concave, qui s'articule avec le quatrième os du métatarse : le reste de ce côté est inégal et donne attache à des ligamens.

Le corps du troisième os du métatarse présente un côté supérieur, un inférieur, un interne et un externe. Le côté supérieur est partagé en deux parties, par un bord mince et assez saillant. La partie interne donne attache au second inter-osseux dorsal, et l'externe au troisième. Le côté inférieur est large et incliné en dedans ; il donne attache au premier inter-osseux plantaire. Le côté interne est étroit et arrondi ; il donne attache au second inter-osseux dorsal. Le côté externe donne attache au troisième inter-osseux dorsal.

L'extrémité antérieure du troisième os du métatarse est arrondie et conforme à celle du second.

Cet os s'articule avec le troisième cunéiforme, la première phalange du troisième orteil, et avec le second et le quatrième os du métatarse. Pour le mettre en position, il faut placer en arrière l'extrémité la plus volumineuse, tourner en haut la base de cette extrémité, et en dedans le côté sur lequel on remarque deux facettes articulaires.

Du quatrième Os du Métatarse.

Cet os est un peu moins long que le troisième. On y considère, comme aux autres,
une extrémité postérieure, une partie moyenne
ou corps, et une extrémité antérieure.

L'extrémité postérieure présente une facette
légèrement concave, qui s'articule avec la face
antérieure de l'os cuboïde. La circonférence
de cette extrémité est quarrée ; elle présente
quatre côtés, un supérieur, un inférieur, un
interne et un externe. Les côtés supérieur et
inférieur sont raboteux et donnent attache à
des ligamens. Le côté interne présente à sa
partie supérieure une facette convexe, lisse,
qui s'articule avec le troisième os du métatarse. Le reste de ce côté est inégal, et donne
attache à une substance ligamenteuse. Le côté
externe présente une facette légèrement concave, qui s'articule avec le cinquième os du
métatarse. Le reste de ce côté est inégal, et
donne attache à une substance ligamenteuse.

Le corps du quatrième os du métatarse présente quatre côtés, un supérieur, un inférieur, un interne et un externe.

Le côté supérieur est partagé en deux parties, par un bord très-marqué : la partie interne est convexe, et donne attache au troisième inter-osseux dorsal. La partie externe est
concave et fort inclinée en-dehors : elle donne
attache au quatrième inter-osseux dorsal. Le
coté inférieur est un peu concave ; il donne
attache au second inter-osseux plantaire. Le
côté interne est arrondi, et donne aussi attache au second inter-osseux plantaire. Le côté

externe est étroit et arrondi : il donne attache au quatrième inter-osseux dorsal.

L'extrémité antérieure du quatrième os du métatarse est semblable à celle des autres os de la même espèce. Cet os s'articule avec le cuboïde, avec la première phalange du quatrième orteil, avec le troisième et le cinquième os du métatarse. Pour le mettre en position, il faut placer en arrière l'extrémité la plus volumineuse ; en dedans le côté de cette extrémité, sur lequel on remarque une facette articulaire un peu convexe, en ayant soin que cette facette soit en haut.

Du cinquième Os du Métatarse.

Cet os se divise, comme les précédens, en extrémité postérieure, partie moyenne et extrémité antérieure.

L'extrémité postérieure présente une facette légèrement convexe, inclinée en dedans, laquelle s'articule avec la face antérieure du cuboïde. La circonférence de cette extrémité est triangulaire. On y remarque un côté supérieur, un inférieur, un interne et un externe. Le côté supérieur est inégal : il donne attache à des ligamens et au tendon du muscle péronier antérieur. Le côté inférieur est un peu concave et inégal : il donne attache à des ligamens. Le côté interne présente une facette plane et lisse, qui s'articule avec le quatrième os du métatarse. Le côté externe présente une tubérosité qui donne attache au tendon du muscle court péronier latéral, et à une portion du muscle abducteur du petit orteil.

Le corps du cinquième os du métatarse est légèrement courbé de dedans en dehors. Celui

du quatrième et du troisième présente aussi
une courbure dans le même sens ; mais elle
est bien moins marquée. La figure du corps
du cinquième os du métatarse approche de
celle d'un prisme triangulaire. On y considère
trois faces, dont une supérieure, la seconde
inférieure, et la troisième interne. La face
supérieure est inclinée en dehors et n'offre rien
de remarquable. La face inférieure est peu distincte de l'interne ; elle donne attache au troisième inter-osseux plantaire. Le muscle court
fléchisseur propre du petit orteil la recouvre
en partie. La face interne est convexe et donne
attache au quatrième inter-osseux dorsal supérieurement, et au troisième inter-osseux plantaire inférieurement.

L'extrémité antérieure du cinquième os du
métatarse ne diffère de celle des trois précédentes, que parce qu'elle est moins volumineuse, et que sa convexité se prolonge beaucoup plus bas. Cet os s'articule avec le cuboïde,
la première phalange du petit orteil et le quatrième os du métatarse. Pour le mettre en
position, il faut tourner en arrière l'extrémité
la plus volumineuse, en dehors la tubérosité
de cette extrémité, et en bas son côté concave
et inégal.

De l'articulation des Os du Métatarse avec ceux du Tarse.

Le premier os du métatarse s'articule avec
la partie antérieure du premier cunéiforme ;
le second s'articule avec les trois cunéiformes ;
le troisième est articulé avec le troisième cunéiforme ; le quatrième et le cinquième s'articu-

lent avec le cuboïde. Ces articulations sont autant d'arthrodies.

L'extrémite postérieure du premier os du métatarse présente une facette demi-circulaire, concave, recouverte de cartilage dans l'état frais. La face antérieure du premier cunéiforme est convexe, lisse et recouverte aussi de cartilage dans l'état frais : elle est logée dans l'excavation de l'extrémité postérieure du premier os du métatarse.

Cette articulation est entourée par une capsule qui s'attache, d'une part, au contour de l'extrémité postérieure du premier os du métatarse, et de l'autre, à la circonférence de la face antérieure du premier os cunéiforme. Elle est affermie par deux ligamens, dont l'un est supérieur et l'autre inférieur. Le ligament supérieur, large et mince, naît de la partie supérieure interne du premier cunéiforme, et se porte à la partie supérieure interne du premier os du métatarse auquel il s'attache. Le ligament inférieur est très-fort : il s'attache postérieurement à la partie antérieure de la base du premier cunéiforme, et antérieurement à la tubérosité qu'on remarque à la partie inférieure de l'extrémité postérieure du premier os du métatarse. Du côté interne, cette articulation est fortifiée par un prolongement du tendon du muscle jambier antérieur, qui s'attache au côté interne de l'extrémité postérieure du premier os du métatarse.

L'extrémité postérieure du second os du métatarse présente à sa partie moyenne une facette articulaire légèrement concave, qui reçoit la partie antérieure du second cunéiforme. La partie interne de cette extrémité présente supérieurement une petite facette qui s'articule avec une facette analogue, qui se voit sur le côté externe du premier cunéiforme. Le côté externe de cette extrémité présente supérieurement une petite facette qui s'articule avec une facette semblable qu'on remarque sur le côté interne du troisième cunéiforme. Ces trois facettes sont recouvertes par un cartilage articulaire qui se continue de l'une à l'autre.

Cette triple articulation est entourée par une capsule mince. Elle est fortifiée supérieurement et inférieurement par des ligamens très-courts et très-serrés. Les supérieurs sont au nombre de trois, distingués en interne, moyen et externe. L'interne vient du premier cunéiforme, le moyen naît du second cunéiforme, et l'externe du troisième cunéiforme. Delà, ils se portent à l'extrémité postérieure du second os du métatarse, à laquelle ils s'attachent. L'interne est oblique de dedans en dehors et d'arrière en avant : le moyen marche droit d'arrière en avant, et l'externe se porte de dehors en dedans et d'arrière en avant. Les ligamens inférieurs sont aussi au nombre de trois ; ils naissent des os cunéiformes. Celui qui vient du premier, est beaucoup plus épais et plus long que les deux autres : il marche obliquement de dedans en dehors et d'arrière en avant. Les fibres les plus longues et les plus inférieures de ce ligament s'étendent jusqu'au troisième os du métatarse. Les deux autres ligamens inférieurs sont recouverts et fortifiés par un prolongement du tendon du muscle jambier postérieur.

L'extrémité postérieure du troisième os du métatarse s'articule avec la face antérieure du troisième cunéiforme Les facettes qui forment cette articulation sont recouvertes de cartilage dans les os frais.

Cette articulation est entourée par une capsule très-mince ; elle est fortifiée par un ligament supérieur et par un ligament inférieur. Le ligament supérieur naît de la partie antérieure de la base du troisième cunéiforme, et se porte à la partie supérieure de l'extrémité postérieure du troisième os du métatarse. Le ligament inférieur s'attache postérieurement à la partie inférieure du troisième cunéiforme, et antérieurement à la partie inférieure de l'extrémité postérieure du troisième os du métatarse. Quelques fibres de ce ligament s'étendent jusqu'au quatrième os du métatarse.

L'extrémité postérieure du quatrième os du métatarse et celle du cinquième s'articulent avec la face antérieure du cuboïde. Dans l'état frais, les surfaces articulaires de ces os sont enduites de cartilage.

L'articulation du quatrième et du cinquième os du métatarse avec le cuboïde, est entourée par une capsule qui se continue avec celle de l'articulation de ces os entr'eux. Elle est fortifiée par des ligamens supérieurs et par des ligamens inférieurs. Les ligamens supérieurs sont au nombre de deux ; l'un est interne et l'autre externe. Ils naissent de la partie supérieure et antérieure du cuboïde : l'interne se porte au quatrième os du métatarse, et l'externe au cinquième : le premier manque quelquefois, ou est très-petit ; alors il est suppléé par un ligament qui se porte du troisième cunéiforme, au quatrième os du métatarse.

Les ligamens inférieurs sont très-petits et très-courts : ils sont suppléés par un prolongement du ligament qui retient le tendon du muscle long péronier latéral sous le cuboïde.

Les os du métatarse exécutent de petits mouvemens d'abaissement et d'élévation. Ces mouvemens sont extrêmement bornés ; le premier et les deux derniers sont un peu plus mobiles que les autres.

De l'articulation des Os du Métatarse entr'eux.

Le premier os du métatarse touche au second sans s'articuler avec lui. Ces deux os sont unis par une substance ligamenteuse, courte et serrée, qui va de l'un à l'autre.

Les quatre derniers os du métatarse s'articulent entr'eux par de petites facettes qu'on remarque sur les parties latérales de leur extrémité postérieure. Dans l'état frais, ces facettes sont recouvertes par des cartilages qui se continuent avec celui de la facette, au moyen de laquelle ces os s'articulent avec ceux du tarse. Ces articulations sont entourées par une capsule qui n'existe point en arrière. Elles sont fortifiées par des ligamens transverses, distingués en supérieurs et en inférieurs. Les ligamens transverses supérieurs sont au nombre de trois ; l'un se porte du second au troisième os du métatarse ; l'autre s'étend du troisième au quatrième ; le troisième se porte du quatrième au cinquième de ces os. Les ligamens transverses inférieurs sont aussi au nombre de trois ; ils vont d'un os du métatarse à l'os voisin. Outre ces ligamens, on trouve, entre les extrémités postérieures de ces os, une substance ligamenteuse très-serrée, qui va de l'un à l'autre et les unit très-fortement. On remarque aussi au-dessous de l'extrémité antérieure des os du métatarse, un ligament transversal qui passe de l'un à l'autre, en se confondant avec la capsule qui entoure l'articulation de leur tête avec les premières phalanges des orteils. Ce ligament est semblable au ligament transversal des os du métacarpe. Les os du métatarse se meuvent très-peu l'un sur l'autre de haut en bas et de bas en haut.

Des Orteils.

Les orteils sont au nombre de cinq. On les distingue par les noms numériques de premier, second, etc. en comptant de dedans en dehors. Le premier porte aussi le nom de gros orteil, et le cinquième celui de petit. Les orteils sont formés de trois os, qu'on appelle phalanges, excepté le gros orteil qui n'en a que deux. On distingue les phalanges en première, seconde et troisième, et celles du gros orteil en première et dernière.

Des premières Phalanges des Orteils.

Les premières phalanges des orteils sont beaucoup plus longues que les autres. Elles ont une forme plus arrondie que celle des premières phalanges des doigts. On y considère deux faces, dont une supérieure et une inférieure; deux bords, dont l'un interne et l'autre externe, et deux extrémités, dont l'une postérieure et l'autre antérieure.

La face supérieure est convexe et lisse. La face inférieure et concave; elle est creusée,

sur-tout vers les extrémités, par un enfoncement qui loge les tendons des muscles fléchisseurs. Les bords sont arrondis ; ils donnent
attache à la gaîne des tendons des muscles
fléchisseurs.

L'extrémité postérieure est creusée par une
cavité demi-circulaire, qui reçoit la tête des
os du métatarse. Les parties latérales de cette
extrémité présentent chacune une espèce de
tubérosité qui donne attache au ligament latéral. L'extrémité antérieure présente deux
condyles séparés par un enfoncement. Ces condyles sont plus rapprochés supérieurement
qu'inférieurement. La plus grande partie de leur
convexité est tournée en bas. Ils s'articulent
avec l'extrémité postérieure des secondes
phalanges.

Les premières phalanges des orteils sont
composées de substance compacte, de substance spongieuse et de substance réticulaire.
Elles se développent par trois points d'ossification, un pour le milieu et un pour chaque
extrémité. Leur extrémité postérieure s'articule
avec les os du métatarse, et l'antérieure avec
les secondes phalanges.

De l'articulation des premières Phalanges des Orteils avec les Os du Métatarse.

Cette articulation est une arthrodie. Dans
l'état frais, l'extrémité postérieure des phalanges est encroûtée de cartilage articulaire.
Elle reçoit la tête de l'extrémité antérieure
des os du métatarse, qui est aussi enduite de
cartilage. On remarque à la partie inférieure
de la tête du premier os du métatarse, deux

enfoncemens qui reçoivent les os sésamoïdes, logés dans l'articulation de cet os avec le gros orteil.

L'articulation des premières phalanges des orteils avec les os du métatarse est affermie par une capsule et par deux ligamens latéraux, dont l'un interne et l'autre externe.

La capsule s'attache postérieurement à la circonférence de la tête de l'os du métatarse, et antérieurement au bord de la cavité de la phalange. Cette capsule est mince et celluleuse supérieurement et latéralement : inférieurement elle est d'une épaisseur considérable et d'un tissu dense et serré. La capsule des articulations où il se trouve des os sésamoïdes, s'attache au bord de ces os.

Les ligamens latéraux s'attachent postérieurement aux parties latérales de l'extrémité antérieure des os du métatarse, et antérieurement aux parties latérales de l'extrémité postérieure des phalanges. Ces ligamens sont très-épais et très-forts. Les tendons des muscles fléchisseurs des orteils, ceux des extenseurs, des lombricaux et des inter-osseux affermissent ces articulations.

Les mouvemens des premières phalanges des orteils sont la flexion, l'extension, l'adduction, l'abduction et les mouvemens circures ou en fronde. Ces derniers sont extrêmement bornés.

Des secondes Phalanges.

Les secondes phalanges sont très-courtes ; leur figure est presque quarrée. On y voit une face supérieure, une face inférieure ;

deux bords, dont un externe et un interne ; et deux extrémités, dont l'une postérieure et l'autre antérieure.

La face supérieure est concave d'arrière en avant, et convexe transversalement. La face inférieure est concave ; ses parties latérales et moyennes donnent attache aux deux portions du tendon du muscle court fléchisseur commun des orteils. Les bords sont concaves d'arrière en avant : ils donnent attache à la gaîne des tendons des fléchisseurs. L'extrémité postérieure présente une cavité partagée en deux parties par une ligne saillante qui se porte de haut en bas : cette cavité s'articule avec l'extrémité antérieure des premières phalanges. A la partie supérieure de sa circonférence, on remarque un tubercule auquel s'attache une portion du tendon du muscle extenseur commun. L'extrémité antérieure présente deux condyles qui ne diffèrent de ceux des premières phalanges, que parce qu'ils sont moins marqués.

Les secondes phalanges sont composées de substance compacte et de substance spongieuse. Leur développement ne diffère en rien de celui des premières phalanges. Elles s'articulent avec les premières et les dernières.

Des dernières Phalanges.

La dernière phalange du gros orteil est d'un volume considérable ; mais celles des quatre orteils suivans sont très-petites. Leur figure est pyramidale. On y considère une face supérieure, une face inférieure, deux bords, une extrémité postérieure ou base, et une extrémité antérieure ou sommet.

La face supérieure est concave d'arrière en avant, et convexe transversalement. La face inférieure est aussi concave d'arrière en avant et convexe transversalement. On remarque à sa partie postérieure une empreinte raboteuse qui donne attache au tendon du muscle long fléchisseur commun des orteils ; celle du gros orteil au tendon de son long fléchisseur. Les bords sont concaves. L'extrémité postérieure est creusée par une cavité articulaire, semblable à celle de l'extrémité postérieure des secondes phalanges. Les parties latérales de cette extrémité sont tuberculeuses, et donnent attache aux ligamens latéraux. Sa partie supérieure présente des inégalités qui donnent attache à une portion du tendon du long extenseur commun. L'extrémité antérieure est arrondie, tuberculeuse et inégale. Les dernières phalanges sont composées de substance compacte et de substance celluleuse. Leur développement se fait par deux points d'ossification. Elles s'articulent avec les secondes phalanges.

De l'articulation des secondes Phalanges avec les premières, et de celles des troisièmes avec les secondes.

Ces articulations sont des ginglymes angulaires parfaits. Les condyles de l'extrémité antérieure des premières phalanges sont enduits de cartilage dans l'état frais ; ils sont reçus dans la cavité de l'extrémité postérieure des secondes phalanges, qui est pareillement enduite de cartilage. Les condyles de l'extrémité antérieure des secondes phalanges sont reçus dans la cavité de l'extrémité postérieure des dernières. Ces articulations sont affermies par une capsule et par deux ligamens latéraux, dont l'un est interne et l'autre externe. La capsule est extrêmement mince ; elle s'attache, d'une part, à la circonférence des condyles de la phalange qui est en arrière, et de l'autre, autour de la cavité de la phalange qui est en avant. Les ligamens latéraux sont attachés, d'une part, aux parties latérales de l'extrémité antérieure de la phalange qui est en arrière, et de l'autre, aux parties latérales de l'extrémité postérieure de la phalange qui est en avant. Ces articulations sont fortifiées par les tendons des muscles fléchisseurs et extenseurs. Elles ne permettent d'autres mouvemens que ceux de flexion et d'extension. La mobilité des secondes et dernières phalanges des orteils est très-grande dans les enfans, mais elle diminue avec l'âge ; et il arrive souvent que les secondes se soudent aux premières, et surtout aux troisièmes ; ce qui vient sans doute de l'immobilité où elles sont retenues par les chaussures étroites dont nous faisons usage.

Le pied supporte le poids du corps. Sa forme voûtée fait que ce poids qui tombe sur l'astragale, se partage entre tous les os dont le pied est composé. La concavité de la voûte laisse à la partie inférieure du pied, un espace sous lequel les vaisseaux et les nerfs sont à l'abri de la compression. La mobilité des os qui composent le pied, leur permet de s'enfoncer un peu en cédant au poids des parties supérieures qui les pressent, ce qui détruit une partie du mouvement et prévient les effets nuisibles des sauts et des chûtes sur la plante des pieds. Le pied fait aussi l'office d'un levier d'espèce différente, suivant les muscles par lesquels il est mu.

Des Os Sésamoïdes.

Les os sésamoïdes ont été ainsi nommés, parce qu'on a cru que leur forme étoit semblable à un grain de sésame. Ce sont de petits os placés dans certaines articulations des orteils et des doigts. Leur nombre varie beaucoup. Il y a en général plus d'os sésamoïdes dans l'homme que dans la femme. On en trouve constamment deux à la partie inférieure de l'articulation de la première phalange du gros orteil avec le premier os du métatarse. Il s'en trouve quelquefois à la partie inférieure de l'articulation de la première phalange du gros orteil avec la dernière. On en trouve assez souvent aussi à l'articulation de la première phalange du second orteil avec le second os du métatarse, à celle de la première phalange du petit orteil avec le cinquième os du métatarse, et plus rarement à l'articulation des autres orteils avec les os du métatarse.

A la main, il y a ordinairement deux os sésamoïdes à la partie antérieure de l'articulation de la première phalange du pouce avec le premier os du métacarpe. On en voit un ou deux à l'articulation de la première phalange du doigt indicateur avec le second os du métacarpe. Lorsqu'il n'y en a qu'un, il occupe le côté interne : quelquefois il y en a un au côté externe et antérieur de l'articulation du cinquième os du métacarpe avec la première phalange du petit doigt.

On

On en trouve ordinairement deux à la partie postérieure de l'articulation du genou, un sur chaque condyle du fémur.

Le tendon du muscle long péronier latéral contient, dans les sujets avancés en âge, un os sésamoïde à l'endroit, où il passe sous le cuboïde. Enfin le tendon du jambier antérieur contient un os de cette espèce, près de son insertion à la tubérosité du scaphoïde.

La grandeur et la figure des os sésamoïdes ne varient pas moins que leur nombre. Ceux de l'articulation du premier os du métatarse avec la première phalange du gros orteil, et ceux qui se trouvent derrière les condyles du fémur sont les plus gros de tous. Quant à la figure, il y en a qui sont presque ronds. La plupart sont un peu alongés et se terminent par deux extrémités plus ou moins pointues.

On distingue à chaque os sésamoïde deux faces et une circonférence. Des faces, l'une est convexe et recouverte de la substance tendineuse dans laquelle ces os se sont développés. L'autre est élevée à sa partie moyenne, et plate sur ses côtés. Elle est enduite de cartilage et s'articule avec la tête de l'os du métatarse, à l'articulation duquel l'os sésamoïde appartient. La circonférence est un bord plus ou moins épais qui sépare les deux faces : elle donne attache à la capsule.

Les os sésamoïdes sont composés de substance spongieuse, recouverte d'une lame de substance compacte. On ne voit aucune trace de ces os dans les enfans. Ils se développent avec l'âge dans les tendons et dans la capsule qui entourent l'articulation à laquelle ces os appartiennent. La partie du tendon qui doit s'ossifier devient d'abord cartilagineuse, et reste long-temps dans cet état; ensuite il s'y manifeste un germe osseux qui augmente de grosseur à mesure qu'on avance en âge. La pression et les frottemens auxquels sont exposés les endroits où se forment les os sésamoïdes, contribuent sans doute beaucoup à leur formation.

Les os sésamoïdes sont propres à augmenter la force des muscles, dans les tendons desquels ils se forment, en éloignant leur direction du centre des mouvemens. Ceux qui se trouvent dans l'articulation du premier os du métatarse avec la première phalange du gros orteil, forment une gouttière qui met le tendon du muscle long fléchisseur à l'abri de toute pression.

Fin du premier volume.

TABLE

DES MATIÈRES

Contenues dans ce Volume.

Fin de la Table du premier Volume.